CCI十周年献礼

一本解析了医学创新转化路径
和关键步骤的工具书

U0338949

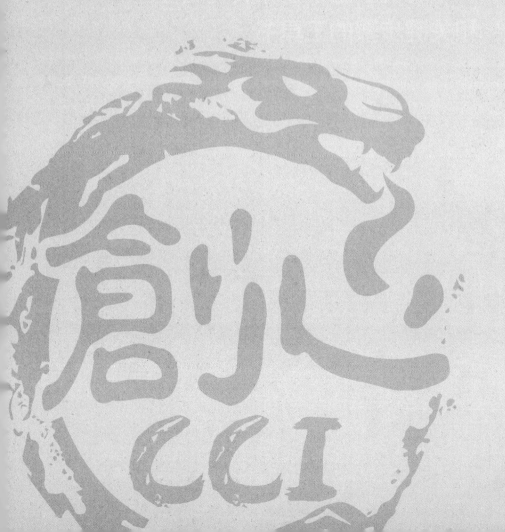

医学科技创新与成果转化

主　　编　葛均波

执行主编　沈　雳

　　　　　张　宁

副 主 编　吴轶喆

　　　　　李晨光

　　　　　裴志强

人民卫生出版社
·北京·

图书在版编目（CIP）数据

医学科技创新与成果转化 / 葛均波主编 . -- 北京 ：
人民卫生出版社，2024. 8. -- ISBN 978-7-117-36757-8

I. R

中国国家版本馆 CIP 数据核字第 2024QH4681 号

人卫智网	www.ipmph.com	医学教育、学术、考试、健康，
		购书智慧智能综合服务平台
人卫官网	www.pmph.com	人卫官方资讯发布平台

医学科技创新与成果转化

Yixue Keji Chuangxin yu Chengguo Zhuanhua

主　　编：葛均波

出版发行：人民卫生出版社（中继线 010-59780011）

地　　址：北京市朝阳区潘家园南里 19 号

邮　　编：100021

E - mail：pmph @ pmph.com

购书热线：010-59787592　010-59787584　010-65264830

印　　刷：北京华联印刷有限公司

经　　销：新华书店

开　　本：787 × 1092　1/16　　印张：17

字　　数：403 千字

版　　次：2024 年 8 月第 1 版

印　　次：2024 年 9 月第 1 次印刷

标准书号：ISBN 978-7-117-36757-8

定　　价：89.00 元

打击盗版举报电话：010-59787491　E-mail：WQ @ pmph.com

质量问题联系电话：010-59787234　E-mail：zhiliang @ pmph.com

数字融合服务电话：4001118166　　E-mail：zengzhi @ pmph.com

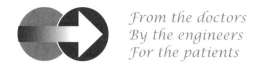
From the doctors
By the engineers
For the patients

编　者

（以姓氏笔画为序）

王　捷　江苏省人民医院、美国哥伦比亚大学医学院

史建峰　中国食品药品检定研究院

朱　锐　中国科学院西安光学精密机械研究所

刘　丽　中国食品药品检定研究院

刘雪杉　北京京瑞天合医药科技发展有限公司

许师明　上海理工大学东方泛血管器械创新学院

李　卫　国家心血管病中心　中国医学科学院阜外医院

李　波　中山大学附属第七医院

李　彬　中国医学科学院阜外医院动物实验中心

李丹荣　国家药品监督管理局南方医药经济研究所

李晨光　复旦大学附属中山医院

吴轶喆　复旦大学附属中山医院

吴爱丽　中国医学科学院阜外医院动物实验中心

汪　灏　复旦大学附属中山医院

沈　怡　上海昕诺医学研究有限公司

沈　雳　复旦大学附属中山医院

张　宁　海南博鳌医学创新研究院

张　毅　上海市第十人民医院

陈　阳　资深投资人

罗晓康　广东省人民医院

柯林楠　中国食品药品检定研究院

施纯敏　项日葵医疗科技（上海）有限公司

夏　敏　中国科学技术大学附属第一医院

5

顾芸芸　上海昕诺医学研究有限公司

徐　珊　中国医疗器械行业协会

徐晓嵘　中国科学技术大学苏州高等研究院

唐　跃　中山大学附属第七医院

常　慧　康沣生物科技（上海）股份有限公司

阎小妍　北京大学临床研究所

梁栋科　上海瑛泰医疗器械股份有限公司

葛坦谛　上海理工大学东方泛血管器械创新学院

韩倩倩　中国食品药品检定研究院

程蕾蕾　复旦大学附属中山医院

裴志强　上海理工大学东方泛血管器械创新学院

潘文志　复旦大学附属中山医院

学术秘书　伍芳玉　王　佳　罗　兰　杨焱钦

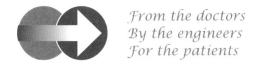

From the doctors
By the engineers
For the patients

主编简介

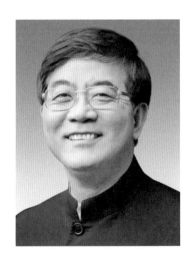

葛均波　中国科学院院士,第十四届全国政协常委、九三学社第十五届中央委员会副主席,国际著名心血管病专家,长江学者特聘教授、国家杰出青年科学基金获得者。现任复旦大学附属中山医院心内科主任、教授,国家放射与治疗临床医学研究中心主任、上海市心血管病研究所所长、复旦大学生物医学研究院院长、中国医师协会心血管内科医师分会会长、中国心血管健康联盟主席、世界心脏联盟理事、美国哥伦比亚大学客座教授,曾任中华医学会心血管病学分会主任委员,美国心脏病学会国际顾问,亚太介入心脏病学会主席。先后荣获全国先进工作者、白求恩奖章、中国医师奖、中源协和生命医学奖、树兰医学奖、世界杰出华人医师霍英东奖。担任 *Cardiology Plus* 主编,*International Journal of Cardiology*、*Herz* 副主编。共发表 SCI 收录的通讯作者论文 604 篇;主编英文专著 1 部、中文专著 22 部,担任主编的《内科学(第 9 版)》于 2021 年获首届全国教材建设奖全国优秀教材一等奖。作为第一完成人获得国家科学技术进步奖二等奖、国家技术发明奖二等奖、上海市科技功臣奖、上海市科学技术进步奖一等奖、上海市技术发明奖一等奖、教育部科学技术进步奖一等奖等科技奖项 16 项。

医学科技创新与成果转化

From the doctors

By the engineers

For the patients

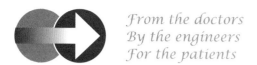

前　言

2020 年 9 月，习总书记在科学家座谈会上对科技创新做出"四个面向"的战略部署，面向人民生命健康成为国家科技创新的战略发展方向。党的二十大报告中提出"坚持科技是第一生产力、人才是第一资源、创新是第一动力"；今年，习近平总书记提出"发展新质生产力"，政府工作报告中将"大力推进现代化产业体系建设，加快发展新质生产力"位列政府工作任务首位。作为我国科技创新体系的重要组成部分，医学科技创新也必然是新质生产力发展的核心主战场。

作为临床需求的提出者、产品创新的发明者、临床实验的执行者和产品上市后的使用者，医生在医学创新尤其是医疗器械创新过程中的作用和价值贯穿始终。近年来，从中央到行业主管部门，再到各个地方，出台了一系列支持医疗机构和医生进行科技创新的政策，科技成果转化逐步纳入医疗机构和医生的考核评价指标，以临床导向构建医学科技创新和成果转化体系，已经逐步成为全社会的共识。

心血管领域作为医学领域的重要分支，在整个医学科技创新中的地位毋庸置疑。改革开放以来，特别是党的十八大以来，我国心血管医疗器械创新逐步走过了引进、消化、吸收、再创新阶段，在部分领域实现了国产崛起和进口替代，为医学科技创新和产业应用提供了发展路径参考。2015 年 9 月 11 日，由我牵头在上海成立了中国心血管医生创新俱乐部（Center for Cardiovascular Innovations，CCI），积极响应国家战略，在医学领域全面推进心血管器械的创新研发和人才队伍建设，着力构建完善的创新体系和成果转化路径，探索解决心血管创新中的"卡脖子"问题。成立 9 年来，CCI 取得了一系列的成绩：在人才培养上，通过系统的课程体系和实践体系，培养了近 600 名复合型创新人才，这些人才已经成为行业创新的中坚力量；在理论研究上，发布了首份从临床视角出发的《中国心血管医疗器械产业创新白皮书 2021》；在项目孵化上，构建了明确的孵化路径和文件，成功孵化项目 50 余个，成立公司 80 余家；在创新理念传播上，我们的公众号关注人数突破 4 万，阅读量超过百万，逐步在心血管领域形成了创新氛围和创新生态，也带动了其他学科的创新热情。

在 CCI 的实践基础上,理论、理念不断延伸至泛血管领域,2022 年 12 月 16 日,CCI、东方脑血管创新俱乐部(OCI)携手上海理工大学共同成立东方泛血管器械创新学院,旨在打造泛血管领域医工交叉创新策源地,搭建医学科技创新成果转化促进平台。

在 CCI 的所有工作中,人才培养是创新的基础和核心,通过 9 年的探索和实践,CCI 逐步形成了系统的医学科技创新成果转化课程体系。结合 CCI 创新转化路径的流程、案例、经验和教训,我们在新的政策要求和创新环境下,响应行业和社会呼吁,探索把系统的培训课程凝练成概述性、实践型的理论输出。自 2022 年 5 月正式启动,本书共联合 30 余位专家、经过 10 次会议研讨,于 2023 年 10 月正式提交至人民卫生出版社,前后经历共 27 个月、多次审校终于编撰完成。

本教材从医生创新的角度出发,结合创新转化路径的实践流程,全面梳理了医学创新的基本原则和一般路径。我们特别强调临床导向和医工融合导向,旨在突出医学创新过程中"0-1"的突破性阶段,同时兼顾"1-10-100"的扩展性发展。教材中详细解析了医学创新转化的路径和关键步骤,并介绍了国内外的医学创新转化模式,期待为临床医生提供清晰的操作指引,也希望能为中国心血管领域创新乃至中国整体医学创新提供理论支持和实践支撑,能够为国家科技创新体系建设和健康中国建设贡献力量。

在本书的形成过程中,我们得到了社会各界专家的指导和帮助,也得到了人民卫生出版社的全力支持,在此一并表示感谢。同时,受限于时间和认识局限,本书也有很多需要进一步完善的地方,诚恳希望广大读者和社会各界不吝赐教,提出宝贵的批评、意见和建议。

2024 年 8 月

From the doctors
By the engineers
For the patients

目　录

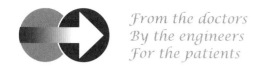

From the doctors
By the engineers
For the patients

第一章
心血管创新背景及现状

医疗器械产业是关系国计民生、经济发展的战略性产业,是健康中国建设的重要基础。创新是推动中国医疗器械产业发展的直接驱动力之一。

一、中国医疗器械产业创新发展历程

中华人民共和国成立初期,我国以刀、剪、钳、镊等手术器械和以车、床、台、架等医疗装备为主体的生产企业群初步形成具有明确市场特色的中国医疗器械产业体系。1955年,中央轻工业部、卫生部、商业部和第三机械工业部在北京联合召开全国医疗器械专业会议,开始对私营医疗器械工业进行社会主义改造。自此,医疗器械生产有了很大的发展,产品的数量、品种不断增多,质量和性能逐步提高,在防病与治病工作中发挥了积极作用。

1978年改革开放,国外引进的技术和资本推动我国医疗器械产品从质量到数量上发生质的飞跃。1986年,国家经济委员会牵头九部委成立全国医疗器械协调联席会议,医疗器械产品开发研究已不再仅仅依靠原先的医疗器械厂,越来越多的军工企业、科研单位及大批优秀科技人员投入医疗器械开发与生产的行列中,医疗器械新品种开发明显加快,医疗器械产业成为全社会产业部门直接参与发展的重要产业。但是,当时大部分研究者只跟进国外研究项目,很少开展基础研究,生产者热衷仿制国外上市产品走近路。

21世纪以来,我国医疗器械工业发展经历了从最初的国外产品维修、关键部件依赖进口到自主研发关键部件等几个阶段。特别是2017年10月,中共中央办公厅、国务院办公厅印发《关于深化审评审批制度改革鼓励药品医疗器械创新的意见》,强调促进医疗器械产业结构调整和技术创新,满足公众医疗需要。在政策、人才、技术、资金、市场需求等多重因素驱动下,我国医疗器械产业进入高质量发展阶段。

二、中国医疗器械产业创新发展现状

当前,我国医疗器械产业已进入"跟跑、并跑、领跑"并存的新阶段,产业技术水平快速提升,成为全球重要的医疗器械生产基地。

(一)中国医疗器械产业创新发展现状

在《中国制造2025》国家行动纲领与"健康中国2030"国家战略指引下,在我国国民可支配收入增加、人口老龄化、医改持续深入、技术创新、产业升级、产品结构调整、老旧设备更新换代等诸多因素的影响下,我国医疗器械行业保持发展增速超越全球医疗器械产业平均增幅的强劲态势。预计到 2023 年,医疗器械市场规模将达到 10 619 亿元,年均复合增长率为 15.0%。

1. 产业规模

(1)产业产值:近 2 年来,随着国内疫情缓解以及国外疫情加重,医疗器械企业尤其是抗疫产品相关生产企业加大生产力度,2020 年医疗器械总体产值与利润出现明显增长,2021年医疗器械总体产值增幅有所回落。2021 年,我国规模以上医疗仪器设备及器械制造企业主营业务收入为 4 419.0 亿元,同比增长 9.8%;规模以上卫生材料及医药用品制造企业主营业务收入为 2 352.1 亿元,同比减少 10.0%。综上,2021 年我国规模以上医疗器械企业产值合计达到 6 771.1 亿元,比 2020 年 6 469.2 亿元增长 4.7%;占医药工业营业收入总额的20.5%,低于 2020 年的占比 23.1%(图 1-1)。

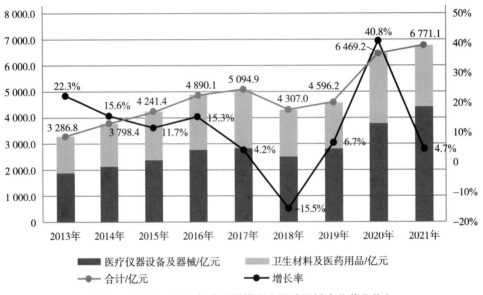

图 1-1　2013—2021 年中国规模以上医疗器械企业营业收入
数据来源:工业和信息化部,中国医药工业信息中心。

(2)企业数量:受新型冠状病毒感染疫情影响,2020 年以来,医疗器械生产企业数量显著增加。据众成医械大数据平台统计,截至 2021 年 12 月 31 日,全国医疗器械生产企业数量达 28 954 家,较 2020 年的 25 440 家同比增长 13.8%(图 1-2)。其中,可生产 Ⅰ 类产品企业19 569 家,可生产 Ⅱ 类产品 13 971 家,可生产 Ⅲ 类产品 2 033 家。

截至 2021 年底,我国规模以上医疗器械生产企业数量为 3 806 家,占医疗器械生产企业总数量的 13.1%。2017 年以来,我国规模以上医疗器械生产企业数量占比在 12.3%~14.4%,总体上来看,大部分生产企业规模仍旧比较小。

(3)进出口额:我国医疗器械出口尚处于成长期,发展空间相对较大。作为应对疫情的战略物资,医疗器械产业在这次疫情当中发挥了重要作用,检测试剂和设备、医用口罩、医用防护服、呼吸机等防疫物资不仅满足国内持续需求,还不断供给海外,为全球疫情防控作出贡献。根据海关总署统计数据,2020 年我国医疗器械对外贸易额达到 1 398.53 亿美元,同比增长 112.0%。2021 年我国医疗器械对外贸易额较 2020 年同期总体略有下降。2021 年我国医疗器械对外贸易总额达 1 349.4 亿美元,同比下降 18.8%。其中,进口额 502.1 亿美元,同比增长 18.4%;出口额 847.3 亿美元,降幅 31.5%。受新型冠状病毒感染疫情防控常态化影响,口罩、医用防护服等防疫物资需求有所回落,贸易额下降明显。国产医疗器械出口仍以低端产品为主,中高端产品逐步渗透(图 1-3)。

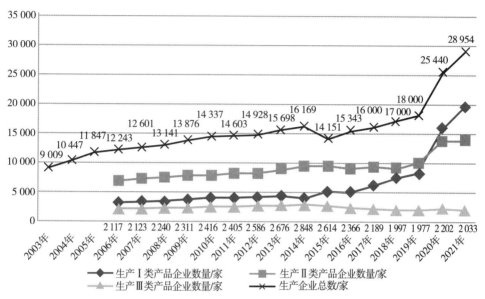

图 1-2　2013—2021 年中国医疗器械生产企业数量
数据来源:国家药品监督管理局,众成数科。

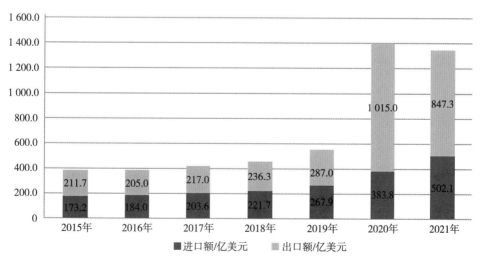

图 1-3　2010—2021 年我国医疗器械进出口贸易额
数据来源:海关总署,中国医药保健品进出口商会。

（4）空间布局：目前，我国医疗器械产业形成了环渤海地区、长三角地区、珠三角地区为主的产业聚集区，与此同时，北京、上海、江苏苏州、湖北武汉、粤港澳大湾区深圳等城市着力发展医疗器械产业，成为产业聚集的代表性城市。

环渤海地区包括北京、天津、山东、辽宁、河北等省市在内，是医疗器械生产的重要基地，该地区充分利用京津冀地区的智力资源和医疗资源，以创新、成果转化、技术输出为特色，科学技术转化为生产的能力强。

长三角地区形成了以上海为先锋，江苏、浙江两省为两翼发展的格局。上海以中高端医疗器械为代表，大批跨国企业入驻；江苏、浙江两省紧随其后，承接医疗器械高端产业。该地区企业拥有开放、创新、创业的前位意识以及优越的产业基础，以工程创新、先进制造、出口为特色，成为医疗器械产业的聚集地。

珠三角地区以广州、深圳、珠海为核心，该地区充分利用地区内开放、创新、创业的前位意识和产业基础，以工程创新、先进制造、出口为特色，集中了国内大批优秀医疗器械生产厂商。

（5）重点企业：经过数十年的发展，近几年来中国医疗器械行业正在进入成长的快车道。截至2022年5月，我国共有医疗器械企业上市140家左右，这些企业无论从市值、营收方面，还是产品创新研发方面都表现突出，是国内近3万家生产企业的典型代表。2021年，131家上市企业（其中2家为主营业务含医疗器械的上市企业）营业收入为3 333.7亿元。根据规模以上医疗器械企业营业收入6 771.1亿元计算，2021年上市企业营业收入占比达49%。

包含其他未上市企业在内，国内涌现出不少综合性龙头企业，迈瑞医疗主营业务覆盖生命信息与支持、体外诊断、医学影像三大领域，新华医疗涵盖感染控制、放射治疗及影像、手术器械等领域，威高布局骨科、血液净化、药品包装、医疗介入、手术机器人等领域。在各主要领域也不乏领军企业，体外诊断领域有东方生物、达安基因、华大基因、热景生物等，影像诊断领域有联影医疗、东软医疗等，心血管领域有乐普医疗、微创医疗等，骨科领域有大博医疗、春立正达、爱康医疗等，家用医疗设备领域有鱼跃医疗、九安医疗、三诺生物等。

2. 发展环境

（1）政策环境："十三五"期间和"十四五"开局之年，我国医疗器械相关政策规划密集出台。2016年10月25日，中共中央、国务院印发了《"健康中国2030"规划纲要》，为未来15年中国医疗健康产业的布局指明了方向，《纲要》提出要加强高端医疗器械创新能力建设，发展高性能医疗器械、新型辅料包材和制药设备，加快医疗器械转型升级，提高具有自主知识产权的医学诊疗设备、医用材料的国际竞争力。

2017年5月，科技部、国家卫生计生委、国家体育总局、国家食品药品监管总局、国家中医药管理局、中央军委后勤保障部印发《"十三五"卫生与健康科技创新专项规划》，特别强调"十三五"时期将重点发展数字诊疗装备、体外诊断产品、健康促进关键技术、健康服务技术、养老助残技术等。

2017年5月，科技部办公厅发布《"十三五"医疗器械科技创新专项规划》。进一步落实习近平总书记在全国科技创新大会上的重要讲话精神，以国产化、高端化、品牌化、国际化为方向，以临床及健康需求为导向，以核心技术突破为驱动，以重大产品研发为重点，以示范推广为牵引,创新链、产业链和服务链融合发展,加强医研企结合,着力提高国产医疗器械的核心竞争力,推动医疗器械科技产业的跨越式发展。

2017年10月8日,中共中央办公厅、国务院办公厅印发《关于深化审评审批制度改革鼓励药品医疗器械创新的意见》,就深化审评审批制度改革鼓励药品医疗器械创新提出6个方面36条具体意见。这一重要纲领性文件的核心是鼓励创新,针对当前药品医疗器械创新面临的突出问题,着眼长远制度建设,促进药品医疗器械产业结构调整和技术创新,让更多的新药好药和先进医疗器械上市,满足公众医疗需要。

2021年12月,工业和信息化部等十部门印发《"十四五"医疗装备产业发展规划》,提出了2025年医疗装备产业发展的总体目标和2035年的远景目标。到2025年,医疗装备产业基础高级化、产业链现代化水平明显提升,主流医疗装备基本实现有效供给,高端医疗装备产品性能和质量水平明显提升,初步形成对公共卫生和医疗健康需求的全面支撑能力。到2035年,医疗装备的研发、制造、应用提升至世界先进水平。

国家和各省市制定科技成果转化政策(表1-1),支持医疗器械科技成果转化,促进临床、高校科研院所和企业转化创新成果,涉及深化科技体制改革、科技成果转化、科技奖励机制、科技人才激励、科技创新支持到科技人才发展和科技组织提升等方面。

表1-1　国家主要科技成果转化政策列表

时间	政策名称	制定机构
2016年	《促进科技成果转移转化行动方案》(国办发〔2016〕28号)	国务院办公厅
	《关于国有高新技术企业开展股权激励试点工作指导意见》(国办发〔2002〕48号)	国务院办公厅
2017年	《关于深化科技奖励制度改革方案》(国办函〔2017〕55号)	国务院办公厅
	《关于强化实施创新驱动发展战略进一步推进大众创业万众创新深入发展的意见》(国发〔2017〕37号)	国务院
	《关于推广支持创新相关改革举措的通知》(国办发〔2017〕80号)	国务院办公厅
2018年	《关于全面加强基础科学研究的若干意见》(国发〔2018〕4号)	国务院
	《关于深化项目评审、人才评价、机构评估改革的意见》	中共中央办公厅
	《关于优化科研管理提升科研绩效若干措施的通知》(国发〔2018〕25号)	国务院
	《国家重点研发计划项目综合绩效评价工作规范(试行)》(国科办资〔2018〕107号)	科技部
2019年	《关于抓好赋予科研机构和人员更大自主权有关文件贯彻落实工作的通知》(国办发〔2018〕127号)	国务院办公厅
2020年	《关于构建更加完善的要素市场化配置体制机制的意见》	中共中央办公厅等
	《关于提升高等学校专利质量促进转化运用的若干意见》(教科技〔2020〕1号)	教育部等
	《赋予科研人员职务科技成果所有权或长期使用权试点实施方案》(国科发区〔2020〕128号)	科技部等
	《国家技术转移专业人员能力等级培训大纲》(试行)	科技部火炬中心

续表

时间	政策名称	制定机构
2021年	《关于完善科技成果评价机制的指导意见》(国办发〔2021〕26号)	国务院办公厅
	《关于推动公立医院高质量发展的意见》(国办发〔2021〕18号)	国务院办公厅
	《关于改革完善中央财政科研经费管理的若干意见》(国办发〔2021〕32号)	国务院办公厅
	《关于事业单位科研人员职务科技成果转化现金奖励纳入绩效工资管理有关问题的通知》(人社部发〔2021〕14号)	人社部等
	《知识产权强国建设纲要(2021—2035年)》	国务院
	《关于印发"十四五"国家知识产权保护和运用规划的通知》(国发〔2021〕20号)	国务院
	《关于深入推进全面创新改革工作的通知》(发改高技〔2021〕484号)	国家发展改革委等
2022年	《"十四五"技术要素市场专项规划》	科技部

(2)经济环境:由于经济发展速度快,同时社会在进步,人们对健康关注度会越来越高。在这样的情况下,我国在医疗器械产业发展空间不断释放。随着高科技不断被医疗器械采用,使医疗器械的适用范围不断扩大。经济发展改善了落后地区的医疗卫生条件,也将促进医疗器械消费需求的增加。

受到新型冠状病毒感染疫情、俄乌战争和金融危机的影响,目前世界经济和贸易仍在恢复当中,不稳定、不确定因素仍然较多。美国、欧洲、日本等主要医疗器械市场短期内难以恢复成为我国医疗器械进出口增长的重要制约因素。全球贸易环境趋紧,贸易保护主义抬头,针对中国的贸易保护和贸易摩擦有可能进一步增多。国际竞争日趋激烈,对医疗器械出口形成一定的压力。但是,随着我国医疗器械产业的不断进步和产品质量的不断提高,医疗器械产品出口贸易不断增长,共建"一带一路"国家成为我国医疗器械"走出去"的重要市场。

(3)社会环境:随着老龄化趋势和病患的增加,近些年医疗机构诊疗人数以及住院人数快速增加。根据国家卫生健康委员会(简称国家卫生健康委)统计,全国医疗卫生机构总诊疗人次从2011年的62.7亿人次上升至2021年的84.7亿人次。其中,全国医疗卫生机构入院人数从2011年的10 755万人上升至2021年的24 726万人。全国卫生总费用从2011年的22 496.0亿元增长到2021年的75 593.6亿元。庞大的就诊及住院治疗患者基数为医疗器械的发展带来了极大的市场空间。

后疫情时代,我国公共医疗救治能力(尤其是基层医疗救治能力)建设也获得前所未有的重视。未来健康养老、基层诊疗体系建设以及数字化医疗将是医疗设备行业的重要增长点。

(4)技术环境:医疗器械行业属于高新技术行业,涉及医药、机械、电子等多个行业,是一个国家制造业和高科技尖端水平的标志之一,也是国家重点鼓励发展的产业。随着5G、物联网、大数据、人工智能、3D打印等技术与医疗健康产业的深度融合,医疗器械产品向着更智能、更快捷、更清晰、更安全、更精准的方向发展。

3. 创新成果 经过数十年的发展,中国多数中低端国产医疗器械质量及性能已非常接近进口设备,能够满足多数医院需求,部分高端国产设备性价比较高,亦能部分替代进口设备。

"十二五"期间,我国医疗器械领域自主创新的内生动力、创新活力、产业实力显著增强,应用环境、政策环境显著优化,医疗器械国产化发展取得了长足进步。超导磁体、全数字正电子探测器、磁兼容电极、数字化 X 射线探测器、单晶超声换能器、CT/X 射线管等核心部件取得实质性突破;X 射线机、超声、生化等基层新"三大件"实现全线技术升级;MRI、彩超、CT、PET/CT、放射治疗等高端产品成功国产化;脑起搏器、手术机器人、血管内超声等创新产品取得了重大进展;大型设备检验检测、医疗器械电气安全、电磁兼容等基础技术标准体系不断完善;一批大型国产医疗器械进入国内一流医疗机构,一批数字化、智能化、便携式的创新医疗器械产品在基层得到应用普及。

技术不断突破的同时,一些领军企业迅速发展,积极布局国际市场竞争,一批创新企业迅速成长,医疗器械产业集群正在快速崛起。迈瑞医疗的心电图机和监护仪等产品,进入国内 11 万家医疗机构、95% 以上的三甲医院;鱼跃医疗研制的制氧机的市场占有率达到国内第一,其中制氧机产品更是达到了全球销量第一;微创医疗和乐普医疗研发出的产品使冠状动脉支架产品基本完成了国产化,市场占比达到七成以上。我国自主研发的经皮介入人工心脏瓣膜系统、乳腺 X 射线数字化体层摄影设备、植入式迷走神经刺激脉冲发生器等创新医疗器械达到了国际领先水平。

"十三五"期间,我国医疗器械产品技术水平快速提升,突破了超导磁体、电子加速器、射频/谱仪等一批关键技术,研发出碳离子治疗系统、5T 磁共振、PET/MR、512 层 CT、三维彩超、磁共振兼容脑起搏器、手术机器人等一批高端医疗器械,基本补齐了我国高端医疗器械短板,部分产品迈入全球竞争行列,我国成为全球重要的医疗器械生产基地。

2019 年底新型冠状病毒感染疫情暴发以来,作为应对疫情的战略物资,医疗器械产业在疫情当中发挥了重要作用。我国企业在以往创新经验的基础上迅速反应,研发出新型冠状病毒检测试剂并获得应急审批。检测试剂和设备、医用口罩、医用防护服、呼吸机、负压救护车、监护仪、除颤仪、输液泵、移动 DR 等防疫物资不仅满足国内持续需求,还不断供给海外,为全球疫情防控作出贡献。面对疫情防控期间的突发情况,我国医疗器械产业供应链迅速适应,短时间内实现了供应链恢复,并且还实现了对外出口的大幅度攀升,有力提升了我国医疗器械产业链的国际地位。

(二) 中外医疗器械产业创新发展对比

当前,在美国、德国、日本等医疗器械产业发达国家,医疗器械产品创新发展环境完善,建立常态化的学、研、产、用、监生态系统。我国医疗器械创新发展大环境正在形成中,尚待完善。对比中外医疗器械产业创新发展情况,我国目前存在的主要问题如下:

1. 总体创新能力有待加强 发达国家医疗器械研发更加侧重产业发展基础研究、关键技术、科研能力,强调原创发明的重要性。在我国,除了个别产品领域外,医疗器械产品的创新研发更侧重于集成创新,产品申请专利以实用新型、外观设计为主,创新大环境还正在建设中。

2. 科技金融体制及企业研发投入有待提升 美国、德国等各医疗器械产业强国都出台政策对创新进行资助,同时支持医疗器械公益性基础研发,研发资助机制市场化,研发单位在相对公平的前提下能够获得研发资助。我国科研项目研发规划方向过于大而全,项目遴选机制有待进一步规范化、透明化。医疗器械巨头企业年研发投入占营收比例达到15%左右,而国内大多数企业以仿制产品为主,创新动力较弱,研发投入不足5%。近年来,虽然部分大型企业研发投入逐步增加,但是多数企业进行创新往往依赖国拨经费,整体研发投入不足。

3. **创新链分工有待合理化**　发达国家大、中、小型医疗器械企业分工合理,小公司数量众多,以技术创新、产品研发为主;大企业数量少、规模大,并且在整体规划下通过收购等合作方式获得小企业提供的最新研发成果,布局并完善其产品线,专注产业化,业已形成小企业做原创、大企业做改进并产业化的良性环境。在我国,医疗器械企业间分工不尽合理。多数企业是产销一体企业,创新能力建设上我国不能较好实现国际流行的中小公司做原创、大型企业做好提升和产业化的良性循环合作,目前我国的创新主要是由创新型中小企业独自来完成的。

4. **创新成果转化有待加强**　医疗器械产业发达国家创新以企业为主体,创新过程不断向临床一线前移,转化医学活跃,而且成果专业市场化程度高,成果转化率高。在我国,各级别医疗器械创新平台名目繁多,实质性成果少、转化难;目前创新主体正在从以高校院所为主向以企业为主过渡,转化制度及转化医学刚起步。

从反映科研能力的论文数量来看,近年来我国医疗器械科研论文数量增长明显,数量基数大,然而能够真正实现实际成果转化的论文数量差强人意。

5. **国家政策对创新的引导尚有加强空间**　医疗器械产业发达国家产品注册与监管体制较完善,重视创新产品与已有上市产品的对比性评价;国家药品监督管理局(简称国家药监局)近年来出台了很多加快审评审批制度改革的措施,很大程度上对行业创新起到了引领作用,但在提早介入创新产品审评方面还有待进一步加强。

医疗器械产业发达国家创新产品进入市场机制较为完善,且政策稳定、实用;在我国,虽然在创新审批通道和优先审批通道方面有所进展,但整体上创新医疗器械产品存在多头管控,较难保证创新医疗器械产品快速、有效地进入应用市场。我国医保支付经过数十年发展取得了一定成果,但是目前仍旧存在医疗费用不足、结构不合理、诊疗过度等问题,医保支付改革、集采制度以控费为主,使创新产品走进临床有一定困难。

6. **知识产权保护意识有待加强**　医疗器械产业发达国家历来高度重视知识产权保护,知识产权是新公司发展基础,知识产权保护机制在某种程度上激励创新。目前我国企业的知识产权保护意识处于不断提升中,部分企业对创新尚存担忧,尤其是对引进海外进入技术有顾虑,在一定程度上阻碍了新技术应用。

(三) 全球医疗器械产业创新发展现状

随着全球人口自然增长、人口老龄化程度提高、发展中国家的经济增长,医疗健康行业的需求持续提升,全球范围内长期来看医疗器械市场将持续保持增长的趋势。从产业发展来看,医疗器械产业已具有相当的市场规模,并已成为世界经济的支柱性产业。

1. **市场规模**　据 Mordor Intelligence 统计和分析全球主要地区 17 个国家的市场规模和趋势数据显示,2021 年全球医疗器械市场达 5 326.2 亿美元。慢性病诊疗、人口老龄化以及医疗器械研发的技术进步等因素将持续推动市场增长,2022—2027年内年均复合增长率将达到5.5%左右,2027年将达到7 343.9亿美元(图1-4)。

2019年底开始的新型冠状病毒感染疫情对全球医疗器械市场的影响好坏参半。各国将继续面临这一传染病的巨大威胁。大多数制药和生物技术公司都将研发重点放在新型冠状病毒感染诊断和治疗方面,诊断试剂、呼吸机等防疫相关医疗器械需求量持续增加。新型冠状病毒感染疫情所致的供应链中断导致全球关键医疗器械短缺,因此,许多国家已采取明确措施,通过加大国内医疗器械制造等措施来缓解压力。

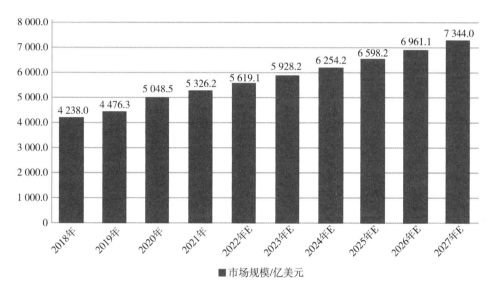

图1-4 2018—2027E年全球医疗器械市场规模

数据来源：Mordor Intelligence。

2. **发展特点** 医疗器械产业在全球范围表现出以下特点:

(1)整体呈稳步增长态势:近年来全球经济发展增长乏力,但是全球医疗器械市场整体呈稳步增长态势,年均复合增长率为5.5%,超过全球药品市场年均复合增长率(4.5%)。

(2)产业集群化发展:跨国公司几乎垄断了全球医疗器械的高端市场。跨国企业个体规模化方向发展,同时广大中小企业正在形成集群化产业链结构。

(3)技术创新活跃:针对诊疗技术不断提升需求,多学科力量向医疗器械领域汇聚。前沿生物技术与现代材料技术、现代制造技术、新一代信息技术等交叉融合,造就了医疗器械领域创新突破,加速演进的蓬勃发展局面,颠覆性变革不断涌现。新材料和新技术驱动生物医用材料向高性能、高生物相容、可诱导分化生长方向发展;生物技术与机器人、3D打印、微纳制造等新一代制造技术的结合驱动医疗器械向智能化、自动化、个性化方向发展;大数据、云计算、人工智能等新一代信息技术驱动医疗器械向远程化、移动化、智慧化方向发展。

3. **发展趋势** 从产业发展来看,医疗器械产业总体发展趋势主要包括以下几个方面:第一,创新性不断提高,专业化要求越来越严,全球化越来越高;第二,行业发展仍将保持较高的增长幅度;第三,市场集中度不断提高;第四,医疗器械家用化、常用化、数字化;第五,可穿戴、大数据、3D 打印、新材料等将促进产业新的盈利模式和发展战略。

三、中国医疗器械产业创新发展趋势与展望

我国医疗器械产业创新的未来发展趋势主要体现在以下几个方面：

1. 满足健康需求利于持续发展 从宏观来看，全球医药和医疗器械的消费比例约为 1∶0.7，而欧洲、美国、日本等发达国家已达到 1∶1，中国医药和医疗器械消费比仅为 1∶0.3 左右。因此，国内医疗器械产业相比医药的发展空间大得多。另外，从人均医疗器械消费看，中国目前医疗器械人均费用仅为 50 美元左右，而主要发达国家人均医疗器械费用大都在 130 美元以上，其中，瑞士人均费用约为 513 美元，美国人均费用约为 329 美元。与发达国家比，我国医疗器械行业在满足人民健康需求方面仍然有广阔的发展空间。

2. 宏观政策支持高质量发展 总体上来看，人口老龄化导致全球医疗支出持续增长，我国人均可支配收入的提高和医保全面覆盖增强了医疗健康服务的支付能力，医改政策推动健康行业扩容，各级政策出台支持国产医疗器械发展，政策密集释放，资本布局火热，产业链条更加完善，市场需求日益增长，创新研发更加顺畅，大、中、小企业融通合作意愿增加，中国医疗器械行业已经迎来创新升级和进口替代的最好机遇，我国医疗器械产业发展增速是同期国际水平的 3 倍，未来发展空间可观。

3. 以临床为导向支撑创新发展 医学与工程交相融合发展是医疗器械创新的必由之路，以临床为导向的医学创新转化和医工融合已逐步成为共识，医疗机构参与、临床科技成果转化未来将会是医疗器械创新发展新的支撑点。未来医疗器械的创新发展需要联合企业、高校、科研院所和医疗机构等不同创新主体，整合政府、产业、金融资本等创新要素，深度融合不同主体、不同要素，促进临床、科研和产业的深度理解与融合。

4. 拓展国际市场，迈向制造强国 随着国内进入后疫情时代，我国将大力支持对公共卫生体系、疾病预防控制体系、基层医疗的建设，加快推进自主创新，加速实现进口替代，这将有助于拥有核心技术的企业生产的高品质、高性能的国产设备进入全国各大医院。遭遇疫情后，未来各国各地政府都将加强对整个医疗健康和医疗器械行业的建设与投入，例如新建医院，更新升级现有疾病预防控制中心、医院的各种重症监护病房（ICU）和手术室、传染病医院等机构的器械设施。同时，随着监管法规国际接轨程度提升，知识产权保护逐步到位，海外市场对性价比高的"中国制造"需求将更加强烈，有利于在产品质量和渠道布局方面具备优势的国内企业进一步拓展国际市场。

（徐 珊）

参考文献

[1] 潘广成. 中国工业史: 医药工业卷 [M]. 北京: 中共中央党校出版社, 2022.

[2] 王临, 苏文娜. 中国医疗器械行业发展报告 2022 [M]. 北京: 当代世界出版社, 2022.

[3] 苏文娜, 徐珊. 我国医疗器械产业基础能力分析与建议 [J]. 中国医疗器械信息, 2020, 26

(3): 32-34.

［4］Mordor Intelligence. Medical Devices Market-Growth, Trends, Covid-19 Impact, And Forecast (2022—2027)[R/OL].(2022)[2023-10-16]. https://www. mordorintelligence. com/ industry-reports/global-medical-device-technologies-market-industry.

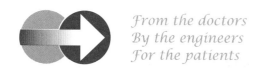

From the doctors
By the engineers
For the patients

第二章
医学创新的基本原则及路径

第一节 创新的基本原则和一般路径：风险判断和重要节点

本章主要针对有兴趣在医疗器械领域做些事情的医生而撰写，具体包括用哪种方式发明，并从一名医生的角度去看待、解释和判断发明是否可行，如何可持续，如何从一个 idea 成为一种临床上可用的疗法。本章节对医疗器械领域的工程师/投资界人士亦有借鉴和参考作用，可以作为发明者手册来自我判断所要做的发明是否"靠谱"。

一、科学与创新

爱因斯坦对科学与创造和实践之间关系的诠释可以引用他的一段话（中文版）："科学不能仅仅在经验的基础上成长起来，在建立科学时，我们免不了要自由地创造概念，而这概念的适用性可以用经验方法来检验。""没有侥幸这回事，最偶然的意外，似乎也都是事有必然的。"在我们创新实践过程确确实实正是按他所说的逻辑那样发生的。在我们生活中、临床实践中所碰到的偶然意外事件是如何引导我们得到一个 idea，并由此而来产生一个新概念以至一种新疗法，本章将举例加以说明。

二、医生发明者

从我们医生群体来讲，至少有四种人可能成为发明者：

1. traditional clinical practitioners　我们绝大多数医生和护士都是所谓的 practitioner。所谓 practitioner，是指临床诊疗是我们每天主要的日常工作，如果把它说得通俗化些，就是所谓"临床匠"，即每天做那些日复一日、非常重复的工作。但是在这些工作中我们会意识到现有的器械、药物、疗法有很多让我们感觉不顺手、不喜欢，认为需要将其加以改进；或没有相应的疗法来解决尚未被满足的临床需要，这就得来了 idea——发明。

2. physician scientists　所谓医生科学家。这一部分人群常具有系统的临床训练和科学训练，他们常会把在工作中遇到的问题上升到理论层面，通过对理论的诠释，反过来解决临床中的实际问题。这一部分人常是我们医生中发明者的主要人群。就美国的制度而言，这一部分人员的产生是有专门训练渠道的。

3. professional inventors　他们不再是日复一日地做临床工作,也不是那些仍担任临床或教学工作的 physician scientist;有着丰富的临床经验和基础科学知识,但一般已不在医院或院校系统担任全职工作。他们结合临床实际不断地发现问题,找到解决问题的办法,从而成为职业发明家或发明者。这样一部分人群也常是系列创业者。

4. physician scientist+inventor　这一部分医生能借助于其系统的临床训练和技能帮助他们的研究,同时运用他们良好的基础科学训练来帮助他们的临床实践,这部分人成为 inventor 的概率非常高。

我们看到,国内心血管界近年来快速成长起来了一批 physician scientists 和 physician scientist+inventor。

因此,作为临床工作者,我们每个人都有发明的机会和可能。但如何把偶然的灵光一现变成经常的灵光一现,把一现的灵光研发成一种临床上实际的疗法或器械,中间还有着漫长、艰辛和曲折的道路要走。特别是要成为一位不断有所创新的系列发明者或者发明家,需要有非常坚实的科学基础和深厚的专业知识。有了这两项并加上一定的训练,加上强烈的好奇心和解决问题的愿望,就可能成为一位发明者以至发明家。在临床实践中发现问题、解决问题,把一个 idea 变成一种 therapy。

一个 innovation,有赖于坚实的科学基础、深厚的专业知识训练和在极少数人群中与生俱来的发明理念或者灵感,都会使得我们的工作和发明有利于社会,有益于临床实践。但我们必须认识到,发明是一个小众和小概率事件。在这条曲折的道路上有着各种各样的风险,在每一个环节都可能失败,那么这些风险都有哪些?如何判断这些风险?

三、创新发明风险的判断

表 2-1 总结了创新发明面临的可能风险。第一是科学的风险,也是创新发明的最高风险,即如何论证和建立概念(concept)。为什么说我们造飞机、坦克相对容易,而做真正的创新则不易?造飞机、坦克相对容易是因为别人已经做出来了,如果你没有做出来,只能说明你没有做对。而当你真正碰见一个完全没有被回答的科学问题时,如果没有做出来,就很难判断是在科学原理上行不通,还是因为没有做对而做不出来。因此,一个新的 idea,如果其科学原理尚无定论,未被证明,这是最高的风险。

表 2-1　创新发明的风险

风险	内容
科学 / 概念	
知识产权	商业活动的权限和边界
工程 / 制造	中国医生的背景缺陷
法规 / 临床验证	临床研究团队的缺失
团队	经营管理
患者群 / 市场	

第二是知识产权(intellectual property, IP)的风险。知识产权是什么？ IP 实际上是在说,在某一个领域里可否有进行商业活动的权限和边界,即 freedom to operate(FTO)。因此,在评定一项发明时,或在自我评判一个 idea 时,要做详细的 IP 尽职调查(due diligence, DD)。而 IP 的尽职调查就叫作 FTO report,来界定某一发明 / 某一 idea 在这一领域内有无侵犯到别人 IP 的权利。作为一个发明或一位发明人,需要在该领域内构筑坚实的专利体系。

第三是工程 / 制造的风险。就器械而言,工程上是否有能力将样机做出来？我们中国医生是有着背景缺陷的:因为我们绝大多数医生没有工程学背景的训练。在美国许多医生都是工程师出身,甚至也有反过来的医生出身的工程师。这一缺陷可以通过国内相关创新俱乐部 / 创新学院来弥补,请医生和工程师坐在一起头脑风暴。

第四是法规和临床验证的风险。当一个发明在科学上验证了其可能性,获得了专利,制造出了样机,临床验证就成为关键问题和重大挑战。我们常面临临床研究团队不完全的困境。缺少能够撰写临床方案的临床专家,缺少能够严格执行临床方案的临床医生,缺少懂得GCP(good clinical practice)和法规的临床试验管理者和领导者。

第五是团队的风险。是否有一个团队来做覆盖全程的研发？这个团队不仅在科学上和技术上专业,在运作上也专业。同时必须要有良好的合作和默契。

第六是患者群 / 市场的风险。一个 idea 最后已经成为一个产品,但是否能被患者和医生所接受,是否有足够大的市场承载这一产品,将是一个发明被最后验证的场所。

四、发明者与发明的目的

发明目的很明确,就是要解决没有被满足的临床需求(unmet clinical needs)。然而作为发明者来说,其发明除了要解决尚未解决的临床需求、服务于患者和社会之外,可能还有其他目的,比如学术目的,要发表文章;职业生涯目的,要晋升;经济目的,要有所收获达到财务自由等。

正是由于发明者目的和发明目的两者之间的差异,即发明者与发明的目的分离以致背离,会导致我们发明时,在建立商业或非商业实体将发明研发为一个产品和商品的过程中产生各种各样的矛盾,这些各种各样的矛盾会在一些重大的节点上由于发明目的和发明者目的不一样而格外突出。例如作为一名医生,当有了发明,是想自己亲手把它研发出来,还是想把这一发明在某一个节点委托给职业经理人去做？这与发明者目的相关,将会决定发明者采取哪一种办法。

发明目的是要创造知识、创造财富、服务于患者。而发明者在这一过程中获益也是无可非议的,是能够使发明创新持续的重要动力之一。然而,这两者之间的平衡协调极为重要,也是保证发明创新是否能够成功的必要条件。

五、创新的界定与研究型医院

创新与转化是构成研究型医院不可缺失的要素,是研究型医院的标志,没有创新和转化就谈不上研究型医院。而医生创新是将医院从负担临床服务和教学工作转变成研究型医院的另一基本责任和贡献。

创新、转化和科研成果相互关联。实验室科研工作所得到的数据、结论和经验最终以论文的形式体现,而发明创新形成的专利最终以产品以至商品的形式体现;前者可以称之为 turn money to paper,后者则是 turn paper to money。一般而言,将发明创新转化为临床实用的产品过程更为长而艰难一些。但这并不否定未能转化为产品的创新发明工作的重要性,例如能够发现并总结出临床诊疗的新数据、新经验,改写了临床指南、声明或共识;创造了新的动物模型,使基础研究获益等。特别是作为一名临床科学家或者一名临床医生来说,如果由于创新能够改写指南,可以视为是创新的最高成就之一,这可以使大量患者获益。因此,不是一定要把一个 idea 获得资金,最后变成一种疗法,才能定义为好的创新。

研究型医院应有一套成熟的机制运作创新发明成果的转化,界定谁是成果转化主体、IP 获益时如何分配等。例如在哥伦比亚大学,当一个知识产权获益时,按各 1/3 的形式进行分配,即学校 1/3、部系 1/3、发明者 1/3。

一个真正的研究型医院有无确能转化为产品的知识产权(IP),是其重要的标志。IP 转化成一个产品 / 一种疗法,必须有人来承接和运作。屡见不鲜的有本科生拿着教授的 IP 创业,有研究生 / 博士后拿着导师的 IP/idea 创业,也有教授出去创业,或将知识产权许可给院外的实体来转化。这个过程和结果,构成了研究型医院的鲜明特征。

就研究型医院而言,创新转化的成功与否,不仅仅以是否有产品或疗法来判定,在这一过程中如果训练和产生了众多人才,造就了创新发明的氛围,形成了创新发明的文化,这也是成果和成功。

作为体制内医生发明者,在一个创新发明转化的过程中,不仅有众多挑战要应对、困难要克服,还要面对许多节点做出最适合本人实际情况的决定,例如是完成转化的全过程、全身心参与,还是在某一个节点将转化的主要任务交由其他人或团队去完成。在创新发明后,是负责转化团队以至商业的实际运作,还是仍然保持全职医生的状态,为所有医生发明者将面临的重大挑战和一个永远的话题。

六、发明的必要条件

发明创新一定要有相应的制度来保证,适当的制度是创新的土壤。这一制度能够孵化引导,保障创新的全过程,为创新服务。如前所述,发明者和发明的目的常是分离的,在转化过程中遇到重要节点时,是否有相应的制度和政策以保障转化顺利进行格外重要。

举例:笔者在江苏省人民医院担任临床医学研究院常务副院长期间,在医院的主管院长兼党委书记王虹的支持下,经过多年的努力,形成了一套能够保证在当时的条件下做创新和转化的制度。医院颁布了《医院职工发明创造和知识产权归属试行办法》和《江苏省人民医院"科技九条"》。前一文件界定了医务人员发明创新知识产权的归属;后一文件规定了知识产权所产生的利益分配。

大学 / 医院内产生的知识产权的转化路径当年在美国也经过了一番周折。1980 年前,美国国家卫生研究院(NIH)每年虽然给出大量研究基金,但这些基金的实际社会效益和转化率非常低,因为那个时候只要是 NIH 基金支持的课题所产生的知识产权都归美国联邦政府。1980 年美国国会通过了《拜杜法案》,把权限下发给各大学,才使得在医学界、在 NIH 基金所支持的范围之内有了大量创新发明的转化,并形成了很多新商业实体、产品和疗法。

因此,从国家到医院各个层面的有效制度对创新发明的保障是至关重要、不可缺失的。

七、创新的具体方式

创新有什么具体的方式? 结合笔者在国内的经验和观察的情况来归纳,可以总结成三种方式,即"拿来做""跟着做"和"自己做"。哪种方式最适合读者,需要按照各自职业生涯和所处环境的不同做出判断。一般来讲,"拿来做"常是在已有产品上的再创新、微创新,也是创新的一条途径,但会受到原创知识产权的限制,即"freedom of operate"的维度有限。在此以"跟着做"和"自己做"各举一个实例。

(一)"跟着做"案例

这是一个用来治疗睡眠呼吸暂停综合征的植入起搏性器械。基本 idea/原理是通过在与膈神经并行的膈静脉内植入电极来探知人体的呼吸状况,以决定是否放电刺激膈神经控制膈肌达到调节呼吸节律的目的。这个发明创造/IP 来自美国著名的智库孵化器 Coridea;基于这一专利体系所建立的商业实体最初的名称是 Cardio Cencept,以后更名为Respicardia。动物实验是在美国约翰霍普金斯大学完成的。在我的建议和组织下,在江苏省人民医院开始首次人体试验(first in human,FIH)。我们首先要证明的是,当刺激膈神经时能调控呼吸节律吗? 换言之,以上所谈到的"验证科学概念"在科学上是否可行? 在没有原样机的条件下,我们借用心血管内科常用的 Lasso 导管,根据对解剖结构的了解将导管插入到头臂静脉内靠近膈神经的位置,来验证是否可以施用特定的电刺激参数夺获膈神经活动,调节呼吸节律,特别是其初始安全性。在首先的人体试验中,我们证明了电刺激膈神经确实能够控制呼吸节律;并通过检测受试者的血氧,证明呼吸暂停时刺激膈神经恢复正常的呼吸节律后,血氧浓度随着呼吸的恢复而恢复正常。这一临床试验从 2007 年 10 月份启动,跨了三个年度,完成了几十例患者,随访 700 余天,研究团队在中国与美国之间飞行了 20 多个往返。

在"跟着做"的研究过程中有颇多收获:首先是论文,江苏省人民医院心血管外科、心血管内科和呼吸内科在当时发表了各个科室的第一篇 *Chest* 文章。更为重要的是,因为这个试验涉及三个科室,即心血管内科、呼吸内科和心血管外科,所以三个科室的很多医生亲身参与或观摩了创新发明转化道路上科学概念的提出和验证、知识产权体系的建立、原型机的制作、临床试验、法规到最后市场的全过程;了解到一个重大的临床发明创新,无论是药物还是医疗器械,一般都需要经过 10 年以上的实践,才能从一个 idea 变成一个成熟的产品应用于临床。这个产品从 2007 年开始,经过约 10 年时间研发,2017 年美国食品药品管理局(USFDA)批准了这个产品——remedē System。ZOLL Medical 在 2021 年 4 月以数亿美元收购了 Respicardia。因此,"跟着做"创新发明能够获得实际经验,学习创新,提高临床科研水平,发表论文,建立专长,提高国际知名度,建立团队。最关键的是,从原来不知创新发明转化为何物,到实战中了解创新转化这条路应该怎么走。

(二)"自己做"案例

这一模式的要素有什么? 谁是这一模式的主体? 是个人还是实体? 能够既是发明者又

是创业者吗?

以商业实体从事创新发明,研发颠覆性临床新产品(主要以医疗器械为主),在美国有两个代表性的孵化器/加速器。位于东海岸纽约市的 Coridea 和西海岸加州湾区的 The Foundry。

Coridea 的模式是所有创新发明都产生于内部。两位创始人是 Mark Gelfand(生物医学工程师,生理学背景)和 Howard R. Levin(医学博士),产生过几个重大的发明。一个是去肾神经术(renal denervation,RDN)治疗高血压和其他心血管疾病;另一个是治疗二尖瓣关闭不全的 MitraClip。这两个创新产品都有着非常高的知名度。前文所述的治疗睡眠呼吸暂停综合征的器械也来自 Coridea 的创新和知识产权。Coridea 的创新发明常在完成动物实验、FIH 研究之后,便采取 license-out,现金加授权费的方法退出。

The Foundry 的创新模式则是从外界 license-in 具有颠覆性的创新,进一步完善专利体系,建立商业实体,融资支持研发以至临床试验,其孵化的诸多公司被跨国公司收购,创造了许多行业内的新业绩。例如,The Foundry 从 Coridea 分别获得了初始有关 MitraClip 和 RDN 的授权。基于前者创立了 Evalve,被雅培以 4.1 亿美元收购;基于后者创立了 Ardian,被美敦力以 8 亿美元现金加 5.5 亿美元里程碑支付收购;世界上第一个脑部取栓公司叫作 Concentric,也是由 The Foundry 创立的。

我与合作伙伴也曾经建立过一个孵化器,叫作 Serica(意大利文,意为"丝绸之路")。孵化过数个公司,总融资量有数千万美元。其中,有治疗肺部早期肿瘤、慢性阻塞性肺疾病/肺气肿,专注术中神经监护/神经导航主机和耗材的医疗器械公司;也有在体外诊断(IVD)领域的公司。

以上三种不同模式专注创新的智库/孵化器的特征见表 2-2,这些都是以实体为起始、为主的创新转化实例。

表 2-2　不同智库/孵化器模式特征

	Coridea	The Foundry	Serica
依赖于自身发明/专利	●	○	◔
从外部寻找专利/产品	○	●	◐
专注适合中国的产品	○	○	◐
专注有 FDA 批准和 CE 产品	○	○	◕
有投资能力	○	◐	●
有孵化/加速能力	●	●	●
退出:专利转让并购	●	●	◕
退出:上市	○	○	◕

注:●代表 100%,○代表 0。

以临床科学家身份,从临床实践中发现问题和未被满足的临床需求,从而创新发明、经过转化的全过程,可以去肾神经术(RDN)治疗高血压为一实例。

这一疗法是将一根导管微置入股动脉到达肾动脉,用射频或者其他能量把肾动脉周围的交感神经消融去除,以治疗高血压。多项大型临床研究结果证明,RDN 术后,36 个月之后诊室收缩压降低 10mmHg。

这一创新的灵感来自 2000 年初诊疗的一名多囊肾兼肾结石患者,临床症状表现为肾绞痛,施用了多种办法都无法止住该患者的疼痛。在放射介入医生 Dr. Joshua Weintraub 建议后,我们在 CT 引导下在患者的肾动脉周围注射了局部麻醉药物,患者疼痛停止了,但查房时患者告诉我们:"Dr. Wang, Dr. Levin,你知道吗? 我平常血压高,药物控制也不好,每到下午我头都晕晕的,做完这个手术后我的血压好了,所以我特别舒服。"这对于我们来说是个很偶然的发现,可我们意识到注射进去药物等于做了一个封闭,可能是阻断了肾动脉周围神经所产生的效果。之所以我们会有这样的认识即科学觉悟,是因为我们既有良好的临床训练和经验,又有深厚的基础理论实验知识。我本人有着生理学博士学位,所领导的实验室有一部分课题就是肾、心脏之间的关系和血压的调节。Dr. Howard Levin 和另一位工程师朋友 Mark Gelfand 也都有在美国约翰霍普金斯大学生理学训练背景。我们三人一致意识到要对这一发现进行深究。在查阅文献时看到一篇非常重要的论文,报道了在 20 世纪 40—50 年代间,由于当时没有治疗高血压的有效药物,许多患者有高血压之后在数年内逝去。为了治疗这类高血压,Smithwick 和 Thompson 采取外科手术的办法,将肾动脉周围组织剥离,切断肾神经与脊柱神经之间的交感神经链,可以有效地控制血压。这一文献为我们阻断肾神经降低血压的概念提供了极为坚实的临床循证医学证据。在做了适当的专利安排后,因为当时的第一个适应证是心力衰竭,在我的实验室做了 Proof-of-Concept Study 的动物实验。在心力衰竭犬检测尿量和心功能,我们把局部麻醉药物利多卡因注射到肾动脉周围之后,心力衰竭犬的尿量有所恢复,心功能也有改善。在有了动物实验的证据后,是否能在人体重复这一结果? 起初的计划是在纽约长老会医院做首次人体临床试验。由于在纽约长老会医院虽然患者众多,但临床研究课题也众多,完成一个首次人体临床试验需要很长时间。在我的建议和组织下,决定到中国来做首次人体临床试验。因此,RDN 首次的几例患者是 2005 年在中国做的。

商业化的进程在同时进行,Coridea 把相关专利授权给了 The Foundry,创立了 RDN 的原创公司 Ardian。在尚未取得 USFDA 批准的阶段,2010 年美敦力以 8 亿美元现金和 5.5 亿美元里程碑支付收购了 Ardian RDN 这一创新发明,先后获得爱迪生奖和美国心血管技术研究奖(CRT 2012,Best Innovation Award)。

如前述,任何一个重大的临床创新发明转化应用到临床实践,都要经过 10 年以上的曲折艰难历程。去肾神经术的发展亦是如此。2012 年美敦力主导的大规模第一个随机、假手术对照、单盲(术者无法盲,随访医生盲,患者盲)临床结果令人失望:真、假手术两组之间血压的降低没有差别。这导致整个行业一片哀鸿,当时全世界有 60 多个做去肾神经术的公司,很多公司因此而倒闭。经分析总结,试验失败的主要原因有以下几点:

1. 在试验过程中没有控制患者抗高血压药物的服用,大量患者加减药物,严重干扰了 RDN 对血压的作用。尤其是去肾神经术治疗高血压是治疗器械里的一个另类,不是通过其物理结果治疗疾病,而是通过去除肾交感神经这一药理途径达到治疗高血压的目的。

2. 无法标测应去除的肾交感神经 / 应保留的肾副交感神经的位置做靶向性肾动脉消融,在术中和术后确认手术的效果。

因此,在临床上能标测肾神经成为 RDN 领域中一个巨大和迫切的临床需求。任何一个临床创新发明都需有坚实的科学基础。解剖学、生理学和组织学研究证实,肾动脉周围神经有三种不同的组分,即交感神经、副交感神经和其他类别神经。这三种神经对电刺激引起的全身血压变化是不同的:刺激交感神经导致血压升高,称之为热点,应消融去除;刺激副交感神经导致血压降低,称之为冷点,不能消融;刺激其他类别神经血压不变,称之为中性点,不用消融。

基于我们的核心创新,我们构建了严密的专利体系,到 2022 年度,有 60 余个专利在不同国家和地区获批。在国内外学术期刊上发表了一系列文章,国内和欧美的专家把我们的方法列为现在主要探知肾交感神经的方法之一。基于我们的专利体系,组建了商业实体 "信迈医疗",募集了 1 亿多美元的资金,研制出肾神经标测 / 选择性消融系统。在此基础上,完成了由北京大学第一医院霍勇教授、北京大学人民医院孙宁玲教授、复旦大学附属中山医院葛均波教授、江苏省人民医院 / 美国哥伦比亚大学王捷教授等领衔,用于国家药品监督管理局(NMPA)的注册临床试验——SMART 试验(Sympathetic Mapping/Ablation of Renal Nerve for Treatment of Hypertension; NCT02761811)。针对 RDN 早期临床试验的缺陷,我们设计了符合临床科学和实际情况的全新试验方案(发表文章 "求真·RDN:如何设计符合国际标准的 RDN 临床试验?")。入选患者群不再是顽固性高血压,而是未被控制的高血压。试验的有效性采用了双终点:术后 6 个月时诊室收缩压<140mmHg 的控制率,药物复合指数的变化。试验回答了 RDN 治疗高血压的重大临床问题,包括 RDN 降压效果如何、RDN 术后患者可以减药多少。这就形成了一套独特的方法学,不再以单纯降低几毫米汞柱来验证 RDN 降压的有效性,而是以 RDN 是否可以辅助药物使受试患者达标,这一符合临床治疗指南的降压目标为临床有效性终点之一,关注如何排除抗高血压药物对 RDN 手术效果的干扰,通过抗血压药物 "复合指数" 验证 RDN 是否可以使高血压患者减少药物的负荷量作为主要临床终点之一。试验过程中,统一供给规定的抗高血压药物、执行严格的抗高血压药物服用方案、药物调整的加减顺序,并运用 LC-MS/MS 方法通过尿样检测严密管控患者在试验过程中的服药依从性等。试验运用了 "信迈医疗" 开发的具有实时记录、永久溯源和上传功能的电子血压测量系统。我们所提出的药物 "复合指数" 概念,已经为众多研究者所接受并运用于其试验中。SMART 试验的结果已发表于 *Lancet* 子刊 *eClinicalMedicine*。这是在 RDN 领域中,在中国学者的领导下,应用中国独创的肾神经标测 / 选择性消融(msRDN),来自中国的第一个随机对照试验(RCT)。用于这一试验的产品在 2024 年 8 月 5 日获得中国法规部门的批准。作为第三类医疗器械上市,并被法规部门评价为全球首款可标测肾神经的肾动脉射频消融类产品,能够为 RDN 提供准确的消融位置,还可在术中、术后提供有效反馈,以评判 RDN 的即时效果,满足 RDN 在临床实践中的需要。

从此例可见创新转化的 "一孔之见":其道路之艰辛,时间之长,以及所覆盖的主要节点。

(三) 科学觉悟

在创新转化过程中,必须要认识到自身的缺失甚至缺陷。例如,就国内医生而言,缺少工程背景和制作原型机的能力。但这一类缺陷可以通过组建具有不同特长人员的专业团队加以克服。

对于有志创新发明的读者来说,最为重要的是保持好奇心和求知欲。好奇心和求知欲不但能够使发明者自我驱动不断创新,更为重要的会给予您对新现象、新事物、新需求、新发现足够的敏感度,能够捕捉到现象并探究其背后的机制和潜力,这可以称之为临床觉悟和科学觉悟。

例如在心血管界目前风起云涌、热火朝天的经导管瓣膜介入治疗,实际上 20 多年前在欧美就开始了。但在当时,我们绝大多数同行并没有注意到这一创新发明的重要性和潜力。这一情况近年来有了巨大的改善,中国心血管医生创新俱乐部(CCI)在这一改善中的巨大贡献有目共睹。

八、创新的起点和节点

显而易见,physician scientists 是在临床实践中创新的重要源头之一。从创新、研发、转化到应用是一个很艰辛的历程,中间有数个重要的节点需要发明者做出有关自身在这一创新中如何定位的重大决定。这些重要的节点和起点见表 2-3。

表 2-3 创新转化过程中的重要节点:playbook

重要节点	内容
想法 / 概念	从您自身的临床实践得来还是其他途径,科主任支持您吗?
概念批准	临床前 / 临床阶段,您有资源吗?
专利	portfolio/freedom to operate:医院有相应的政策吗? 您有经验吗?
样机	工程能力从哪里来? 有跟您配合的工程师吗? IP 有冲突吗?
临床前数据	合适的动物模型
临床数据	伦理委员会 / 主研作用
成果出售 / 建立商业实体	医院有相应的政策吗? 谁是决定者? 分手点
团队	不同的经验、技能搭配
资金募集	投资前估值;机构资金(institutional money)/ 私募基金(PE)/ 天使投资 / 国有资本投资
担任科学创始人 / 运作创始人	分手点 / 首席医学官(CMO)
监管途径	您可能的作用 / 法规部门的滞后性

第一个重要的节点是 idea 的产生和概念的验证。这一 idea 是从发明者自身的临床实践中而来,还是从与别人交谈中触发灵感而来? 这一 idea 是否为同类首创(first in class)?

如何来验证基于 idea 所提出的概念? 选择动物实验来验证,还是临床人体来验证? 或运用计算机模拟来验证？

基于这一 idea，能否写出坚实的专利？能否避免单一专利，而围绕核心概念和相关创新发明构建一个专利体系？这些需要最大限度地拓展 freedom to operate 的维度。

有无工程能力制造出原型机／样机。如果是一个化合物，有无它的合成能力？

能否进行合适和足够的动物实验获取数据和证据，并获取相应法规部门的核准，来支持开展临床验证？

到达临床阶段后，如何确定开展试验的医院？临床方案能否被伦理委员会批准？有无资金来源？必须认识到资金从创新的起点开始就是不可缺失的要素。谁是临床试验的赞助者（sponsor）？

当一个创新发明有了专利、样机、动物实验数据、首次人体试验临床数据，即到达了一个重大的节点，需要研究者做出重大决定：是将所取得的成果出售或授权给新成立的或感兴趣的商业实体？还是由发明者自己来继续运作？是回到临床做医生继续新的发明？还是做一名好医生追求更高的职业生涯和位置？

如果发明者决定由自己为主继续转化、研发的工作，常需要发明者来组建团队，而这个团队需要有不同特长的人来涵盖整个研发的各个环节。

创新发明转化中的一个非常重要的环节是资金募集（fundraising），贯穿了转化的全过程。资金的来源不外乎有以下几种：①家庭和朋友圈。②高净值个人。③金融机构，如大家常称之为风险投资机构。在风险投资机构中又大致有单纯风险投资属性的金融机构和私募基金（private equity fund）。一般而言，风险投资可以承担相当的风险；而私募基金则限制更多一些，对创业者更为苛刻一些，对于风险的容忍度较小。④政府的科研基金。⑤以国有企业形式运作的政府投资基金，这一类基金限制更加繁多，运作迟缓。

创新转化中不可避免的一个话题是在每一个节点，用来承载知识产权／产品的商业实体的作价如何确定？例如一个 idea 如何作价？在其他节点如概念验证后、有了知识产权、原型机的阶段、已有初步临床前或临床前数据等，分别如何作价？虽然在市场上有一定规律可循，但会有较大的变动范围。特别是近几年在国内初创公司的价格被普遍高估，比美国高至 2~3 倍以至数倍。一般而言，在美国医疗器械公司，如果有了样机和临床前数据，大概在 800 万 ~1 000 万美元，很少超过 1 000 万美元；如果有了初始临床数据，很难超过 2 000 万 ~3 000 万美元。

如果既组建了团队又募集到了资金，成立了商业运作实体。对发明者来说，这将是第二个主要节点——major decision point。发明者需要做出重大决定，是做公司的科学创始人，还是做公司的运作创始人？科学创始人一般只参与科学意见而不参加平常运作。

当有了资金、商业实体，有了初始临床数据，就会进入到中国 NMPA 或者美国 USFDA 的注册临床试验阶段。在美国称之为关键性试验（pivotal trial）。三类医疗器械的临床试验一般分为两期，即可行性研究（feasibility study）和 pivotal trial。用于向法规部门申请取证的临床试验是创新转化中最艰难的一段路。特别是在国内临床医生中，既懂得试验法规，又能设计临床试验方案、实施监督试验，还能够亲手操作，这样的人才少之又少。

最后一个节点就是产品的商业化，而商业化更常不是我们临床医生的专长所在。

由此可见，创新转化中的每一个节点上都存在着巨大的挑战。CCI 主张，创新应以医生为中心,因为创新常从医生起、从医生止。因为 idea 从医生开始,最后还要回到医生手里来使用,所以是以医生为中心。但在 idea 和产品的研发过程中,工作的中心是不断变化的。譬如有了 idea、验证了概念、注册了专利后,在做样机的阶段,可能就以工程师团队为中心了。而在很多其他阶段如公司的合并、出售或上市,是以商业实体的管理者为中心。因此,一定要自我定位准确,认识和接受整个团队的工作中心不断变换的事实,才能形成合力。发明者和创业者要有清醒认识:创新过程中患者的需求是真正的中心。只有这个中心定位好了,团队的行为和工作才能够成功。

参照表 2-1 和表 2-3,自我评价后,您的创新发明有可能成功吗?

(王 捷)

参考文献

［1］ZHANG X L, DING N, WANG H, et al. Transvenous phrenic nerve stimulation in patients with Cheyne-Stokes respiration and congestive heart failure: a safety and proof-of-concept study [J]. Chest, 2012, 142 (4): 927-934.

［2］SMITHWICK R H, THOMPSON J E. Splanchnicectomy for essential hypertension; results in 1, 266 cases [J]. J Am Med Assoc, 1953, 152 (16): 1501-1504.

［3］王捷, 王悦. 求真·RDN: 如何设计符合国际标准的 RDN 临床试验? [EB/OL].(2022-06-16)[2024-01-20]. https://mp. weixin. qq. com/s/xEaekQ6LR6c9CtYMranUkQ.

［4］WANG Y, WANG J W, WANG Y, et al. Monitoring Antihypertensive Medication Adherence by Liquid Chromatography-Tandem Mass Spectrometry: Method Establishment and Clinical Application [J]. J Cardiovasc Pharmacol, 2021, 78 (4): 581-596.

［5］WANG J, YIN Y, LU C, et al. Efficacy and safety of sympathetic mapping and ablation of renal nerves for the treatment of hypertension (SMART): 6-month follow-up of a randomised, controlled trial [J]. EClinicalMedicine, 2024, 72: 102626.

第二节　医疗器械创新的基本原则

随着国力的增强,我国各行各业发展水平均得到明显提高。在个别领域,我国甚至处于世界领先地位,如航空航天、高铁动车、量子信息、特高压输电技术、5G 技术等。各个行业逐渐在告别模仿国外产品的阶段,步入自主创新、原始创新的阶段。当前,国家对创新、知识产权保护的提倡和重视,也达到前所未有的程度,提出"创新是引领发展的第一动力"这一重要论断。与其他行业一样,我国医疗器械的研制,过去大多数都是模仿国外产品。欣喜的是,在国家目前战略及整体发展趋势下,近几年我国原创的医疗器械不断涌现,呈现良好的发展态势。中国心血管医生创新俱乐部(CCI)的成立响应了国家"双创战略"号召,顺应了行业发展趋势。CCI 成立以来,学员取得丰硕成果,CCI 的影响力显著提升,CCI 的模式得到广泛认可。基于对医疗器械历史的梳理、对个人器械研发经验的总结以及对学员们研发产品的跟踪,本文拟系统性梳理医疗器械创新背后存在的规律及基本原则。

一、以临床需求和用户体验为导向

1. 临床需求为什么重要　医疗器械应用对象是患者,使用者是医生,因此,临床需求和医生的使用体会是至关重要的。可以说临床需求是医疗器械的生命力之源,如果一个器械不是临床所需,或者只是临床伪需求,那么这个器械功能再强大、设计再完美,也会成为无源之水、无本之木,陷入没人使用的境地。在斯坦福大学创新课程中,提取临床需求是第一步,且是个详细、系统培训的步骤,在整个创新课程中占很大比重。

2. 何为临床需求　临床需求至少包括两个方面:第一,受众要足够多,也就是要有一定患者数量;第二,是硬需求。有时候有些需求表面看起来像是需要,但实际上有其他更好的替代方案,或者并不是真正临床痛点,这需要技术性甄别。然而,需求也是有一定弹性的,如果器械足够安全、效果足够好、使用足够方便,有时可以创造出新的需求。

总体而言,临床需求可以概括为 5 个维度:①更加有效:以前不能治疗或成功率低,现在成功率高;②更加安全:以前并发症高(有漏洞),现在并发症低(解决其漏洞);③更加舒适:以前患者体验差(特别是巨创),现在感觉舒适(特别是微创);④更加简便:以前麻烦、费时,现在简便;⑤更加经济:以前成本巨大,现在成本大幅度降低。

举例来说,冠状动脉介入发展史也是临床需求升级史。1977 年 9 月,瑞士学者格林特茨格(Gruentzig)完成了世界首例经皮冠状动脉腔内成形术(PTCA),使得冠状动脉治疗由外科手术转向微创介入成为可能(更加舒适);然而 PTCA 并不完美,25%~50% 患者因弹性回缩或内膜增生出现狭窄。Ulrich Sigwart 在 1986 年完成了第一例金属支架植入,解决了该问题(更加有效)。然而,30% 裸金属支架植入的患者会出现支架内再狭窄,一般发生在 12 个月内。2003 年药物洗脱支架出现,在减少支架内再狭窄上获得了成功(更加有效)。然而,药物洗脱支架仍有内皮化进度延迟、晚期支架贴壁不良、晚期支架内血栓等缺陷,新一代生物可降解支架、药物涂层球囊部分解决了其问题(更加安全)。同样,近年来经导管瓣膜置换术等介入治疗迅速在临床推广,也是因为其微创实施,更加安全,满足了临床需求。而脉冲电场消融治疗心房颤动备受关注,也是因为其操作方便、省时,减少并发症发生。

3. 用户体验重要性　医疗器械一般需要通过医生来使用,部分器械患者自己使用。与其他工业产品一样,用户体验(医生使用体会)非常重要。广义上来讲,医生和患者的用户体验也是临床需求的重要一部分。如果一个产品使用烦琐、学习曲线长,将会限制这个产品的推广。CCI 的宗旨中"from the doctor,by the doctor",也就是体现了对临床需求和用户体验的导向,医生对临床需求及用户体验具有天然的理解力(图 2-1)。临床医生在器械创新中的优势和作用包括:对临床需求的可靠把握;对现有器械优缺点的了解;在产品上市后能对

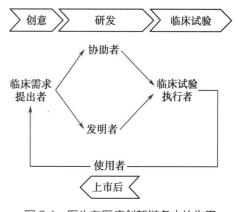

图 2-1　医生在医疗创新链条中的作用

产品性能给予积极反馈。

4. 如何提取临床需求 提取临床需求并不简单,是一个复杂、系统的过程,也是一个技术活。在 CCI 培训过程中,我们重点设置了这样的课程。上述的五个维度指标本身也有度量:是稍微提高成功率,还是大幅度提高? 是大幅度降低并发症,还是小幅度降低? 所谓漏洞是否是临床在乎的? 这五个维度指标也可能互相矛盾,例如微创,但耗费时间、增加费用。

总体而言,对于临床需求的决策,应该由医师提供意见,研发团队综合判断。这里的医生应该是亚专业医生,某一特定领域的专家而不只是某学科的专家(比如心血管内科专家是不够的,应该继续细化如瓣膜病专家)。如果是熟悉创新流程、有研发经验的亚专业医生,那就更合适。信息收集方法包括访谈和量表。应该多访谈不同医院、不同地区的专家,多收集信息进行判断,而不只局限于某一专家,以免出现信息偏倚。另外,不同级别医院和不同科室医生对临床需求是不一样的,也应该仔细甄别比较。有些临床需求并不覆盖所有医院或者所有专家,只对某一板块的医疗单元符合(如二级医院),需要估算该临床需求的大小。

创新的导向,最终都指向临床需求。医疗器械创新有两种路径方式(图 2-2):第一,根据临床需求去寻找材料、工艺、结构设计,找到合适的解决方案;第二,将材料、工艺上的突破,或者新的物理或医学原理,寻找匹配的临床需求,做成相应的产品。例如,笔者研发的世界首个可穿刺封堵器 ReAces 受到行业肯定,是发现封堵器的缺陷无法满足后续并发心房颤动射频消融,是挖掘临床需求、实现产品研发的一个典型案例。

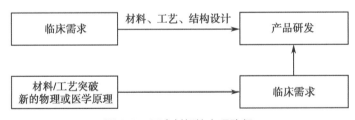

图 2-2 医疗创新的实现路径

二、以医工融合为切入

1. 医学原理是医疗器械的根基 "医疗器械"这四个字已阐述出其自身属性。首先它实施的是医学诊断或治疗,那么必须有可靠的医学原理作为依据。在医疗器械创新过程中,利用既往已被验证的成熟医学原理,甚至在成熟的医疗器械的基础上进行改造,是最稳妥的一种方式。当然,可能有新的医学原理或者新的器械设计被提出和创造,但这样要重新验证,会是一个漫长、崎岖的过程。以目前很热门的经导管二尖瓣缘对缘修复术(TEER)器械MitraClip 为例,它根据的就是外科缘对缘修复技术。对心房颤动患者行左心耳封堵术之所以会流行,是因为临床发现 90% 患者心脏血栓来自左心耳这一医学原理。医学原理是一个医疗器械创新的方向性指导,如果原理错误或者不完美,那么方向就是错误的,后面怎么努力都会白费。

2. 工程工业技术是医疗器械创新的基础条件 当然,医学原理提出来后必须由具体的产品(器械)来实现,而研制这样一个产品,就需要工业、工程技术。没有可靠的工程技术支撑的医学原理,也仅是不具可行性的创意而已。因此,工程工业技术是医疗器械创新的基础条件。既往我国医疗器械创新落后,很大原因在于我国相关工业技术落后,原材料及加工水平低下,产业链不完整。有创造力的工程师,会根据成熟的医学原理,采用自己掌握的机械、工业原理,设计出全新的医疗器械。工程师担当着产品性能优化、系统稳定性提高、产品规模化生产等环节任务。这个过程中,需要有医学家的参与,给予使用反馈。由此可见,医疗器械创新一定是医工融合的产物。

3. 医疗器械创新是医工寻找最大公约数的过程 在医疗创新中,医生和工程师矛盾又统一。医生希望产品有很多功能,希望产品很高性能,希望产品有很多复合结构,实际上往往很难做到。而工程师设计的东西不一定好用,没考虑到人体复杂环境对器械的影响,过于机械化而忽略术者对操作的主观校对作用。医疗器械创新是医工融合的产物,是医工反复讨论、磨合甚至讨价还价的工程,也是寻找医工最大公约数的过程(图 2-3)。CCI 搭建的平台中,拥有大量医学人员和工程师,每期学员分组,组内既有医学人员又有工程师,这种模式也是基于对医工融合的理解。

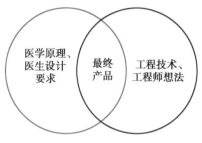

图 2-3 医疗器械创新中医工融合

三、以衍化至繁、大道至简为原则

1. 大道至简是普遍存在的真理 《道德经》曰:"万物之始,大道至简,衍化至繁"。大道至简原则普遍存在于自然界。例如,从哲学的阴阳学说解说世界,数学的欧拉公式,物理学的 $F=ma$ 和 $E=mc^2$,化学的高分子化合物化学式(聚乙烯化学式 $[CH_2CH_2]_n$),无不诠释着大道至简这一基本原理。世界是有序的,所以能用规律表达,而规律的极简表达方式就是公式。越是简单的公式,限制条件就会(因变量)越少,适用范围便越广,才真正会成为大道。在日常生活中,拥有少数几个按键的手机代替数十个按键的功能手机,傻瓜照相机大受欢迎,也是反复证实越简单的东西越容易普及。

2. 医疗产品和工业产品的差别 医疗器械和其他工业产品不一样,它所应用的患者个体及应用环境具有极大的变异度,且无法像汽车、手机那样在上市前进行大规模、挑战性甚至破坏性测试(相反,医疗器械临床试验都选择经典的简单病例),因此必须以简洁明了的方法、以不变应万变的方式解决问题,以期待在上市后广泛应用时减少极端事件出现。从概率学去计算,可以来解释这样一个原则。假如一个器械每一个部件发生故障的概率为 1%,如果这个器械的有 10 个部件,那么其发生故障概率为 $(1-0.99^{10}) \times 100\%=9.6\%$,如果加上这些部件交互作用导致的故障,那么故障率可以远高于 10%。手术步骤也是这样,一个手术如果需要步骤越多,犯错的概率也会越大。器械设计简洁,不仅在于用户使用方便,更重要的是降低器械故障率,提高器械的稳定性。

3. 历史上成功的医疗产品都是至简设计 纵观历史上以及目前临床广泛使用的器械,均设计简洁、使用便捷。支架(图 2-4)、封堵器、球囊,没有一个不是结构简洁、部件寥寥、手术步骤简单的。新近结构性心脏病代表性产品 TAVI 瓣膜,设计也很简洁。以球扩瓣为例,组成就是人工生物瓣片、外周裙边以及激光一体切割出来的金属支架。手术步骤也很简单,瓣膜支架定位好后,扩张起球囊即可完成。笔者研发的世界首个经心尖二尖瓣夹合器(ValveClamp)受到行业欢迎,也是因为其大大简化手术操作,降低医生的学习曲线。而如何寻找最简洁的解决方案,一矢中的,是医疗器械创新的核心命题。大道至简在植入性器械要求:①植入物少(减少外物相关副作用);②靶点精确(减少对其他部位影响);③操作简便(提高用户体验,提高技术稳定性)。

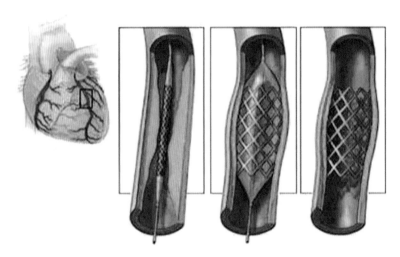

图 2-4　冠状动脉支架的植入过程

四、以微创和重复干预为方向

1. 对微创的追求是医疗技术发展的永恒主题　纵观人类医疗技术的发展史,就是一部从巨创到微创、从微创到无创的演变史。对微创、无创的追求是医疗技术发展的永恒主题。回顾医疗器械发展,支架植入代替冠状动脉搭桥,腔内大支架代替开放性血管外科手术,腹腔镜、胸腔镜代替传统开腹和开胸手术,内镜下治疗、经皮穿刺下治疗异军突起等,无不在演绎着这一规律。当前,结构性心脏病为介入心脏病学发展最大热潮,它就是在研发一些可以用经导管微创方法替代传统外科手术。

2. 微创治疗的精髓:微创可以补偿疗效　然而,微创治疗和传统开放性手术在效果上可能有些差别,甚至稍逊于它。开放性手术病变部位是打开、直视下观察,且局部空间充分,可以完成很多动作,而微创手术通常在狭小空间、间接影像指导、使用有限的器件手术,可能无法完成复杂的手术操作和病变干预,因此在部分技术和病例中效果可能较传统开放性手术差,术后可能会复发。然而,微创优势在于安全性高,患者舒适度大,牺牲部分的疗效也许可以获得更高的安全性,在临床也是被接受和认可的。经皮冠状动脉介入治疗(PCI)相比冠状动脉搭桥术的广泛流行,TEER 技术被认可,都证明了这一点。

3. 微创治疗再干预的需求:多次介入弥补疗效　因为一些微创介入技术和效果较传统开放性手术差,术后可能会复发。此时,技术的再次干预性就变得很重要。比如经导管主动脉瓣置换术(TAVR)的瓣膜发生衰败则再行 TAVR,心律失常射频消融术后复发则再次消融,冠状动脉支架植入术后出现新的病变则再行介入治疗等。如果这些患者再次微创干预是可行、有效的,那么这样技术和医疗器械才是完美的。

五、以巧妙独特设计为钥匙

1. **医疗器械的设计是简约而不简单**　前面讲到,大道至简是医疗器械的基本原则,医疗器械设计就应该简约,表面看起来是简单的。然而,简约不等于简单,也不应该简单,而应该是千锤百炼、去掉繁枝茂叶的结果,最后应该是巧妙独特。从另一角度讲,别人想不到,而你能想到的看起来简单的东西,肯定是巧妙独特。

2. **做到巧妙独特的5个技巧**　①一件多用:一个零部件具有多种功能,一个结构具有多种用途。这样可以节省器械的物理空间,使得器械简化。②巧妙形变:医疗器械经常要进入,并在细小管道输送。因此,巧妙形变可以使其在狭小空间实现运动和输送,减少器械的设计尺寸。③材料工艺:有时机械结构设计上满足不了设计要求,需要从材料工艺上去突破,寻找新的解决方案。反之,有时材料工艺不能满足设计要求,可以从结构设计上来弥补。④拟合解剖:植入到体内、在体内操作的器械,必须充分考虑到体内具体解剖,完美弥补体内的解剖情况。⑤学科迁移:将不同亚专科的设计移植到本亚专科,例如将心血管支架的设计思路迁移到泌尿外科,形成尿道支架;将机械工业设计中成熟结构迁移到医疗器械设计。

3. **做到巧妙独特的2个要求**　①要深度专业:只有足够深度的专业知识及足够的专注,才能想到别人想不到的,理解别人所不能理解的,创造别人不能创造的。②要不断试错:只有不断试错,千锤百炼,不断迭代优化,才能做出完美产品(图2-5)。在实战中,有时会出现因为误差加工出来产品反而可能取得更好的效果。因此,只有反复试错,实践出真知,最终才能锤炼出最好的产品。

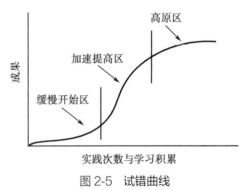

图2-5　试错曲线

六、以科学和艺术结合为追求

1. **理想的医疗器械是科学和艺术的完美结合**　一个理想的医疗器械,必定是科学和艺术的完美结合,必须既具有科学价值,又富有艺术性。仔细观察每一个植入体内的医疗器械,其外形必定是流线型设计、富有美感(图2-6),这与一些工业产品有棱有角的设计截然相反。这是因为去除棱角、流线型设计可以减少产品在手术过程中以及植入后对周围人体组织的损伤,并且流线型设计在应力分布上是均匀的,避免器械植入后局部受力不均而发生断裂,提高其疲劳耐久性。在医疗器械研发创新过程中,往往会惊奇地发现,当一个器械性能达到最完美的时候,也是它的外形达到最有美感的时候。其实,人体本身或者人体器官就是科学和艺术的完美结合。植入或者使用在人体的器械,那也需要遵循这一规律,才可以与人体兼容。

2. **美化、艺术性设计可以增加产品观赏性,提高用户对产品的好感**　输送系统、体外操作平台等体外操作系统的流线型设计也可以提高用户体验,符合人体工程学标准,而美化、艺术性设计可以增加产品观赏性,提高用户对产品的好感。在这方面,国内现在已经有很成熟的工业设计供应商。可以找专门的工业设计团队对产品的外观及外包装进行美化修饰。

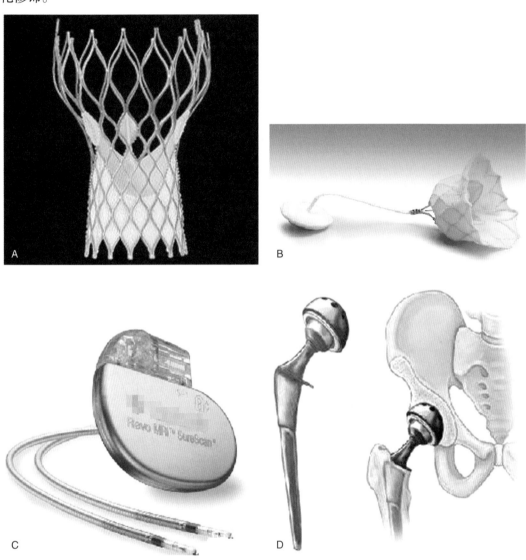

图 2-6 几种经典医疗器械外观
A. CoreValve 主动脉瓣瓣膜;B. Tendyne 二尖瓣置换瓣膜;C. 心脏起搏器;D. 人造关节。

七、总结

目前,我国医疗器械的研发已经步入一个新阶段,创新正逐渐成为主旋律。这就要求行业人士须转变思维,掌握医疗器械研发背后存在的规律,更加重视医学端在医疗器械创新中作用。我们提出的医疗器械研发创新的六大黄金法则,是我们团队深层次的总结和思考,可为行业医疗器械研发或投资提供重要参考。

(潘文志)

参考文献 ••

SMITHWICK R H, THOMPSON J E. Splanchnicectomy for essential hypertension: results in 1, 266 cases [J]. J Am Med Assoc, 1953, 152 (16): 1501-1504.

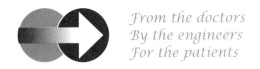

From the doctors
By the engineers
For the patients

第三章
临床需求的发现、筛选及评估

全球医疗器械市场规模在 2020 年已突破 4 400 亿美元,并预计 2030 年将超过 8 000 亿美元。而随着国家对医疗器械行业发展的愈发重视、鼓励创新和加速审批等利好政策不断出台、人们医疗卫生支出增加和健康意识增强,中国医疗器械市场也将进一步发展。即使近年来的医疗器械集中采购暂时使得国内医械市场规模骤降,但其中仍然孕育着行业整合的机会。2015—2020 年,国内医疗器械市场规模从 3 126 亿元人民币增长至 7 789 亿元人民币,增速已超过全球平均增速。预计到 2030 年,国内医疗器械产业仍将继续发展,市场规模将超过 22 000 亿元人民币。因此,有人判断医疗器械仍然是"杀不死的好赛道"。国内医疗器械赛道未来的总逻辑是进口替代,但国产如何进口替代? 除了进口替代之外,国内医疗器械企业还有没有其他的机会? 这些都是值得思考的问题。在国内医疗器械赛道过去 20 年高歌猛进时,在国内医疗器械赛道遭遇集中采购时,我们应该回过头来,从医疗器械的创新源头再出发,寻找医疗器械创新的新价值。

第一节　基于临床需求的医疗器械创新

改革开放 40 余年来,人民群众的物质需求得到了极大的满足。在此基础上,人民群众越来越多地关注自身健康和疾病管理,由此衍生出大量市场需求。既往我国医疗器械创新主要依靠引进国外现有的技术并加以改良,从而形成具有中国特色的医疗器械创新。这种创新源头来源于国外现成的技术或产品,通过"以技术换市场"的理念,迅速占领了国内医疗器械市场。过去 40 多年的经验证明,这种医疗器械创新之路行之有效且高效,可以使国内医疗器械市场规模迅速扩大,使人民群众可以用上全球最高端的医疗器械和最新的治疗技术,从而快速缩小我国和西方发达国家的差距。然而,这种"创新"本质上不属于创新,而属于创新的扩散。理论上来讲,只要欧洲、美国等发达国家不停止创新,我国依靠巨大的市场和人口存量,可以源源不断地消化这种创新,而不需要进行所谓的"自主创新"。但是,当我国国内生产总值(GDP)即将超越美国成为全球第一的时候,我们不能再依靠外人的"赠予",而需要进行真正的自主创新,才能与我国的大国形象相匹配。尤其是近年来国外保守势力的兴起,让我们真正体会到"卡脖子"的痛苦。《"健康中国 2030"规划纲要》指出,我们要"加快医疗器械转型升级,提高具有自主知识产权的医学诊疗设备、医用材料的国际竞争力"。因此,基于临床需求的医疗器械创新,将是我国从医疗器械大国转型为医疗器械强国的必经之路。

本章节以美国斯坦福大学 Biodesign 中心教科书《医疗器械创新流程》(第 2 版)为蓝本,阐述临床需求在医疗器械创新中不可替代的重要作用。

一、什么是临床需求

所谓的临床需求,也被称为"未被满足的临床需求"(unmet needs),也有人将其称为"临床问题""临床痛点"等。总之,临床上仍然存在的一切不合理的现象、未被解决的问题、未被证明有效的治疗措施,都可以被称为"临床需求"。临床需求通常包括三要素,即特定的人群(population)、特定的问题(problem)、预期达到的结果(outcome)。可以使用需求报告书(need statement)来表述临床需求:针对特定的人群,解决特定的问题,并达到某种预期结果的方法。

在书写需求报告书时,有几点问题需要特别注意:①需求针对的人群:人群可以非常宽泛,比如"急性心肌梗死的女性患者";也可以非常具体,比如"65 岁以上、女性、急性非 ST 段抬高心肌梗死患者"。一个较为宽泛的人群定义,意味着较为广阔的市场和更多需要帮助的患者;但是在它的反面,常意味着更多的竞争对手和一个红海市场。一个更为具体的人群定义,通常意味着较小的市场规模,同时也意味着相对来讲更少的竞争对手,或是蓝海市场。如何来定义需求人群,需要根据具体的情况来决定,比如技术的颠覆性程度和疾病本身的特点等。②拟解决的问题:当我们在定义一个问题时,需要注意的是不要把预想中解决问题的方法写入需求报告书中。比如可能的问题是"急性心肌梗死较高的机械并发症发生率",当我们在定义这个问题时,不要写成"如何通过介入治疗降低急性心肌梗死的机械并发症发生率"。当我们把预期的解决方法也写进需求报告书后,我们后期所有针对这个临床需求寻找的解决方案,都可能与介入治疗有关,而自动忽略了能降低急性心肌梗死机械并发症的其他潜在方法,比如药物治疗、搭桥等,从而限制了我们解决问题的思路。③如何来定义预期达到的结果:定义一个准确的预期达到的结果,决定了我们能从多大程度上解决临床需求或临床问题。针对任何一个问题的解决方案,都是从一定程度上解决问题,而不可能完全解决问题。比如我们预期的结果是"降低急性心肌梗死机械并发症的病死率",将病死率降低50% 和降低 10%,是两个完全不同的结果。此外,我们在定义预期结果时,尽量使用客观的指标,如"改善临床疗效"可以用治疗成功率(临床研究中常用的各种终点指标)来描述;"提高患者安全性"可以用不良事件发生率来描述;"降低治疗费用"可以用治疗的次均费用来描述;"加速患者的康复时间"可以用平均住院日来描述。尽量避免一些主观性指标,如"疼痛程度""焦虑程度"。

需求报告书建立在我们对疾病的认识(流行病学、发病机制、解剖学、病理学、病理生理学等)、现有的解决方案、需求参与方分析和市场分析等基础之上。只有充分分析了需求的四个基础,才能更好、更全面地认识临床问题和市场情况。流行病学、发病机制、病理、病理生理表现、影响人群是否明确,决定了我们对这个疾病的认识程度。很有可能某一解决问题的方法就来源于对疾病的病理生理或解剖方面的深刻认识。而疾病的流行病学则对市场分析有重要指导意义。针对某一需求，目前有哪些解决方案，决定了进入市场的难易程度。如果某一需求已经有很多解决方法，则市场非常拥挤。疾病对患者及其家庭、医院、医生、医保系统有何影响，目前有哪些治疗方式，市场需求如何，是否有足够的市场空间能让新技术、新器械进入，这些都决定了我们的市场空间和成功机会的大小。以心房颤动导致的缺血性脑卒中为例，我们只有了解心房颤动导致缺血性脑卒中的机制，才有可能发明左心耳封堵术；只有了解心房颤动导致缺血性脑卒中的流行病学，才能了解市场规模大小；只有了解现有的解决方案，才能明白我们的对手都有谁、市场规模到底有多大。

　　有价值的临床需求指的是同时具有临床价值和市场价值的需求。只有临床价值而没有市场价值的需求，通常难以得到进一步深入的研发，或者很容易被市场淘汰。例如，在冠状动脉介入治疗中，有一类并发症叫作冠状动脉穿孔。这种并发症的后果比较严重，通常需要外科处理。介入治疗中有一种器械，可以有效地封堵穿孔的冠状动脉，叫作覆膜支架。但是目前市场上已经很难见到商品化的覆膜支架在销售，而临床上我们遇到冠状动脉穿孔，通常需要自制覆膜支架来完成封堵手术。这是因为冠状动脉穿孔虽然后果很严重，但是发生率很低，也就意味着市场规模很小，厂家不愿意生产如此小众的一款产品。覆膜支架是一款有临床价值但是市场价值不大的产品。再如，冠状动脉搭桥术（CABG）从 1958 年开始就是冠状动脉血运重建的"金标准"，在经皮冠状动脉介入治疗（PCI）诞生之前，冠心病通常是经过 CABG 来完成血运重建的。但自 1977 年 PCI 出现后，越来越多的冠心病血运重建是通过 PCI 来完成的，而不是 CABG。为什么 PCI 能迅速取代 CABG 成为冠心病血运重建的主流？不是因为 PCI 手术相对简单或并发症发生率低，而是因为 PCI 能够缩短手术时间、降低住院天数、减少治疗费用、精简手术人员，这些都是价值，因此 PCI 才能成为冠心病血运重建的主流。

二、如何发现临床需求

　　临床日常工作中，存在大量临床问题和临床需求，关键是如何去识别出那些具有临床价值和市场价值的需求。识别临床需求应成为医护人员的基本功。医护人员在日常临床实践中频繁地接触患者和医疗事件，在识别临床需求方面具有先天的优势。但是这种能力是需要培养的，尤其是识别出那些具有真正市场价值的需求。大多数医护人员在日常医疗过程中所谓的观察，通常只能称之为"看"，甚至不能被称为"看见"，或者说只看见了自己想看见的内容。因此，发现临床问题的能力是需要培养的，如同 1937 年因发现维生素 C 而获得诺贝尔生理学或医学奖的阿尔伯特·哲尔吉所说："见人皆所见，思人所未思"。一般而言，真正具有价值的需求，通常存在于高危科室，比如创伤外科、冠心病监护病房（CCU）、新生儿重症监护室等。因为这些科室的患者通常具有病情重、治疗难度大、并发症发生率高、预后不确定、治疗费用高等特点。

　　临床上有很多线索可以帮助我们发现临床需求，比如患者出现的疼痛、疾病导致的功能不全、并发症、不确定性、诊疗过程的效率低下、教条主义等。以疼痛为例，一些糖尿病患者需要长期注射胰岛素治疗，而这种注射过程需要使用针，会给患者带来一定的疼痛感觉，降低患者的治疗体验和依从性。据此，有研究者发明了可吸入或可口服的胰岛素，代替注射用胰岛素,同样可以达到控制血糖的目的,但消除了疼痛的体验。

我们通常通过临床见习来发现临床需求。对于工程师和投资人而言,只有真正走进临床,接触临床诊疗,才能发现临床需求和临床问题。医护人员、工程师和投资人,通常会组成一个3~4人的小团队,共同完成临床见习,跟着一位指导医生进行门诊、查房和手术,并对同一临床问题进行讨论和表决。临床见习能让团队发现临床需求,获得人群、问题和预期结果(即需求三要素)。在临床见习前,需要针对某种或多种疾病进行必要的知识准备,了解疾病的流行病学、解剖学、病理学和病理生理学。在临床见习时,必须仔细观察,不放过某个可疑的细节。此外,还要重视对见习过程的记录,一些客观的事实和个人的想法都需要记录下来,可能会成为解决问题的灵感。在完成临床见习后,需要将个人的疑问或有价值的问题反馈给指导医生,指导医生会给团队送去来自临床第一线的经验和反馈,这有助于更好地识别和把握临床需求。在临床见习时,需要注意一些小问题:①不要评判临床实践工作(do not judge):尤其是团队内的医护成员,应尽量客观地记录,而不是评价临床实践工作的对错,否则会导致不同程度的偏见,影响对临床需求的判断和把握。②要保持真正的好奇心:这是我们寻找临床问题和保持创新的真正动力。③要敢于进行合理的质疑:并不是所有临床实践都基于完善的循证医学证据,有些临床实践完全来源于医生个人的经验或师徒相传。团队成员在对疾病全貌有所了解的情况下,应勇于质疑不合理、不恰当的诊疗过程,才能真正发现问题,进而解决问题。④在与指导医生进行反馈交流时要保持倾听:指导医生通常长年在临床一线工作,来自他的反馈能纠正团队成员在需求识别方面的偏差,防止出现没有临床价值的"伪需求"。

三、如何筛选临床需求

一般而言,经过一段时间(通常2周到2个月)的临床见习,团队成员能发现很多临床需求。但真正有价值的需求,是不容易被识别出来的。我们在临床上发现的大量需求,通常价值不高。这就要求团队成员一方面要善于观察和总结,发现真正的问题;另一方面要使用特定方法,把那些有价值的临床需求筛选出来。常用方法是团队成员共同对同一个需求从不同维度进行评分,得分相加最高的那个需求,通常是既有临床价值又有市场价值的需求(top need)。常用的评判维度包括市场规模、影响人群范围、临床效益和成本、对疾病治疗的颠覆程度等。每一个维度可以细分为几个等级,给予不同的赋分。比如需求直接影响人群在100万人以上,可以赋4分;10万~100万人,赋3分;1万~10万人,赋2分;1万人以下,赋1分。再如需求对疾病治疗的颠覆程度,如果对于患者而言,解决这个问题可能是救命的,可以赋4分;可以减少发病率或消除并发症影响,赋3分;虽然不能减少发病率或并发症发生,但可以提高生活质量,赋2分;不会对患者造成显著影响,赋1分。不同的维度都可以给予类似的分级和相应赋分。每个团队成员独立根据自己对需求的理解,从不同维度进行评分,最终得分相加,最高分的那个需求就会脱颖而出,成为最有价值的需求,也就是团队将会致力于去解决问题的那个临床需求。

此外,还可以针对不同临床问题设计不同的维度,用于区分需求价值。通常团队成员需要从3~4个维度来对某个需求进行评分,通常至少应包括市场规模和影响人群范围,以保证能合理评判需求的市场价值。

至此,我们已经能够把最有价值的那个临床需求识别和筛选出来。但是,识别和筛选临床需求仅仅是医疗器械创新的第一步,后面还有很长的路要走。无论如何,发现一个有价值的临床需求,是医疗器械创新的良好开端(A well-characterized need is the DNA of a great invention)。

第二节　Biodesign 医疗器械创新理论的本土化探索

Biodesign 医疗器械创新理论诞生于 1998 年,其实体机构位于美国斯坦福大学(Byers Center for Biodesign)。该理论将医疗器械创新分为三个阶段:需求发现和筛选(identify)、寻找解决方案(invent)、商业化(implement)。在该理论的指导下,Biodesign 已培训了超过 300 位学员,由学员成立了超过 53 家初创公司(其中 80% 公司目前仍然运营良好),所研发的器械或技术帮助了超过 760 万名患者。Biodesign 不断开发、定义、提高健康技术的创新方法,将其应用到医疗保健改造的重要挑战中,同时利用硅谷丰富的医疗资源和创新文化开展医疗科技创新,为医疗科技领域的创新者提供了清晰的创新创业指南。

2015 年 9 月中国心血管医生创新俱乐部(CCI)成立。CCI 是一个以医生为主体,集创新培训、项目孵化、创新媒体、概念验证等于一体的一站式创新服务平台。受葛均波院士委托,笔者于 2017 年赴美国斯坦福大学 Biodesign 中心学习医疗器械创新方法论,并将该理论与中国国内医疗器械研发和投资等实际情况结合,将其融入 CCI 创新学院创新培训系统中,取得了一些成绩。9 年来,CCI 创新学院已在国内培养了超过近 600 位学员,这些学员的技术背景遍布临床医学各科室,同时平台上也汇聚了各工程专业的工程师以及医疗器械行业投资人。迄今学员共成立 50 余家初创公司,目前有 60 余项项目在研,部分由 CCI 牵头研发的器械已成功通过 NMPA 审批在国内上市销售。CCI 取得的这些成绩,离不开各位学员对 CCI 的反哺和支持,也再次验证了 Biodesign 医疗器械创新理论的成功。

CCI 自创立以来,始终坚持以医工合作为核心,并紧握理论和实践两套体系。现代医疗器械创新应以团队为基础。创始团队中至少应拥有 2 类人群,即医生和工程师。有些团队可在早期纳入投资人。团队中,通常由医生提出临床需求或临床问题,由整个团队来判断需求的价值(临床价值和市场价值)。随后由团队来为临床需求寻找解决方案,并将技术可行且符合法规、医保管控和商业模式的解决方案筛选出来。之后工程师将发挥巨大作用,需要将团队的解决方案实体化,即做出产品原型。在这个过程中,医工合作起着至关重要的作用。中国的医生通常不具有工科背景,而工程师没有医学背景,只有两者高效合作,才能将发现临床需求和寻找解决方案,即 Biodesign 医疗器械创新流程的前两步完美结合,创造出创新器械的原型。在研发过程中,整个团队将不断为项目增加价值,如新的专利、不断迭代的原型以及新的研发力量和资本的加入。在产品完成概念验证后,将获得较多的实验室或动物实验数据,初步证明产品的安全性和有效性。此时,更多资本将进入团队或项目,为产品商业化助力。我们可以看到,在整个研发过程中,CCI 的理论体系和实践体系始终在发挥作用。CCI 创新学院以 Biodesign 医疗器械创新流程,结合本土医疗器械创新经验作为理论体系,在医工合作这一核心指导下,引领国内以医生为主体的医疗器械创新实践。而 CCI 的实践体系包括卓越心血管创新中心、工程创新中心和动物实验中心。CCI 的实践体系将帮助医生和工程师在 CCI 平台上快速匹配资源、巩固核心知识产权、打造产品原型并不断迭代,最终完成概念验证。CCI 的理论体系和实践体系高度融合、互动,在 CCI 平台上可充分调动医生、工程师和投资人资源,高效完成医疗器械创新闭环。在医疗器械的临床前评价中,动物实验是重要且不可或缺的一环。动物实验平台也是医工合作、医生和工程师交流器械设计和评估器械效果的重要场所。CCI 很早就认识到这一点。在经过长期的准备后,CCI 动物实验中心于 2021 年 10 月 10 日正式成立。近年来,CCI 动物实验中心已完成包括心血管介入、神经介入、外周血管介入、泌尿外科、骨科、血管外科等众多领域在内的近 100 项动物实验。依托 CCI 的专业医生团队,动物实验中心也为众多公司提供了关于器械设计和改良的专业建议,这在国内其他动物实验中心是绝无仅有的。此外,CCI 作为一个以医生为主体的医疗器械创新平台,拥有国内众多医院的临床资源。CCI 可匹配不同领域的专家,即不同专业领域的关键意见领袖,为医疗器械设计提供临床角度的专业建议,让医生创业少走弯路。此外,CCI 的医院资源也可作为 CCI 的临床协作中心,为开展创新性医疗器械的临床试验提供最大程度的便利。

　　CCI 的学员企业翰凌医疗的经历,验证了 CCI 以医工合作为核心、理论体系和实践体系相融合的成功经验,是 CCI 医生学员的创新产品“源自临床,回归临床”的成功案例。2022年 6 月 29 日,复旦大学附属中山医院葛均波院士及其团队成功应用翰凌医疗研制的带有锚定结构的球囊扩张式 TAVR 产品 Hanchor Valve,为一位 66 岁重度主动脉瓣狭窄患者实施了经股动脉入路 TAVR 手术。翰凌医疗推出的具有锚定功能的球囊扩张式 TAVR 瓣膜(Hanchor Valve)成功完成首例探索性临床研究,标志着这个完全来自临床医生的创新理念,通过 CCI “医工合作”深度研发后,终于完成了概念验证,走上了商业化之路。Hanchor Valve 自动锚定的理念,来自 CCI 创新学院二期学员陈翔。陈翔研究生师从中国人民解放军海军军医大学第一附属医院(上海长海医院)心血管内科秦永文教授,并在葛均波院士指导下接受结构性心脏病介入治疗的博士后研究工作,在心脏瓣膜病介入治疗的热潮中快速成长。在加入 CCI 创新学院前,陈翔就在思考如何缩短 TAVR 的学习曲线。加入 CCI 创新学院,使陈翔的创新理念有了成功转化的可能。陈翔创新性地提出了“带有锚定功能的球囊扩张式主动脉瓣膜”的理念,将 TAVR 手术从既往的依赖瓣环流出道定位,推进到锚定主动脉瓣叶自动定位。在精准控制瓣膜植入深度的同时,有效减少了左束支传导阻滞的发生,从而减少了起搏器的植入风险。同时这款瓣膜采用了短支架的设计,能有效避免冠状动脉开口受压迫闭塞而导致的心肌缺血。CCI 主席、创新学院校长葛均波院士评价此款瓣膜将TAVR 手术从过去的“手动挡”升级到了“自动挡”。然而,临床医生有了理念,只是迈出了创新的第一步。得益于 CCI 搭建的医疗器械创新全流程服务平台,陈翔得到了 CCI 学员企业,尤其是康德莱的鼎力帮助。康德莱董事长兼总经理梁栋科是 CCI 创新学院的一期学员。两位 CCI 学员 4 年来经过无数次讨论、摸索和实践,最终完成了这款瓣膜的设计,在 CCI 动物实验中心完成最后的临床前评价。如今,这款来源于 CCI 学员的理念并由 CCI 创新工程中心全力打造的产品,最终回到临床,由临床医生完成植入,为患者服务。这款产品以完美的形式呈现在我们面前。

CCI 创新工程中心平台自建成以来,已经帮助众多 CCI 学员企业完成了产品的临床前评价,部分产品已获得了 NMPA 医疗器械注册证。未来,CCI 将进一步整合、优化现有资源,帮助医生、工程师在创新工程中心和动物实验中心平台上完成"一站式"创新转化服务,并通过对接东方医疗器械创新中心,提供资本和政策支持。CCI 的创新理念,将从"From the doctors, by the doctors, for the doctors",升华为"From the doctors, by the engineers, for the patients"。CCI 的使命,将从当下的医疗器械创新,逐渐走向创新生态圈的构建,最终引领整个医疗器械产业界的文化创新。

无论是 Biodesign 还是 CCI,最大的成功之处在于培养了众多拥有创新思维的学员,这些学员成立的初创公司,又成功验证了 Biodesign 的医疗器械创新理论。而这些学员,又以他们的创新思维影响周围的人,共同构建了一个创新生态圈。在这个生态圈里,大家有共同的语言、共同的目标,因此生生不息,共同推动中国医疗器械创新。

(吴轶喆　葛坦谛)

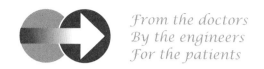

From the doctors
By the engineers
For the patients

第四章
解决方案 / 医工融合

第一节 医工融合

随着科技的不断进步和医学需求的增加,医疗领域正在经历一场前所未有的变革,医工融合在医疗领域的应用逐渐成为行业发展的关键节点和重要趋势,旨在通过跨学科的合作,将工程技术、材料科学、生物医学等领域的知识和技能相结合,学科结合推动医学发展和创新,解决临床需求,从而提高医疗水平和效率。然而,医工融合的发展面临着诸多挑战,如政策支持、技术壁垒和人才培养等,本章节将重点围绕医学创新过程中医工融合的现状、原则、路径以及未来展望四个部分,通过回顾医工融合的发展历程,进行深入的探讨和研究。

一、医工融合的定义和发展历程

医工融合是指将工程技术和其他学科应用于医学领域,通过多学科交叉、创新驱动和人才培养等方式,推动医疗技术的创新和发展。在当前医疗需求不断增长、医疗资源紧张以及科技创新快速发展的背景下,医工融合显得尤为重要。通过医工融合,可以解决许多医学问题,如诊断和治疗等方面的难题,提高医疗服务的效率和质量。

医工融合的发展历程可以追溯到 20 世纪中期,当时主要是以医疗器械和设备的研发为主。随着科技的进步,医工融合的领域不断扩展,不断涉及工程技术、材料科学、生物医学、医疗信息化、智能化医疗设备、医疗机器人等领域。目前,医工融合在医疗领域的应用已经取得了显著的成果,但仍存在一些如数据安全、技术标准等方面的问题需要进一步解决。

1. 早期医疗设备与技术的发明   在古代,中医采用望、闻、问、切等多种方式进行诊断,其中脉诊是最具特色的诊断方法之一。而西医则开始使用理疗、温泉疗法等手段进行治疗。进入 20 世纪后,医疗设备与技术开始迅速发展,例如 X 射线机、心电图机等设备的发明,为医学诊断提供了重要支持。

2. 生物医学工程的发展   20 世纪中叶以来,生物医学工程领域取得了突飞猛进的发展。医学影像技术如 B 超、CT、MRI 等出现,使得医生能够更加准确地诊断病情。生物传感器技术的应用,为实时监测患者病情提供了便利手段。此外,基因测序技术的发展,为个性化治疗提供了可能。

3. 医疗设备的数字化与智能化　随着数字化和智能化技术的不断发展,医疗设备也在向数字化和智能化方向发展。智能机器人技术的应用,可以帮助医生完成高精度手术,提高手术成功率。大数据分析技术的应用,可以对海量医疗数据进行深入挖掘,为医生提供更准确的诊断依据。云计算技术的应用,使得远程医疗和在线问诊成为可能,为患者提供更加便捷的医疗服务。

4. 个性化与精准医疗　个性化与精准医疗的发展,是医工融合的又一重要方向。通过个体化医疗和精准诊断,可以实现针对每位患者的个性化治疗方案,提高治疗效果。免疫治疗等新兴疗法的出现,为肿瘤、艾滋病等疾病的治疗提供了全新手段。

5. 医用材料与生物技术的进步　医用材料和生物技术的发展,为医疗领域的进步提供了重要支撑。人工器官的应用,帮助患者实现了部分功能的恢复和替代。组织工程和再生医学的进步,为损伤器官的修复和再生提供了可能。

6. 远程医疗与互联网医疗　随着互联网和通信技术的发展,远程医疗和互联网医疗逐渐成为医工融合的新热点。在线问诊平台、视频医疗、医疗健康管理等服务的出现,使得患者可以随时随地接受专业医疗服务。而医疗数据的共享和互操作,也提高了医疗服务的整体效率和质量。

7. 医疗机器人与自动化技术　近年来,医疗机器人与自动化技术成为医工融合领域的热门话题。手术机器人的应用,使手术过程更加精确和微创。康复机器人则可以帮助患者进行术后康复训练。同时,药物递送机器人等自动化技术,也使得药物的投送更加准确和高效。

8. 医学影像与诊断技术　在医学影像与诊断技术方面,X 射线机、CT、MRI 等设备的发展和应用,大大提高了医生对病情的诊断能力。例如,MRI 可以提供高分辨率图像,帮助医生精确判断病情。同时,人工智能算法在医学影像分析上的应用,也提高了诊断的准确性和效率。

总之,医工融合的发展历程体现了科技对医疗服务的重要贡献。从早期医疗设备与技术的发明,到生物医学工程的进步,再到医疗设备的数字化与智能化、个性化与精准医疗、医用材料与生物技术的进步、远程医疗与互联网医疗、医疗机器人与自动化技术、医学影像与诊断技术的发展,医工融合不断推动着医疗服务的发展,使患者得到更加高效、准确的诊治。随着科技的不断进步,我们相信医工融合将在未来为医疗服务领域带来更多创新和突破。

二、中国医工融合发展现状

1. 高端产品依赖进口,核心部件自主性极其薄弱　党的十八大以来,尤其到了党的十九大后,相关企业重视对核心技术和零部件自主创新能力建设,持续加大研发投入力度,但是由于国外对我国行业发展警惕性提高,技术封锁愈发严重,我国自主研发困难加大。例如,体外膜肺氧合(ECMO)的核心部件基本被国外巨头企业所垄断,在复杂国际环境下,一旦停止供应,对所有 ECMO 乃至整个医疗行业都将带来巨大影响。

2. 医疗器械"卡脖子"形势严峻,产业发展水平差距大,处于"组装／装配"层面,核心技术、材料、部件被国外公司垄断　在高端医疗器械领域,国外产品如高端 X 射线机、CT、磁共振诊断仪、纤维内镜、手术机器人、ECMO 等还占据我国三级医院的主要市场,有些高端医疗器械的核心部件国内还不能生产,需要依赖进口。我国医疗器械研发生产企业需加大创新研发力度,尽快赶超国际水平。

3. 国家级战略研究平台欠缺 在国家级科技平台、设施布局和资源调配方面,医疗器械领域也非常缺乏,尤其是与生物医药产业相比存在严重失衡。例如,根据科技部相关报告,截至 2016 年底,我国国家重点实验室合计 431 个,其中包括 52 个医药类(34 个学科国家重点实验室和 18 个企业国家重点实验室),主要布局在基础医学、临床医学、预防医学、药学、中医药等学科,仅有一个生物电子国家重点实验室。科研投入方面,近几年国家在医疗器械领域的投入有所提升,但与生物医药领域相比要少得多。

(1)生物医学工程等主要支撑学科高端人才不足:我国医疗器械行业发展起步较晚,对学科交叉理念的认识不足,医学、工学长期分裂,导致人才培养存在结构性缺陷,相关跨学科复合型创新人才紧缺。一个典型表现就是,医生群体理工科水平普遍不足,医疗技术创新方面的知识体系和能力跟不上。这样的人才培养机制决定了我们的医工交叉融合依然停留在"医生提需求、工程师去解决"的初级阶段,流于形式,难以真正从源头推动创新。

(2)专业从事生物医学工程研究的院士寥寥无几:由于医疗器械主要支撑学科生物医学工程等属于多学科交叉,高端人才不足,专业从事生物医学工程研究的院士寥寥无几,一定程度上导致该领域话语权缺失。

4. 国内外研发投入差距大

(1)国家层面需要持续的"强投入"来优化创新结构:科技部数据显示,2022 年我国研发经费投入达 30 870 亿元,首次突破 3 万亿元大关。基础研究投入从 2012 年的 499 亿元提高到 2022 年约 1 951 亿元,占全社会研发经费比重由 4.8% 提升至 6.3%。从总量上看,中国的研发投入经费仅次于美国,位居世界第二。2020 年,中国研发经费投入规模相当于美国的 49%,是日本的 2.1 倍,德国的 2.9 倍,加拿大、意大利和法国研发经费总和的 2.9 倍。

可以看出,我国研发经费投入总量与日本、德国等 G7 成员国相比金额更高,规模领先优势更为明显。但从研发投入强度方面来看,我国研发经费投入强度位于 G7 中游位置,并进一步接近日本和德国水平。目前我国不需要过多去强调这个经费投入结构的问题,因为研发投入是一个积累的过程,如果我们以目前的强度持续投入,未来的结构一定会持续优化。我国相比其他国家开始得晚,持续投入年限还较短。

(2)企业为主体的创新结构需进一步优化:在全球研发经费前 20 强企业中,中国企业华为排名第二,在美国的谷歌之后,阿里巴巴排在第十七位。华为研发支出占中国境内上市公司前 10 名研发支出的 72.24%,占中国全部境内上市企业的 12.23%。值得注意的是,在基础研究方面,企业执行基础研究经费不足是中国基础研究面临的突出问题。2020 年,中国基础研究经费中企业执行占比仅为 6.52%,同期美国基础研究企业执行占比达 32.14%,日本这一数据是 47.07%。

企业的基础研究投入很低,很多企业还没意识到基础研究投入的重要性,这种情况的出现也是一种必经的发展过程。

党的二十大也强调,需要进一步对强化企业科技创新主体地位作出明确部署,企业从"技术创新主体"转变为"科技创新主体",这一转变也对企业参与科技活动有了更高要求。

三、医学创新过程中医工融合的原则

1. 需求导向原则　医学创新过程中的医工融合应以医疗需求为导向。具体而言,应针对临床实际需求和问题,运用工程技术和其他学科的知识和方法,开发出能够满足医疗需求的技术和方法。例如,针对 ECMO 系统研发项目,樊瑜波教授带领项目团队成功研制出高性能长效 ECMO 全系统样机,并通过了 14 天动物在体测试。这一成果正是基于医疗需求导向的医工融合理念的体现。

2. 多学科交叉原则　医学创新过程中的医工融合是多学科交叉的过程。在这个过程中,不同学科之间的知识和方法可以相互补充和借鉴,从而形成新的医工融合技术和方法。例如,在 ECMO 系统研发项目中,涉及的学科包括医学、生物学、材料科学、机械工程、电子工程等。通过多学科交叉,可以开发出更加先进的 ECMO 系统。

3. 创新驱动原则　医学创新过程中的医工融合需要以创新为驱动力。这意味着我们应该通过不断探索和研究新的技术和方法,推动医工融合的不断发展。例如,在 ECMO 系统研发项目中,项目团队通过技术创新,开发出了高性能长效 ECMO 全系统样机,并通过了14 天动物在体测试。这是医工融合的创新成果之一。

4. 人才培养原则　医学创新过程中的医工融合需要培养多学科交叉的人才,即应该培养一批具备多学科知识和技能的人才,推动医工融合的不断发展。例如,在 ECMO 系统研发项目中,项目团队成员来自不同的学科领域,通过合作交流和培训学习,提高了他们的综合素质和能力水平,这种人才培养方式有助于促进医工融合的深入发展。

四、医学创新过程中医工融合的路径

1. 建立多学科联合研究团队　为了实现跨学科的医学创新,需要建立多学科联合研究团队。这个团队应包括来自不同学科领域的专家和学者,他们可以共同合作、交流和分享知识经验,开展跨学科的联合研究项目。例如,在 ECMO 系统研发项目中,需要医学、生物学、材料科学、机械工程、电子工程等不同学科的专家共同参与,通过跨学科合作与交流,实现 ECMO 系统的研发和创新。

2. 加强跨学科的学术交流平台和合作机制　为了促进跨学科的学术交流和合作,需要建立跨学科的学术交流平台和合作机制。例如,可以举办多学科的学术会议和研讨会,搭建学术交流和合作的桥梁;可以建立跨学科的研究中心或实验室,为跨学科的合作和研究提供硬件支持;可以设立跨学科的研究项目或基金,鼓励不同学科之间的合作和研究。这些措施可以促进不同学科之间的交流和合作,推动医学创新的发展。

3. 加强知识产权保护和成果转化工作　医学创新过程中的医工融合需要加强知识产权保护和成果转化工作。知识产权保护可以为医学创新提供法律保障和激励作用,促进创新成果的转化和应用;而成果转化可以将实验室的研究成果转化为实际应用的医疗技术和产品,直接服务临床需求。例如,在 ECMO 系统研发项目中,团队应积极申请专利保护等知识产权保护,同时将研究成果转化为实际应用的医疗技术和产品,直接服务临床需求。

4. 强化政策支持和政府引导　医学创新过程中的医工融合需要政府的大力支持和引导。政府可以通过制定相关政策、提供资金支持、搭建合作平台等方式,鼓励和支持医工融

合的发展。例如,可以制定有利于跨学科研究的政策或法规;可以设立专门用于支持医工融合的专项资金或基金;可以建立政产学研用的合作平台或机制等。这些措施可以有效地促进医学创新过程中的医工融合发展。

五、结论

医学创新过程中的医工融合是推动医学发展的重要途径。通过建立多学科联合研究团队、加强跨学科的学术交流平台和合作机制、加强知识产权保护和成果转化工作以及强化政策支持和政府引导等措施,可以有效地促进医学创新过程中的医工融合发展,未来还需要进一步深化。

(梁栋科　张　毅)

第二节　创新医疗器械研发管理

相比于传统医疗器械的研发流程,创新医疗器械的研发在此之上增加了两层困难。第一,团队大多没有成熟经验,甚至带头人也是科学家或者医生出身,缺乏医疗器械行业经验,很容易陷入研发误区,走很多弯路;第二,新产品往往没有模仿对象,而且存在很多技术风险,即使做出来,市场反馈也不一定与当初调研的预期一致。本节专门针对以上两点,重点谈谈如何化解创新医疗器械研发的难题,缩短周期,降低研发成本。

一、组建研发团队

1. 组建创业的最小可用团队　如何组建团队?对于从0到1阶段的初创团队来说,基于能力互补的原则,开始要建立一个"最小可用团队"。最小可用团队一定要小,小是为了能够灵活沟通,便于管理,也是为了节省成本。

对于一个早期项目团队来说,最好将初创团队控制在5个人左右。初创团队有5~10人,也是可以接受的;当团队超过10人后,管理成本就比较高了,很容易让项目经理有种"按下葫芦浮起瓢"的感觉。

有些人可能会提出反对意见,说大公司研发团队都是成百上千人,那些自带硅谷或者强生、美敦力光环加持的创业者,每天和顶级投资人谈笑风生,经常出入各大医疗顶级论坛,天使轮一融就是几百万美元,团队人数都是三五十人,我们创业团队人太少,会不会拼不过?

此处我想引入一个军事概念,叫作"进攻正面宽度"。通俗地说,我们把企业之间的竞争想象成两个团队武力对抗,需要观察地形,是在胡同里对抗,还是在广场上对抗?如果在胡同里对抗,5人和500人其实没区别,因为一条胡同里最多只能容纳两名拿管叉的兄弟并排站立,对方人再多,也只能每次派两个人进行车轮战。如果实力不如这两名兄弟,人多又有什么用呢?

同样,医疗行业的特点是多品种、小批量,机会都来自细分市场。公司之间竞争很像胡同里对抗,决定成败的不是人数,而是核心员工的素质。在如今的创业环境下,非核心竞争力的业务活动可以全部外包,有核心竞争力的团队5~10人就能做出质量极高的产品。

最小可用团队的另一个基本要求是"可用"。什么叫可用?就是团队配置能够完成项目初始阶段的核心职能,形成一个五角星组合。在医疗器械初创研发团队中,最经典的五角星组合就是产品经理、技术、工程设计、测试、法规(含临床)五个部分。如果扩大一些,工程设计可以分为有源器械设计和无源器械设计,再往下细分就可以分成不同工种,即光学、机械、电子、软件、算法、材料、化学等不同专业的工程师。

2. 对研发管理者的要求　大部分情况下,在医疗器械创业项目里,研发管理者通常也是企业的创始人。翻开写创业或者领导力的各种书籍和文章,对于创业团队带头人需要具备的素质,有各种各样的论述,包括格局、胸怀、胆识、执行等。这些听上去也对,但是总感觉比较模糊,多大的胸怀才叫有胸怀?天生胆大和天生谨慎,哪个会使创业成功率更高?执行力是否越快越好?

与各种空泛的描述相比,根据我的经验,合格的研发型创业者应更注重结果导向,标准、简单、粗暴,只有四个字——"能挖会分"。

为了组建团队,创业者需要思路清晰、执行有力、会挖人才,我把它通俗地表达为"一句话说明白,一伸手招到才,一条道走到黑"。一句话说明白,是指思路清晰,有了清晰的愿景,工程师才会愿意加入;一伸手就招到人才,是指有能够让人才追随的魅力;一条道走到黑,是指执行中体现专注和追求极致的精神,优秀的工程师都具有工匠精神与情怀,他们喜欢执着专注的做事环境。

3. 早期研发团队面临的困境　大部分初创团队,无论团队带头人还是团队成员,主要面临的问题都是团队的管理心智和经验不足。创业是一个孤独的旅程,是对个人心智的打磨:一方面,认识和突破自己固有的思维和行为模式;另一方面,认识和突破自己固有的情绪和沟通模式。在中国,大部分创业合伙人都是第一次创业,特别是医工融合的形式,研发项目总负责人有的是医生,有的是科学家,这种问题尤其突出。

管理心智不成熟在做事方面主要表现为对工作进度和质量的失控,包括无法按时完工,不能保证工作质量,遇到问题不能独立处理。

为什么不能按时完工?或者说时间管理出了哪些问题?第一,对工作量的评估缺乏经验,偏乐观;第二,欠缺时间管理能力,不能把创业项目的事当作最重要、紧急的事来处理,比如一边忙医院事务或者科研工作,一边忙社会事务,耽误了创业项目的推进;第三,缺乏自制力和专注的训练,工作效率低。

为什么不能保证工作质量?或者说质量管理出了哪些问题?第一,缺乏对医疗项目质量标准的认知,通俗地说,就是没见过高手干活,心里没有高质量研发的标准;第二,缺乏有效的方法,不知道该怎么做。这两点都是因缺乏项目经验造成的,也只能在工作中慢慢摸索。

在对人方面,管理心智不成熟主要表现为团队成员之间缺乏沟通或沟通不畅,也就是不知道如何正确谈判,包括利益的磋商、情绪的沟通和对待承诺的诚信。成员的低效工作是初创团队早期常见的状态,根据我的经验,大部分是缺乏沟通或沟通不畅造成的。

4. 研发团队选人标准　创业项目失败的唯一原因是现金流,成功的唯一原因是团队优秀。有时个别项目失败了,但是有钱、有人,很容易东山再起。因此,选人是第一要务。而解决方案只有一个,就是选择合适的人进入研发团队。

医疗器械行业不同于互联网或消费领域,研发周期相对长,流程复杂,法规制度严格。医疗器械创业的早期核心就是产品研发。在项目从 0 到 1 的过程中,项目负责人,大部分时候是公司创始人,核心目标是建立研发团队,几个主要角色包括项目经理、产品经理、研发工程师、测试工程师。想打造有执行力的团队,其实只需要解决两个本质问题:

(1)选什么样的人?

(2)怎么选人?

第一条,我认为标准是"齐心协力,能力互补";第二条,有效方法是"先合作,后合伙"。

关于选什么样的人,有些人认为,选人的原则放之四海而皆准,比如巴菲特考察一个人的基本原则是"正直、智慧、活力",这是根据基本素质来选择团队带头人。

有些人认为,不同的行业,选择人的方法不一样。比如《曾胡治兵语录》说,为将者"第一要才堪治民,第二要不怕死,第三要不计名利,第四要耐受辛苦"。这是典型的根据行业特点来选择团队带头人。

我们认为上述两种观点都对,创业团队在基本素质上要做到齐心协力,在专业素质上要做到能力互补。

如何做到能力互补? 基本原则是"人剑合一"。在确定项目方向时,我们需要"因人合剑",也就是根据团队的能力和资源优势,选择适合的产品设计策略;在策略确定之后,则需要"因剑合人",也就是从市场需求和核心竞争优势出发,考虑需要什么样的团队组合。

具体来说,能力互补一方面要从行业的维度,看团队成员的专业经验是否与现在所做的事情相匹配;另一方面要从角色的维度,看团队成员的能力是否与所对应职能相匹配。考察两者的标准,都是根据过往的经历和能力。医疗器械即使是技术创新,本质上还是属于高端制造业,对于质量和法规的要求非常高,整个团队不只要有懂技术核心的人,一定也要有行业经验的工程师,才能做到技术与经验的互补。

另外,研发团队常见的问题是工程师检查不出自己设计产品的问题,因此,设计岗位和测试岗位一定要分开。大量测试工作做在前面,其实是最经济、最高效的做法。很多初创团队都习惯先设计,后拿注册证。产品销售到市场时,发现产品不稳定、设计有缺陷,这时再修改,市场代价和时间成本都是巨大的。

二、先定义最核心问题

1. 2/8 法则　　1950—1990 年间发生的质量革命大大改进了许多消费产品品牌和其他制造产品的品质。这场质量革命旨在借助对数字和性能技术的运用,以低成本创造高品质。它的目标是做到零次品,而当前许多产品几乎都已实现了这一目标。可以说,质量革命已成为 20 世纪 50 年代以来世界范围内高生活水准最重要的助推器。

说起来,这一运动还有一段有趣的历史。它的两位创始人,约瑟夫·朱兰和爱德华·戴明都是美国人(朱兰生于罗马尼亚),分别作为电气工程师和统计学家的两人在第二次世界大战后同时提出了开展质量革命的想法,但是他们发现,在美国并没有大公司对追求高品质感兴趣。1951年,朱兰的《质量控制手册》(Quality Control Handbook)第1版问世。当时人们对这本后来被称为质量革命"圣经"的书反应平淡。唯一对此感兴趣的是日本人,朱兰和戴明也在20世纪50年代初移居日本。他们在日本的开创性工作将这个当时以仿造产品闻名的经济体,转变为具有高品质和高生产力的经济强国。

当日本产品,诸如摩托车、复印机等大量涌入美国市场时,大多数美国人(还有欧洲人)才开始关注质量革命。从1970年开始,特别是1980年后,朱兰、戴明及其同事对西方质量标准进行了同样成功的改造,从而大幅度提高了西方国家产品的质量水平,大大降低了次品率和生产成本。

这场质量革命的中流砥柱是一条被称作"2/8法则"的原则,朱兰称之为帕累托法则或关键少数法则。在《质量控制手册》第1版中,朱兰指出,经济学家帕累托发现财富并非平均分配,我们还可以发现很多其他类似的例子,如罪犯所犯罪行的分布、危险进程中意外事故的分布等。帕累托的不平衡法则不仅适用于财富分配,而且适用于质量缺陷分布。"损失"(即由于质量问题而必须摒弃的产品)并非由很多原因引发的;相反,损失总是呈不平衡分布。一小部分质量问题总是会引起大部分质量缺陷。

朱兰将2/8法则运用于质量管理之中。他的方法是辨别出造成质量缺陷的问题,然后按照重要程度将这些问题排序,最重要的当属造成80%质量问题的20%缺陷。

一旦我们找到了作为"关键少数"的质量缺陷,就应集中力量处理这些问题,而不是试图一劳永逸地解决所有问题。

2/8法则还有很多其他含义,例如80%产品、客户或者雇员仅贡献了20%利润。由于大量低效率资源的存在,公司大部分高效率资源的作用得不到发挥。如果能够卖出更多高质量的产品、雇用更多高素质的职员或者吸引更多顾客群(或让顾客愿意多买公司的产品),那么利润就会成倍增加。

2/8法则也越来越多地应用于产品设计和研发中。例如,《工业工程》于1994年发表的一篇评论五角大楼整体质量管理的文章指出,在事物发展过程中,早期所做的判断已经明确了发展周期中的大部分成本。2/8法则描绘了这种结果,仅通过20%发展变化过程就能确定80%周期成本。

苹果公司曾运用2/8法则开发了Apple Newton Message Pad(一种个人电子备忘录)。研发这一产品的工程师们仅对2/8法则稍加修改,便取得了成效。他们发现一个人用0.01%词汇量在掌上电脑做50%事情,就已经足够了。

20%细分市场、20%客户群与产品将产生80%盈余或者利润。盈利最多的细分市场将是(但并不总是)那些享有最多市场份额的领域。

2. 研发管理要有所取舍　2/8法则可以解释某些问题为何会出现,并集中精力关注那些需要改进的关键领域。例如,假设你开了一家图书出版公司,排版费用超出预算30%;产品经理可能会告诉你有1 001个超支的理由,诸如作者没有及时交稿、校对或编目人员耗时过长等。大多数情况下,一本书的出版周期要比预计的长,因为许多章节和图表需要校对,而且还存在其他一些特殊原因。

你能做的就是花一段时间,比如说3个月,仔细查找造成所有排版费用超支的原因,并记录下来,其中应包括财务成本(表4-1)。

表 4-1　按照发生频率排序的原因列表

原因	次数	百分比 /%	累计百分比 /%
1. 作者修改原稿耗时过长	45	30.00	30.00
2. 作者延期交稿	37	24.67	54.67
3. 书稿需要修改之处过多	34	22.67	77.33
4. 需要修正数据	13	8.67	86.00
5. 书稿写得比预计的要长	6	4.00	90.00
6. 校对迟了	3	2.00	92.00
7. 做索引慢了	3	2.00	94.00
8. 收到使用许可的时间太晚	2	1.33	95.33
9. 排版公司的电脑出现故障	1	0.67	96.00
10. 排版人员在修改时出错	1	0.67	96.67
11. 编辑改变进度	1	0.67	97.33
12. 依据市场运作的需要调整出版计划	1	0.67	98.00
13. 印刷厂改期	1	0.67	98.67
14. 排版公司失火	1	0.67	99.33
15. 与排版公司发生法律纠纷	1	0.67	100.00
总计	150	100	100

图 4-1 则将这些信息转换成了一幅 2/8 频率分布曲线图。在这张图里,表示原因的柱状图按照重要性降序排列,左侧竖轴表示原因出现次数的百分比,右侧竖轴表示原因的累积百分比。这样就很容易画出统计图,而图形显示的这组数据也很有说服力。

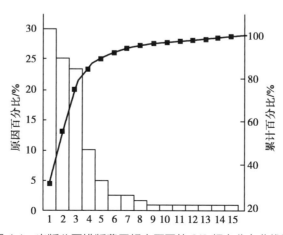

图 4-1　出版公司排版费用超支原因的 2/8 频率分布曲线图

从图 4-1 中我们可以看出,15 种原因中的 3 种(确切地说是原因总数的 20%)造成了几乎 80% 超支。5 种原因之后,累计曲线变得很平滑,这表明剩下的都是"次要多数"原因。

主要的 3 种原因都与作者有关。要解决这一问题,出版公司可以将相应条款写进与作者签订的合同中。该条款规定由作者负担因超期或错误过多造成的额外排版费用,像这样一个微小的改变就能消除超过 80% 的问题。

不要在一件事上平均用力。找出价值最有可能上升的那一领域(也许它只占公司总业务的 20%),在该领域集中投入 80% 努力。

谁都不想被微观分析所困,运用 2/8 法则会有所帮助。明确你能削减的时间成本,找出你目前工作中 80% 的时间延误和成本损耗,明白如何对症下药。

要获得成功,我们必须分清轻重缓急。大多数组织机构都适用帕累托法则:80% 重要业务仅需 20% 开销。例如,关于银行客户支付中心的一项研究显示,该中心 25% 工作是处理 0.1% 支付款项,而 1/3 支付款项经过了两次处理,有时甚至多次处理。

在降低成本或提高产品和服务质量时,一定要记住同样的成本并不一定获得同等的用户满意度。某部分开支收益很高,但大多数开支几乎与用户需求无关。找出、重视并增加极少数能获得收益的开支,同时取消其他不盈利的开支。

3. 用 2/8 法则进行项目管理　项目管理很奇特。一方面,一个项目包括一个团队,这个团队属于合作型而非等级制;但另一方面,团队中的成员又对做什么全然不知,因为项目要求创新和随机安排。项目经理的工作就是集中所有团队成员的力量做少数真正值得做的事。

(1)简化目标:自总经理以下,公司里许多最有活力的员工实际上都不只是在忙一件工作,而是要完成一系列项目。一个项目并非单一存在,它总是不可避免地包含数个项目。在这个项目中可能会有一个中心议题和一系列围绕中心议题的分议题。换句话说,一个项目中可能会有二个或四个分议题。思考一个你所熟悉的项目,你会发现这一点。

项目遵循组织复杂性原则。一个项目要实现的目标数量越多,圆满完成这一项目所要付出的努力越大。付出努力不是成比例增加,而是呈几何级数增长。

围绕任何项目开展的 20% 活动创造了 80% 价值,而另外 80% 活动则完全由不必要的复杂性引发。因此,要在对项目目标进行充分简化后,再实施这一项目。

(2)设定一份不可能完成的时间表:这将确保项目团队只做真正有意义的事。面对一份很难完成的时间表,项目组成员将分辨并执行能产生 80% 效益的 20% 要求,往往是"多多益善"这样的想法将本来很有希望完成的项目做得面目全非。这时提出一个要求,比如在 4 周时间里做出一个球囊样品,并在 3 个月时间里进行动物实验,这将迫使项目团队运用 2/8 法则并贯彻实施。

(3)做到未雨绸缪、周密考虑:完成项目的时间越短,进行周密计划和全盘考虑的时间就应该越长。一般所用时间最少且利润最多的项目,计划时间比执行时间多很多。在计划阶段,列出你要解决的所有关键性问题(如果超过 7 个问题,那么就省去其中最不重要的),设想这些问题的答案,即便这仅仅是一种猜测(但是要猜得靠谱才行)。要判断自己的猜想是否正确,就需要搜集相关信息或完成必要的程序。此外,还要确定项目组成员的分工。每隔一段时间,再根据新想法对计划做出进一步修正。

然后,就可以进入项目实施阶段了。

三、用对标法进行标杆管理

1. 从 7-11 便利店讲起　在《7-ELEVEN 经商之道》一书中,绪方知行详细记载了日本 7-11 便利店如何深度模仿并超越美国 7-11 便利店,最终举世闻名的故事。

日本 7-11 便利店在 1973 年创立,是伊藤洋华堂的子公司。1969 年底,大型超市飞速发展,与当地小零售业者出现了摩擦。

日本 7-11 便利店创始人铃木敏文当时作为伊藤洋华堂的代表,在计划开店的地区向周围的小卖店店主解释"大型超市与小卖店可以共存"。可是,却被人驳斥为胡说八道。

正在铃木敏文因无法向小卖店店主展示大型超市与小卖店共存共荣的证据时,他偶然地看到了正在美国全国迅速发展的 7-11 便利店。当时,伊藤洋华堂正在推进和美国连锁餐厅丹尼斯合作,铃木敏文去美国出差的机会很多。就在此时,铃木敏文看到了 7-11 便利店,立即意识到自己寻找的"就是它!"

铃木敏文确信,导入这个商业概念,可以使日本的零售小卖店起死回生,也能证明小卖店与大型超市可以共存共荣。

美国 7-11 便利店是小型零售店,由美国南方公司创建,具有以下特征:①与集中了数万种商品的超市相对应,便利店的商品为 1 300 种左右,店铺的规模也与之相符;②距住宅区很近,购物也不用开车;③一般小型零售店的营业时间为上午 10 点到下午 5 点,但 7-11 便利店的营业时间为早 7 点到晚 11 点;④超市的自助服务比较乏味,而便利店的服务则追求与顾客形成亲密关系。

铃木敏文在公司里推动与南方公司合作,将这种便利店引入日本。当时的社长伊藤俊雅也认为"万物为师",积极地模仿其他公司,并且将模仿到的东西转变为自己的优点。在"把别人的经验转化为自己的东西"思想的指引下,伊藤洋华堂向美国的零售业进行了各种模仿。为了学习便利店在美国取得成功的窍门,伊藤洋华堂相对于和南方公司合资创建公司,更希望能与南方公司进行技术合作。最后,伊藤洋华堂签订了向南方公司支付版税、销售额 0.5% 的合同。

不过,便利店的基本运作虽然是基于美国的模式,却并非完全模仿。为了在日本实现便利店的理念,伊藤洋华堂做了各种准备,下了很多功夫。也就是说,"即使基础相同,但两国便利店的现状却相差甚远。因此,我们要完全吸收美国便利店的窍门,并且让它在日本脱胎换骨。"

日本 7-11 便利店从美国直接导入了三点:① 7-11 便利店的商标;②不用销售额支付专利费,而是用毛利的一定比例;③便利店的理念。

此外,还进行了很多改进。虽然以地域为中心提高开店密度的扩展方式、对加盟店进行经营指导的地域顾问都是从美国 7-11 便利店模仿而来的,但都做了一些修改,使其更符合日本现状。

另外,为了建设让日本顾客能够切身感到"方便"的便利店,铃木敏文认为 1 300 种商品远远不够,商品种类必须达到 3 000 种左右。

同时,搜集日常生活必需的 3 000 种商品,只与特定的行业批发商或者一家厂商交易远远不够。于是,在 1976 年加盟超过 100 家时,日本 7-11 便利店提出了新的方式——共同配送系统。这就是按地区设立配送中心,厂商的商品都集中在配送中心,由配送中心向加盟店发货的方式。这改变了以往按厂商分类配送、将多个厂商的商品一同配送的划时代的配送方式。

为了减轻订货店铺和接受订货的批发商的负担,7-11 便利店的订货方式也改进为电子订货。每一种商品都有自己的条形码,店铺的订货负责人沿着商品展示柜逐一检查商品,决定订货量。

此后,日本 7-11 便利店也不断改进物流和信息系统,企业发展速度使其他公司难以望其项背。7-11 便利店一直在谦虚地学习便利店行业中隐含的原理和原则,并且为了迎合日本市场而不断努力。

其中,还有一个有代表性的小故事。美国 7-11 便利店里,销售汉堡包和三明治。而当时的日本还不流行这些快餐食品,是否导入这些快餐食品出现了分歧。有人提出导入汉堡包和三明治的意见,但铃木敏文却语出惊人:"不行,在日本应该把快餐食品解释为馒头、包子、寿司和饭团!"

2. 深度模仿与对标法　无论是丰田的生产系统,还是 7-11 便利店的流通系统,都是通过向范例学习原理和原则,一边消除实践中出现的问题,一边改进创建出竞争对手难以模仿的结构。

模仿原创产生的结构,超越了原创。这就不是简单的抄袭,而是创新性质的深度模仿。这种工作方法称为对标法。

施乐公司因为发明了人类历史上第一台静电复印机,一下子占领了全部市场。但是,20 世纪 70 年代末,一直在市场上保持垄断地位的施乐公司的市场份额急剧下降,从 80% 以上降到了低于 40%,市场份额很快失去了一半。

为什么呢?因为日本出了一家公司叫佳能。面对这种情况,施乐用来反超对手的方法,就是对标法。从生产成本上对标,把较高的成本降下来;从产品的开发周期上对标,把单品的开发时间大大缩短,缩短到以前不敢想象的时间里;从产品质量上对标,让开箱合格率大大提升,比竞争对手更好等。就是靠这些办法,施乐公司成为对标法的一面旗帜。

施乐公司的 CEO 卡恩斯后来将这个管理方法定义为"标杆管理"。他说:"标杆管理,就是以最强大的竞争者,或者行业里公认的领导者作为标准,通过对比各种指标,持续不断地检讨、改善自己的产品、服务和做法,由此实现提升企业业绩的目标。"

据说美国的权威咨询机构和媒体有一年评选最实用的管理工具,调查对象都是企业的管理者,排名第一的就是标杆管理。刚开始看到这个调查结果时,笔者略有吃惊。但后来仔细想想,就觉得太有可能了。为什么呢?因为标杆管理,也叫对标,出自人类的一种本能。

当一位家长参加完孩子的家长会之后,他经常说的无非就是,你看谁谁谁,成绩怎么样;你看谁谁谁,是怎么学习的。这就是在进行标杆管理,也就是"对标"。所以,对标或者标杆管理,是我们骨子里面就有的东西,也是最简单、最直接、最容易上手的管理方法。

标杆管理适用于任何规模、任何管理水平的企业,特别是那些初创的、还没有办法制定清晰战略目标的企业。很多标杆学习的成功经验是这样的,他们首先发现自己的不足,然后选定一个领先者作为学习目标,最后有针对性地学习成功经验。一般的做法是,建立一个标杆学习的小组,深入分析自己和成功者之间的技术、产品品质差距,然后比较造成差距的原因。这里有一个关键的步骤,就是分析清楚成功者为什么会做得突出,自己怎样做才可以追上对标的领先者甚至超越这个追赶目标。

往低了说,标杆管理还可以针对业务工作中的某个特定环节或者一系列环节进行对标,最后的结果也可能只是借鉴了一个好想法,实现了一个小的流程改善,但这也是非常有益的。因此,标杆管理是一种可大可小、可高可低、适用性非常广的管理工具。

更加有意义的是,一旦标杆管理的工作方法在一家企业里面深入人心了,它就可以产生游击队式的效果,可能会让创造力遍地开花。比如,1991 年,当强生公司刚开始学习标杆管理时,下属机构的运用率还不到 5%,而且还要较大程度地依赖咨询公司。而 1 年之后,公司里面就有 60 多个团队在开展积极、有效的标杆管理工作。然后,通过有效的培训和经验交流,强生后来在更广的范围里面应用了标杆管理的方法,取得了很好的管理效果。

四、用精益法不断迭代

1. 精益创业理念　"精益"一词最早是在日本制造业(尤其是丰田汽车公司)实行精益生产时被广为推崇,旨在不懈地、系统地消除所有形式的浪费。近年来,这个概念在创业生态系统中也得到了支持和认可。"精益创业"和"精益企业"这两个词也十分常见。在精益生产的术语中,顾客价值被定义为顾客愿意花钱购买的一切事物。而如果一项活动没有增加顾客价值,那么这项活动的所有开支和所用资源都被视为浪费。有些浪费是必要的,而有些浪费如缺陷校正、过量生产、等待时间过长、过量库存、过度加工、寻找材料／工具不适合、运输成本过高等,则是在该种模式下最先需要消除或减少的,这种浪费被称为不必要浪费。

精益创业理念给人最大的启示就是,要聚焦在最核心的事务上。之前被认作项目管理过程中不可缺少的一些活动,现在却被认为不是非常重要。例如,在启动一个器械设计时,团队往往要花大量时间做调研分析,特别是调研临床需求,分析市场,确定重点的技术指标,预估销量。但是当项目结束时,只要复盘就会发现,项目立项文件里这一块的描述其实一文不值,基本是形式主义。项目立项书本身并不是必要的,必要的是调研的过程,这一准备过程会为创业增加价值。

创新型创业的关键在于创业者要敢于想象,而精益创业则在这一想象的基础上增加了务实。精益思想推崇迭代产品开发,逐步采取较小的步骤,定期获取临床反馈,并用反馈来测试支撑创业者想法的基本假设。创业者可以以此来定期更新自己的假设,不断做出调整,直到临床和市场确认自己的想法是正确的。创业者越早从临床得到反馈,就可以越快做出改变以适应新的信息。因此,精益思想要求创业者通过经常用事实检验假说来尽可能减少浪费性支出,而不是基于未经证实的假说进行大笔投资。

另外,精益并不代表节省研究和投资费用,它指的是创业者迅速确定什么是有效的、什么是无效的,从而最大限度地减少资金在研发中被浪费的可能。一个精益创业团队就像是一个体脂率很低的健康的身体,它可以保证团队大部分资源都用在满足顾客需求上。

2. 最小可行性产品　医疗器械创新的机会还是很大的,现有的临床产品总能发现很多需要改良的地方。此外,即使产品已经很好地适应了当前的临床环境,但市场、医保政策、患者情况总是在变化,细分需求也在不断改变。可以说,产品的优化、改良是无时不有、无处不在的。但是关于这些改良究竟应该在什么地方,如何进行提升,我们并不知道。医疗器械创新产品设计最担心出现方向性错误问题。经过充分的市场调研、漫长的研发,通过了临床测试,最后推向市场无人问津的医疗器械并不少见。医疗器械应该如何创新? 研发团队定义的创新点是否有价值? 这些都是公司创始人需要每天思考的问题。

斯坦福大学教授史蒂夫·布兰克(Steve Blank)提出的精益创业思想是对传统根据事前调研、详细计划,再固定执行的传统创业思想的挑战,并逐渐成为目前创新型创业的重要指导思路,与其将大量生产投入建立在假设的用户需求这样的风险上,不如用一种能够以最低成本、最快速度的产品迭代的方式,在正式的型检和临床开始之前,对临床需求和商业模型进行检验。事实上,创新器械的研发本身就需要通过临床反馈不断去寻找、测试和验证。这种早期的、用于验证的初代样品称为"最小可行性产品"(minimum viable product,MVP)。

最小可行性产品与 2/8 法则相关。我们开始设计医疗器械时,总是喜欢追求完美,在很多方面想得很细,但事实上,其中打动医生的最核心的功能只是其中很小一部分。初创团队的精力有限,有时候水平也有限,面面俱到的结果往往是平庸的设计或者在不必要的地方用力过猛,在核心的地方投入不足,差了临门一脚。因此,设计最小可行性产品的过程就是快速构建出符合产品预期功能的最小功能集合的产品的过程,通过快速反馈来确认抓住了核心的临床需求,其目标是用最少的努力得出产品的可行性,即:人们想要这款产品吗? 愿意花钱购买它吗? 随后,研发者基于定期用户反馈对产品进行修改和开发,从而尽量减少开发出的产品没有市场需求的可能性,这就是迭代产品开发。迭代产品开发的关键词是可行性。研发者发行的产品必须是可行的,也就是说,该产品能够解决其设计目的的核心问题。

3. 确定核心功能和可行性　很难确定某一功能对产品核心功能来说是否是必不可少的。一旦产品工程师投入了大量时间去思考和计划某一功能,他们往往就会认为这一功能是必不可少的,甚至研发者自己也可能这样认为,但我们还是要做出取舍。一方面,如果具备的功能太多,产品的使用难度可能会加大。如果医疗创业者想要击败医生们不愿改变的天性,增加他们尝试新产品的可能性,那么"易于使用"这一点对新产品来说就至关重要。否则,研发者就可能发现自己在医生不需要的东西上浪费了过多精力。另一方面,如果产品不具备某个实际上必不可少的功能,研发者可能得不到有意义的反馈。事实上,反馈可能会让研发者放弃原有产品或者采取一种完全不同的路径。一次拙劣的最小可行性产品尝试,可能会给产品的品牌形象带来永久性的损害。要想找出最小可行性产品具备的最少功能,研发者需要深度了解产品的价值主张和医生需要从产品中获得的效用。

"迭代产品开发"这一概念依赖于做出最小可行性产品,并在产品开发周期内尽快获得市场反馈。但是,这种方法也存在风险。其中一个风险就是创业者的创业想法可能会被其他人复制,从而失去先行者的优势。如果创业者很早就向市场公布了自己的产品,并且核心产品没有申请知识产权保护,那就给了其他创业者可乘之机,那些在资金基础、组织结构以及其他资源上更占优势的创业者,可以反过来靠跟风甚至抄袭这一核心产品打败创新型创业者。如此一来,后来的创业者就可以通过迅速向市场发行功能更多的产品,来夺取原先的创业者的先发优势。例如,苹果公司就经常向市场发布具备全部功能的产品,它从不发行最小可行性产品,而是任由行业内的其他企业尝试不同的产品和功能,再从这些企业的经验中学习,从竞争对手那里获得了一定信息后,苹果公司才会着手开发具备所有顾客所需功能的卓越产品。行业内的其他企业就非常不幸了，它们既没有苹果公司的资源，也没有它的分销渠道、品牌认可度和忠实顾客群。

4. **反馈和顾客学习** 精益思想的成功取决于创业者从市场反馈中学习的能力。但是，获得有意义的反馈本身是一个非常复杂的过程。在这个过程的最开始，甚至在制定产品的首次设计之前，研发者就必须对产品的基本假设进行测试。"是否存在值得解决的问题？"我们在访谈医生时往往会这么问，但重要的是创业者要如何在访谈中恰当地做出提问，负面的措辞（如"问题是什么？"）和正面的措辞（如"我们可以如何帮助你呢？"）将会得到截然不同的答案，访谈的目标应该是了解医生及他们的需求。也就是说，我们不仅要知道医生的需求是什么，还要知道为什么会出现这样的需求。

这样做的原因有两个：其一，如果医生需求背后的原因是表层原因，比如医生想要某种东西只是因为它好看或者很酷，那这个需求可就不值得解决了；其二，有可能医生想要的东西无法靠目前的技术实现，但是如果我们了解了需求背后的原因，就可以找到一个替代方案来解决这一需求。如果只关注医生需求而不去了解背后的原因，创业者很可能产生误解或错误的推论。例如，有人曾说"如果福特汽车公司的创始人亨利·福特问人们想要什么，得到的回答会是'更快的马'。"我们都知道，要是福特当初只注意到了顾客的需求而没有关注背后的原因（即更快的交通方式），我们就永远不会拥有福特 T 型车了，也不会理解生产过程中流水装配线的概念。

5. **如何寻求反馈** 现在，我们来看获得反馈的细节部分。首先，积极寻求反馈很重要。如果创业者被动地接收反馈，就只能得到乐于提供反馈的少数顾客的意见，也就只会解决这些少数人的意见，而且更糟糕的是，他们的意见可能与沉默的大多数顾客的意见相左。因此，创业者需要积极征求潜在顾客的反馈，确保反馈结果不偏向某一特定群体。这里的不偏向不是指反馈结果需要代表所有人群，而是指反馈结果需要代表顾客市场。虽然有好几种现成的方法来寻求反馈，如市场调研公司、问卷调查、预售等，但由于存在相关成本，创业者往往不会在创业早期采用这些方法。访谈的方法则往往会以更低成本得到更有用的信息，但是很难说服人们参加访谈。那么该如何进行访谈呢？创业者最常用的方式是从自己的朋友以及朋友的朋友处着手，问问他们，在他们看来自己的目标顾客应该是哪些人，以及他们能否帮自己联系两三个满足条件的目标顾客。创业者很可能会发现自己划定的目标顾客的范围太宽泛了。因此，创业者应该试着根据这类反馈来缩小目标顾客的范围，从而更有效地收集反馈。

这里，我们能给出的最重要的建议是，创业者应该专注于倾听而不是诉说。创业者的目标是找出问题并确定解决方案，因此，创业者应该把注意力集中在交谈上而不是向对方展示自己的解决方案或者尝试验证自己的创业想法上，这些可以在访谈的后半部分进行。一旦被访问者确定了某个问题，创业者应该先问对方是否试图寻找过这一问题的解决方案，如果有，是如何寻找的。这将帮助创业者确定这一问题的重要性。创业者也可以将被访问者寻求解决方法的方式用于将来的营销方案中。然后，创业者可以咨询被访问者对自己的创业想法的意见。不要直接问对方是否愿意在产品上市后购买，最好是从被访问者过去的购买行为入手收集合适的信息。在没有做出当前承诺的情况下，与未来行动有关问题的答案往往是不可靠的。因此，在某些情况下，销售自己的创业想法的做法是可取的。这样做有以下三个优点。

第一，创业者可以以此区分出哪些被访问者是认真的，哪些不是。

第二，这样做的话创业者可以自然而然地谈到价格问题，从而收集价格方面的一些重要的数据点。

第三，虽然销售在创业的任何阶段都很重要，但是在访谈中客户学习更为主要。

在访问完朋友的朋友之后，创业者需要给介绍人发一封邮件或微信表示感谢，并询问被访问者对此次访问的印象。那位被访问者很可能在面对创业者的朋友（即中间人）时要比面对创业者时更为坦率，因此会和那位朋友分享一些有价值的见解。此外，创业者还应该在一段时间之后将进度报告和调查结果发送给所有被访问者。这个做法有多重优势：首先，这会迫使创业者组织和综合自己的想法，以及记录自己的进程；其次，这将重建创业者和受访者之间的沟通渠道，为将来的访问或互动打下基础；最后，受访者可能愿意基于创业者的报告提供更多信息。

6. 结识早期传道者   在这个过程中，创业者会遇见某个人经历过或者仍在经历创业时试图解决的问题，会了解到那个人曾经试图自己解决问题，也曾在其他地方寻找解决方案，而且现在愿意付钱让别人来解决这个问题。如今，这样的人被为早期传道者。创业者应该将最多的关注放在这些人提供的反馈上，并争取从他们那里得到更多的推荐。一旦创业者进入到这些人的圈子里，创业者的产品开发过程将会进展更加迅速，创业者也将会得到一致、可靠的反馈。

纺必适（Febreze）是宝洁公司生产的一种家用空气清新产品，能去除异味，使用者可以将这种带有香味的化学制品喷到衣服和家具上以去除臭味。该产品的制造商最初想将产品销售给吸烟者。制造商认为，吸烟者带着烟味，因此有动机去定期使用该产品来让自己和周围环境更加怡人。另外，由于吸烟者通常都有烟瘾，因此他们会成为公司的常客。但是，该产品最初的销售成绩非常令人失望，因此公司对产品使用者进行了调研。调研人员拜访了使用该产品的实际顾客并拍下视频，他们发现使用产品的并不是吸烟者，而是家庭主妇。家庭主妇会在打扫完客厅、卧室、书房等地方后将产品喷洒到这些地方，作为完成所有清洁工作后的自我奖赏，就像最后的收尾一样。随后，公司设计了一个广告，将该产品的使用和打扫完的房屋以及自我奖励联系起来，销售额因此迅速增加。

类似的案例表明，我们可能会认为很了解自己的产品，知道它对最终用户的效用、它所针对的顾客特点以及它的市场。但是，这种想法往往只是我们的猜测，或者是我们基于不完善的信息上得到的分析结果。我们可能认为自己很了解某种事物，因为在我们看来它就是那样的，但实际上，在市场反馈出来之前我们都只是在猜测，顾客的反馈是无可替代的。一点谦逊、一笔小投资，再加上虚心求教的态度，就能帮助创业者获得诚实的反馈，从而帮助研发者少走弯路。

五、将技术评审落地

1. 为何一放就乱、一抓就死   在样品与市场初步接触、研发团队扩大分组之后，企业研发管理面临的问题是市场需求越来越多，技术要求越来越高，技术专业和人员数量越来越多。这无一不对研发管理提出了更高的要求。如果研发流程不规范、信息不及时和不真实、执行不到位、人才职业化水平参差不齐以及研发管理者的管理能力跟不上,就会导致不同模块、不同研发领域各有各的做法,导致管理难度加大。

我经常看到研发人员尤其是新员工都特别忙,认真追究起来,会发现犯错误非常频繁,而且大部分都是以往已经发生过的错误。而有经验的研发人员在处理问题时,各有各的"绝活",协调事情依赖过去积累的"人脉关系"。这时候的研发项目质量过于依赖"能干"的研发人员,因此项目组互相争夺这部分有经验的研发人员。不同项目保留的文档不一,甚至没有输出,很多时候周边部门反过来要求研发人员"补交"产品文档材料,这样对于后端业务环节来说也难以适应,导致管理成本增大。曾经有一家企业,研发向生产输出的材料内容、文件格式都不同,输出时间和传递方式也不同,导致生产环节难以开展工作。

当这样的情况进一步导致产品质量恶化时,企业开始要求所有项目必须严格执行流程,甚至成立"稽查、审计部门"专门监督、审计研发项目的流程执行符合情况,并以"流程执行奖罚条例"为依据来处罚违反流程要求的行为和人员。显然,这样走向另一个极端,研发人员为了避免被处罚,无一例外地严格按照流程来做事情。尤其是在流程僵化、不适应业务需求的情况下,虽然过程严谨了,执行到位了,输出材料多了起来,但流程执行的直接结果是项目进度延缓了,部分活动或文档是项目不需要的或不必要的。

另外,对于一些关键活动,例如产品需求定义或系统设计评审,流程要求"技术专家"一定要参加评审会议,一旦"技术专家"出差没空的时候,研发人员以此为由延迟进度,导致项目进度被"技术专家"这样的瓶颈资源拖延了。这种"一刀切"、强化审计监督的方式往往没有剔除现有流程中非增值和"废工"环节,而且也没有针对不同研发项目需求和特点对应采取不同的管控策略和业务流程,僵化执行流程最终导致流程执行无果而终。

如何更高效率和更低成本地实现质量稳定控制是研发管理追求的目标之一,技术评审是达成此目标的有效手段,在产品开发过程中的作用显得越来越重要。

技术评审不是针对设计、开发人员交付成果的"审查"。开发人员一般不愿将设计出来的成果较早地在公开场合中展示和加以讨论,并接受各方提出的"意见"(这个"意见"在研发人员看来是对其成果的蔑视和刁难)。因此,公司需要对技术评审的作用、组织过程和目的进行广泛宣传,以调整研发人员的误解想法,从内心里接受技术评审。例如,有些公司通过开展"批评和自我批评"活动,提供让大家深入反思自我的机会,在这样的氛围中,技术评审的开展和落地更容易一些。

具体来说,技术评审的主要目的如下:①通过技术评审可以及时发现设计中欠考虑的方面及其原因;②通过技术评审可以使产品的选择、问题和错误尽早明朗化,避免下游阶段对前期隐藏的缺陷无法纠正或者被迫耗费巨大的人力、物力和时间。

技术评审确保在设计中考虑到所有技术风险,并且进行充分考虑以满足规定的产品需求,技术评审不仅评估产品技术上的成熟度,还在项目关键点上评估产品开发的条件,为产品的项目管理决策提供有力的依据。

2. 技术评审的关键成功要素 技术评审是最有效和最省力的研发质量控制方式之一,但其又有稍微不慎就难以控制的缺点,例如走形式,或者提出的问题误导研发,增加了不必要的研发设计需求。为了能够充分利用技术评审保证设计输出的质量,有必要针对技术评审的组织过程、涉及人员和所需要素等做一定的规范要求。上面提到技术评审是分层级展开的,也是分阶段展开的,因此在每一次技术评审中,都需要良好的组织者、相关领域经验丰富的专家、规范的过程组织以及配套的检查清单。

(1)良好的组织者:技术评审的组织者一般由专门的委员会承担,对于研发管理比较成熟的公司,可交由产品线(或事业部)的产品开发团队来负责,其中最为重要的是有两位组织者,分别为过程组织者(即产品质量保证工程师,product quality assurance,简称PQA)和技术负责人(即系统工程师,system engineer,简称SE)。初创团队可能只能有SE一个人在技术评审过程中承担主角。SE在每个技术评审过程中的活动包括:①负责完成技术评审准备;②负责完成技术评审讨论以及后续的风险规避计划和问题解决;③负责技术评审报告;④负责技术评审过程管理和执行;⑤组织进行技术评审要素评估(自检);⑥负责技术评审会议组织、邀请、过程引导和后续问题跟踪;⑦对技术评审进行度量、总结、沟通和过程改进等活动。

产品开发进度的一个重要标志是技术评审,产品开发团队为了使进度“看起来很好”,往往在时机不成熟时就启动技术评审,而没有顾及技术评审的进入准则。这样的结果是要么匆匆通过没有起到预防风险的作用,要么评审结果是需要重大调整,实际浪费了评审时间。

评审组织者有必要掌握引导与会人达成会议目标的艺术和技巧。由于与会人的利益或立场不同,有可能有意或无意地陷入议而不决的行为中。遇到类似情况,需要组织者能够灵活制订会议讨论规则(如涉及两个领域的议题,不允许讨论超过3分钟;对于争执不下的议题,讨论时间不超过5分钟等),并引导大家关注团队目标的达成。

(2)相关领域经验丰富的专家:技术评审需要集中多个领域的智慧对技术及其相关业务进行审视和评价。根据公司功能领域和业务领域划分的不同,参与的评审专家可能来自设计、工艺、测试、市场、制造、用户维护等环节。尤其对于规模庞大和复杂的项目,需要集结跨领域的“Know-how”专家的力量,这样对于“事前”控制项目风险非常有帮助。技术评审需要有效地改变对技术专家的“定位”认识。曾几何时,我们对技术专家的要求是埋头苦干和解决难题,而现在,快速变化的市场要求企业能够充分、灵活、快速地调整自身能力应对。因此,对评审专家“人尽其才”、对技术专家经验“物尽其用”也就提出了更高的要求。

技术专家自身价值需要重新定位在难题解决、企业的成功经验固化、人才培养和商业模式贡献上。技术专家首先是能够解决难题,并将此类成功经验固化到业务流程、技术规范中,再通过对人才的培养以达到可以固化成功经验的目的,逐步让成功经验遍地开花结果。只有这样,技术专家才有可能抽身聚焦于对公司商业模式转变的贡献上,从而实现自我超越。这个新的“定位”就是经济学的人尽其才、物尽其用,它不是对专家进行“剥削”,而是让专家在为公司创造价值的同时也为自己创造价值,达到双赢局面。

相关领域经验丰富的专家在大部分情况下,工作比较繁忙,如果参加的评审会议过多或他们感觉与自己所处领域无关的话,以后再参与技术评审的热情就会下降。因此,如何有效地整合相关专家投入技术评审中的时间尤为关键。需要提高技术评审和相关专家的匹配度,而不是任何技术评审都要所有领域专家参与,而且技术评审要在尽可能短的时间内完成。必要时,技术评审还可以请外部专家参与。

(3)认真建立检查清单:检查清单的设计要树立服务“客户”的观点。能够使用检查清单的企业或研发项目,其成功的可能性大大增加。因此,为了指导公司内部的业务团队更好地工作,有必要设计检查清单。一个成功的检查清单是由资深技术人员和周边环节人员共同设计而成的,这样就容易服务于研发人员和融入周边环节的业务需求。

在某些企业中,检查清单往往是由一些管理者或者质量部门设计出来后交给员工执行的,员工对检查清单中的检查项目并不理解,没有理解其中的来龙去脉,很多员工埋怨:"这不符合我们的实际情况,不是我们所需要的。"究其原因,管理者或者质量部门未能充分挖掘实际工作的案例和事故,也没有做到和专业领域知识相结合,因此和实际执行者的需要差距甚远。另外,在检查清单的设计过程中,需要让执行者参与进来。经过执行者讨论出来的结果,在后续执行中也就不会有很多反对的声音。

检查清单能够沉淀积累企业以往的知识经验并使之应用。检查清单是为了更好地服务研发人员而设计的,其存在是因为企业有很多知识经验需要积累,以避免重复犯同样的错误。有些检查清单是整体管理类的,着重于流程框架;有些是侧重于产品设计、关键开发或产品本身的,需要根据不同情况设计对应的检查框架,在框架里识别出检查项目,项目细化到可执行的颗粒,以便使用。

实际中,研发人员经常抗拒采用检查清单来审核工作成果,部分是因为内容空洞、操作工人化(没有技术含量)。但如果不采取这种方式,对于新加入的研发成员来说,就没有学习以往研发经验的机会(优秀的流程、检查清单和案例等要素给新员工培训提供大量素材,甚至有些可以直接作为现成的培训教材使用),同时也容易出现"有时间改来改去,没有时间一次性把事情做好"的现象。因此,需要不断将实际工作中一些好的做法提炼出来,然后在公司范围内推广,成为公司整体能力的一部分,这样研发团队的能力才会提升。通过抓住检查"关键点",简化检查工作量。同时,检查需要简化,突出20%检查项目,达到80%效果!

六、重视产品测试

1. 没有产品测试和验证就研发不出高质量的产品 A公司是一家处于高速成长的终端设备制造商,随着产品发货量的增长,A公司成立了专门的测试部进行产品测试工作。我在与测试部主管沟通的过程中,其反馈目前业务主要情况如下:测试部主要负责产品的黑盒测试,侧重于软件功能部分,而软件的白盒测试由开发部门完成。测试人员只停留在测试执行工作,产品一过来就测试,没有统筹的测试方案。测试的效率非常低下,测试人员有失落感,不知道如何提升测试业务水平。测试用例覆盖率往往很低,不超过50%。目前对测试部的考核指标没有找到很好的方式来度量,测试人员的绩效度量模糊不定。另外,产品制造问题、售后问题、客户投诉问题等目前并没有反馈到测试部,没有进一步优化到产品测试把关工作中。

很显然,A公司的测试业务停留在低层次的测试执行中,没有统筹的测试解决方案,测试业务重点不突出,测试能力薄弱,测试平台没有建设起来,因此无法较好地支撑企业产品业务目标的实现。

相对于研发工作来说,测试往往被认为类似"足球后卫"的作用。一旦球门失守,后卫往往是第一个受到责骂的:"为什么没有抵挡住对方的进攻?""为什么没有守好球门?"而后卫往往很委屈,全力防守却没得到应有的认可。测试工作也同样如此,"测试工作没前途""测试就是打杂的,真后悔当初没有找个研发工作"等抱怨不时在耳边响起。

另外,研发人员和测试人员在职业特质上存在天然的差异,即研发人员总以为自己输出的成果是无可挑剔的,认为自己是站在客户立场上从全局思考设计和开发的,同时研发人员具有一股冲劲,不断使项目葆有"往前跑"的冲劲;而测试人员一般是有完美主义倾向的,"爱挑剔",有"揪着细节不放过"的习惯。因此,两者一碰面,难免争执不休。

还有一个普遍存在的问题是,公司对测试工作的定位不正确,认识和重视不够,往往导致对测试工作的认识存在很多误区,这些误区直接影响了后续测试工作的效果。例如,测试能无穷无尽吗?测试的一个事实:彻底的测试实际上是不可操作的!根据2/8法则,在一般情况下,在分析、设计、实验阶段的评审和测试工作能够发现和避免80%缺陷,而系统的测试能够找出其余缺陷中的80%,最后约5%缺陷只有在用户大范围、长时间的使用中才会暴露出来。因此,测试只能保证尽可能多地发现错误,却不能保证发现所有错误。

很多优秀的国外企业非常重视测试和验证资源的投入,以此达到产品质量可靠的目标。例如,微软产品研发项目的人员结构总体情况:项目经理占5%,开发人员占31%,测试人员占64%(比例为1∶6.2∶128)。其中在Exchange2000项目中,项目经理25人,开发人员140人,测试人员350人,测试人员是开发人员的25倍。

但是,大部分中国企业真实的情况是,一些企业缺少研发过程中的测试,虽然建立了测试部门,但一般是负责来料检测和半成品测试,他们对研发过程中的部件、子系统、原型样机、工程样机根本没有测试。因此,在市场上客户使用的过程中出现了质量问题。深入分析原因,发现很多是由产品设计不合理带来的缺陷。有关资料显示,中国轿车召回最多的原因就是设计不合理,刹车系统容易出故障,光这一项召回维修的费用就高达十几亿元人民币。如果在产品研发过程中对设计方案进行详细评审、测试以及进行严格的供应管理,或许能避免召回产生的巨大浪费。

2. **重视研发过程中的测试**   根据不同领域的应用,测试和验证常见分类有研发测试、测试部测试、制造验证、服务验证等。软、硬件测试组进行的测试叫研发测试,主要验证产品的功能、性能、可靠性等方面内容;专业的测试部门进行的测试叫测试部测试,主要验证产品的集成测试、性能和可靠性以及认证测试等内容;试制工程师进行的测试叫制造验证,主要验证产品的制造流程和调测工具、指导书等;用服工程师在客户处进行的测试叫安装测试和维护测试,主要验证产品的可安装、可维护等功能。各个领域在产品研发过程中根据产品的规格进行必要的测试,是为了验证产品是否满足各方(包括市场、技术支持、可测试性、可制造性、可靠性、可服务性、可获得性等)的需求。

研发过程中的测试,就是在产品研发团队中建立测试团队,督促研发人员做单元测试、集成测试,测试人员负责原型样机测试和工程样机测试工作,在研发体系中设置测试部门,他们专门负责研发体系中测试体系的建设。测试体系建设包括测试组织的定位与职责;建立测试方面质量保证体系文件,比如说建立研发测试操作指导书、测试活动准入及准出准则、测试文档的模板;研发测试设备以及测试技术知识产权管理;负责在公司推进测试工作等。

在研发测试中,大致的测试活动包括模块测试、产品集成测试、样机测试、认证测试、Beta测试等。为了保证这些测试活动的执行,测试人员的重要活动还包括编制测试方案和测试用例、搭建测试环境、研发测试工具等。这些活动贯穿产品研发项目整个生命周期。

从产品研发全流程的角度看,产品测试包含测试人员怎样提交可测试性需求,如何参加需求评审,怎样介入开发前期的设计活动,如何协同研发工作,如何全局性、统筹性地开展测试活动等。基于产品研发全流程的活动是测试工作的基础,是提高测试业务效率的一个"快捷之门"。

3.　测试和验证的重要原则　　在统筹安排测试工作之前,研发团队必须理解测试的一些基本原则,以便从思想上、策略上对测试和验证工作有正确的认识。基于这些原则,有助于保持各项产品测试和验证工作的协调统一,并明确测试和客户化测试。针对客户最容易遇到的缺陷机会点进行测试,以便改进测试的有效性。因为产品可能会存在许多缺陷,但客户遇到的缺陷只占很小比例。IBM 的统计数据表明,客户所看到的 57% 以上的故障是由占总数 2% 以下的缺陷引起的,因此客户化测试是重中之重。客户化测试要求不断聚焦于客户,甚至通过构建、模拟再现客户使用场景来提前测试,将问题杜绝在产品设计阶段。例如,某厨电企业探究高层建筑中吸油烟机在何种条件下能实现最佳吸排效果。通过模拟 10 层、20 层、30 层楼高的公共排风管道的负压环境,测试了在这些高层建筑中,尤其是在 1 层、2 层或 3 层,吸油烟机能否有效地将厨房油烟排出。

(1)见好就收:测试不能无穷无尽地开展下去,完全测试基本不可能,应制订合理的策略,需要权衡投入产出比,测试和验证工作既不要不充分也不要过分。不充分和过分都是一种不负责任的表现。

(2)尽早测试:尽可能早地开始测试,不要等产品构建完成了再进行测试。对系统的验证不仅仅要在系统已经完全构建后进行,早在概念阶段就应该针对选定的构建模块(如外购模块、共用模块等)进行工程评估,以确定它们的稳定性以及是否可以用来搭建新产品。在整个系统研发过程中,对模块应在系统构建之前充分验证。纠正早期发现缺陷的代价要远小于整个系统构建完成后发现缺陷再纠正的代价。例如,如果在部署之后又发现软件问题再进行修复,这通常要多花费 100 倍到 1 000 倍的成本。要防患于未然,在特定时间达到既定目标,在整个项目生命周期内不断对质量进行检验和管理必不可少。

(3)功能独立:在设计时尽可能保持功能的独立性,减少模块间的耦合。在进行模块划分时,每个模块合入较少的新模块(或修改的模块)以支持该模块的功能。

(4)渐增构建:逐步增加功能,以渐增的方式进行构建和测试。每个模块必须在稳定后才进行后续模块的集成和测试。在稳定的基础上增加和验证一小部分功能子集,对问题的定位能够限定在一定的范围,减少问题定位所需要的时间。但是"不要对相同的被测对象做相同的测试两遍",应提前做好准备进行系统回归测试,包括前面所做测试导致的所有修补、更改,这样将保证产品质量达到成熟状态。

(5)变更受控:在整个产品研发周期的任何时间点,市场人员都要及时发现满足客户需求需要增加的新需求。研发测试组织将对这些需求进行风险评估,确定对原来配置的测试是否足够或者需要进行追加测试,而且要由研发团队根据成本、时间和风险因素的分析来最终决定是否进行追加测试,并通过严格执行相关流程和配置管理来加以管理。

研发人员和测试人员经常为了某个问题的严重程度和解决进度争论不休。研发人员认为某问题不关键,可以以后再修改,而测试人员却对此问题如临大敌,非要研发人员马上修改不可,双方在产品问题严重程度等级上理解不一、意见不一。其实对产品问题,应以市场应用为标准,区分对用户真正有价值的重要问题和一般问题,从产品市场导向(安全、有效)而非技术导向来定义问题严重级别。这里面涉及两个方面:对问题进行定性,并加以定量辅助判定。定性,主要看对用户、公司品牌的影响程度;定量,主要看问题可重现的概率。

4. 制定合适的漏测率   前面提到测试和验证工作的一项原则“见好就收”,测试和验证工作既不要不充分也不要过分。不充分和过分都是一种不负责任的表现。因此,需要对“漏测”情况制订合理的管理方案,其中一项是制订合理的漏测率。

一般来说,我们称不能满足新产品功能的性能需求为缺陷。对于有实用意义的产品来说,在有限时间和有限投入的前提下,几乎不可能通过测试发现所有隐藏的缺陷,并且到了发现最后缺陷的阶段,需要投入的测试和验证成本会呈几何级增长,而由此带来的效果甚微。未被测试发现的问题在全部问题的比率称为漏测率(这是理论上的定义,实际上不可能知道全部问题的数量,一般将客户处发现的问题加上内部发现的问题之和视为全部问题,这里需要采用一个统一的缺陷数据库来管理)。

如果在漏测率上采取进一步的严格要求,可以将未被测试发现的问题采取分级的方式来管理,如分为致命、严重、一般、提示等,不同等级的问题要求不同。

研发和测试该如何分担测试内容?

前面提到在一些企业中,测试和验证人员处于相对弱势的地位,主要体现其技能水平相对研发人员来说不够专业、测试和验证能力没有建立起来、测试发现缺陷的效果不佳等。有些研发人员将未经任何测试的产品或者零部件直接丢给测试和验证人员,而且也没有附上必要的说明文档,这样导致测试和验证人员苦不堪言,因此,这样的产品或部件带着大量缺陷,导致测试和验证环节的工作量剧增,测试和验证人员疲于奔命。

测试和验证环节人员有权利和义务对“被测试物”的技术成熟度进行一定程度的把关。那么,其标准和操作程序是怎样的? 测试和验证人员要逐渐脱掉作为研发人员“副手”的帽子,就需要往更专业的方向发展,必须强化自己的专业深度。因此,需要着重建设测试方法、测试装备、测试流程平台,提高测试水平和测试效率;根据新产品可测试性需求,建设产品测试用例库;培养测试工程师。在这样的基础上,测试和验证环节才能够对“被测试物”技术成熟度做合理的确定,才能够与技术权威的研发人员平等对话。

“被测试物”技术成熟度要求一般先由研发人员进行一定程度的自测试,并提交自测试报告,经过项目组评审后,认为合适,便可转到测试和验证环节来进行相应的测试。研发人员进行所谓的“一定程度”的测试,内容一般是测试常用的、重要的功能与性能,涵盖 50% 左右的需求规格,并且测试方法和测试设备相对简单。另外,经过研发人员自测试并提交自测试报告后,测试组有必要进行转测试评估,并以此决定是否进入下一环节的正式测试中。转测试的内容是研发人员和测试人员商定的,一般为研发人员自测试中的某些关键和重要的测试项目。转测试通过率应作为考核研发人员的重要指标之一,以此来倒推研发人员重视自测试工作。当然,系统集成测试、系统验证测试、各种认证测试中的“自测试”和“转测试”项目内容视产品成熟度要求而定。

七、不断提升研发团队水平

优秀的产品是由人设计的。早期的研发管理者常容易过于将精力集中在技术难题攻关上,而不愿意花时间进行团队建设。其实,研发团队也是需要经营的。常见的"经营"问题有三点,包括沟通不畅、培训缺失、团队出力不出活。

1. 降低团队沟通成本　产品研发团队运作不良,很大一方面是由沟通不畅造成的,尤其是在跨部门和跨地域的情况下。在产品研发过程中,面临着很多不确定性,需要快速决策和协调响应的活动,如果按照传统组织架构那样经过层层审批传递,很容易延误时机。另外,在研发过程中,每时每刻都在更新项目信息,如果不能快速、正确地传递给相关人员,同样会存在脱节和"等待"等问题。随着全球化研发,很多优秀企业在团队运作上都采取了很多种手段,例如丰田的"作战室"等。"集中"式办公和建立规范项目信息技术(IT)环境是两种非常有效的手段。

"集中"式办公是想方设法将相关人员汇集在一起工作,这是最有效的做法,因为产品研发过程中有很多工作需要大家不断讨论。在追求并行工程研发模式中,只有关键活动中充分研讨,才能收到信息不失真、及时且正确传递给相关人员的效果。例如,需求澄清、总体设计和试制总结等活动,都涉及众多部门和领域,采用"集中"式研讨才能有效统筹。"集中"式办公有物理上的集中,如"作战室"方式,在一些关键节点,各地的产品研发团队成员集中在一起办公;也有虚拟上的集中,如通过电话会议、视频会议等方式。

建立规范项目 IT 环境也是一个非常有效的做法,同时也起到固化研发流程的作用。产品数据管理对研发来说,是非常基础性的工作。因为开发过程中有大量文件需要发放、传递,很多企业通过书面文件、电子邮件或者文档管理信息系统来进行传递,并没有按项目来设置 IT 环境,这样就造成文件漏发、时间延误、版本错乱等问题出现。例如,下游工作环节的项目成员不知道从哪里获得项目资料,总是被动等待,而上游工作环节的项目成员也不知道该把文件发给谁、不发给谁,结果该发送的未发送,不该发送的又发送了。

信息共享对研发团队尤其重要,因此需要采取一种立体的机制来收集和管理信息。常用的方法有以下几种:

(1)日报:一般在项目的关键阶段,如开实验局和联调等阶段采用。

(2)周报:分为核心组周报、扩展组周报。单周或双周提交,依照周报模板编写。

(3)月报:按月提交,依照月度报告模板编写。

(4)专题报告:不定期,内容形式不限。

(5)例会:分为项目组例会、核心组例会、扩展组例会。一般采用单周或双周例会方式。例会的议程参见项目管理规程。

这些形式虽然在早期实施时会花费研发人员一部分时间,但是形成习惯之后,并不会降低研发效率,反而在出现人员变动、项目阶段复盘时可以发挥出巨大功能。

2. 用"导师制"建立人才培养机制　一直以来,培训是很多公司强调的提升员工技能、提高员工工作效率的有效途径,因而公司在培训方面的投入是不遗余力的。然而,多数企业的培训效果不佳也成为困扰公司的问题之一。初创企业不同于成熟公司,实际上是没有资源进行全方位企业培训的,因此有效的手段是建设有效的人才培养机制。人才培养机制能体现出员工职业发展的需要,不同专业类型、不同发展阶段的员工有不同的知识、技能、行为标准要求。人才培养能体现出不同职位、不同层级的不同需求,并且通过入职培训、导师制、在岗历练、求助渠道(内部数据库、内部论坛)、针对性阅读和自我反思会等方式达到培养胜任人才的目标。

杰克·韦尔奇曾经说过:"CEO是企业最佳内部讲师人选。"华为内部有"全员导师制",这对研发部门新员工来说帮助无疑非常大。公司一贯主张各级主管的首要责任就是要带领下属团队去"攻山头",而不是片面地只关注具体业务而忽略团队管理以及下属培养和成长。公司员工培养的师资队伍,70%以上须由具有一线成功经验的各级干部员工组成。各级干部须主动将对下属的言传身教和培训培养工作纳入日常工作中,并予以高度关注。在这方面,公司中高层领导必须带头投入、以身作则。在华为内部,这一做法最早来自中央研究部党支部设立的以党员为主的"思想导师"制度,对新员工进行帮助指导,后来这一做法被推广到了全公司,该制度是全员性、全方位的。不仅新员工有导师,所有员工也都有导师;不仅生产系统实行这一做法,营销、客服、行政、后勤等所有系统也都实行这一做法。华为认为,所有员工都需要导师的具体指导,通过"导师制"实现"一帮一"的人才培养机制的良性循环。尤其对于研发部门新员工,导师需要负责对其培养和生活引导。具体来说,导师制订新员工转正期间的学习工作目标和计划,学习工作计划详细到每一天,并且每一项安排都要有其对应的目标。在平时工作中,导师需要辅导、帮助新员工尽快掌握周边环境、工作所需工具和技能等。新员工遇到问题,可以向导师讨教。这些辅导活动一直延续到新员工转正成功为止。导师职责比较宽泛,不仅在于业务、技术上的"传、帮、带",还有思想上的指引、生活细节上的引领等。

为了保证"导师制"落实到位,华为对导师实行物质激励,以补助的形式给导师每月一定额度"导师费",并且定期评选"优秀导师",被评为"优秀导师"者可得到公司给予的一定额度的奖励。更为重要的,是华为把"导师制"上升到培养接班人的高度来认识,并以制度的形式做出严格规定:没有担任过导师的员工,不得提拔为行政干部;不能继续担任导师的员工,不能再晋升。

"全员导师制"这一做法的意义有三点:一是可以增强员工的荣誉感,尤其是对于入职时间较短就成为导师的员工,在工作上更加严格要求自己,在新员工面前更好地发挥模范带头作用;二是对新员工来讲,可以使他们迅速地融入企业的大家庭中来,从思想上、感情上尽快认可企业的制度和文化;三是通过全系统、全方位、全员性的"导师制"的推行,可以形成企业内部良好的环境氛围,各层级的执行力必定大大增强。

一些优秀的企业还将各级管理干部参与员工培训培养工作予以量化分值评估,以明确量化的活动、量化标准和量化分值的应用,并实施分值评估,分值结果将影响其年度综合评定结果,甚至影响管理者职位的晋升。不能管理好团队、不注重带兵的员工不能进入各级管理干部队伍,而在这方面表现优秀的员工可优先提拔为管理干部。

3. 建立"以解决问题为中心"的思维方式 研发团队建立早期的困境是"出工不出力",这个问题通过不断优化提升人员水平是比较容易解决的。到了一定阶段,主要问题就成了"出力不出活"。为什么人员资质不差的团队,每天也很勤奋,研发进度总是不尽如人意呢?我总结出来的根源在于:目标不明确、不统一。表现出来的状态就是研发小组各自为战,每个人按照自己对问题的理解埋头苦干。即使增加开会沟通的机会,也起不到实质的改善效果。

这种状况大量存在于初创团队。当你随便从团队中拉出一位工程师,问他"你这周在忙什么?"的问题时,绝大部分的回答模式是这样的:我这周要把 ×× 事情做完/把 ×× 设计出来/和 ×× 一起在推进项目。极少人会说:我这周的任务是把 ×× 问题解决。如果项目管理者时刻聚焦于问题,不断用解决问题的要求去考核每一位工程师,去训练他们这种结果导向的思维,可以有效避免胡乱工作带来的人力资源的巨大浪费,并且可以从结果有效评价每一位工程师的能力。

对于一个公司更是如此。初创公司意味着还没有持续稳定的收入,无论产品或者商业模式都在不断探索试错中。取得成功的公司并不一定是因为团队比其他公司更努力,但一定是因为他们的团队解决了公司发展中的关键问题,才让他们比同行活得更好。以解决问题为中心的模式是一种简单易行的管理方式。管理者只需要时刻在脑中清醒地铭记当前他要解决的一系列难题,将其按照重要程度列出来,公布给团队,不断展示攻克难题的进展,就可以有效梳理团队成员"结果导向"的工作理念。

一位资深的质量管理专家曾经说过,每一个问题都蕴含着巨大的价值,一个不合格零件的价值甚至是一个合格零件的 10 倍!华为在全公司推行"小改进,大奖励;大建议,只鼓励"的政策,其目的就是避免员工说空话、不干实事、务虚不务实。鼓励员工做小改进,将每个缺陷都自觉弥补起来,而不是只提大的建议;追求持续不断、孜孜不倦、一点一滴地改进,促使管理不断改良,认为只有在不断改良的基础上,公司才能够夯实一层又一层的基础,进而提升自己的管理水平。

另外,视问题为机会也是常见的学习型组织的运作模式之一。学习能力是主要竞争优势的来源,而针对问题进行改善并取得进步就是学习成果的体现。通过实践发现,解决问题能力强的人通常具有较强的学习能力和领悟能力。企业的问题,就是员工的机会。通过解决一个个具体问题,管理者可以客观评估下属能力,对表现卓越者予以提拔,不仅让其他研发人员心服口服,而且可以对整个团队形成正面激励,促进研发团队的自我进化。

(朱 锐　李晨光)

第三节　医疗器械的设计开发策略

一、医疗器械行业概述

医疗器械(medical devices)是指用于诊断、预防、监控、治疗或缓解疾病,或用于补偿、支持、替代解剖或生理过程的仪器、设备、器具、材料以及其他类似或者相关物品。医疗器械涵盖了从简单的体温计到复杂的手术机器人等各种类型。世界卫生组织(WHO)根据医疗器械的临床领域和用途,将其划分为以下几大类:①诊断设备:用于检测和识别疾病的设备,如血糖仪、心电图机、磁共振成像(MRI)设备等;②治疗设备:用于治疗疾病或损伤的设备,如起搏器、透析机、激光手术设备等;③监控设备:用于监控患者生理状态的设备,如血压计、氧气监测仪、胎儿监护仪等;④支持设备:用于支持或替代身体功能的设备,如人工关节、助听器、呼吸机等;⑤消耗品和材料:用于医疗过程中的一次性或多次性材料,如注射器、手术刀片、绷带、导管等。

根据其复杂性和风险程度,不同国家和地区对医疗器械又有不同的分类标准。

医疗器械的风险等级有不同的分类标准,一般分为低风险、中等风险以及高风险三类。以欧美为例,其三类器械的标准如下:①Ⅰ类器械:低风险器械,如绷带、手套、体温计等,通常不需要严格的监管程序;②Ⅱ类器械:中等风险器械,如超声设备、X射线机、导管等,需要中等程度的监管和临床验证;③Ⅲ类器械:高风险器械,如起搏器、人工心脏瓣膜、手术植入物等,需要严格的临床试验和监管审批。

我国的医疗器械风险分类标准基本上与欧美一致。一般来说,Ⅰ类器械风险程度低,实行常规管理可以保证其安全性和有效性;Ⅱ类器械有中度风险,需要严格控制管理以确保其安全性和有效性;Ⅲ类器械主要指植入人体,或者用于支持或维持生命的器械,对人体有潜在高风险,需要采取特别措施严格控制管理以保证其安全性和有效性。我国的医疗器械还依据《医疗器械分类目录》进行详细分类,该目录由国家药监局发布和更新。分类目录根据医疗器械的具体用途、使用部位和技术特性将医疗器械进一步细分,以便更精确地管理和监管。

近年来,随着世界人口的老龄化、人们生活水平的提高以及健康医保意识的提升,针对医疗器械的产品需求不断增长。2020年全球医疗器械行业市场规模为4774亿美元,同比增长5.63%,预计到2024年全球医疗器械行业规模将达接近6000亿美元。从全球医疗器械行业的布局来看,企业的集中度较高。《2019年医疗器械企业百强榜单》显示,2019年全球医疗器械市场企业前十名总营收约为1944.28亿美元,占全球42.93%市场份额。其中,美敦力以308.91亿美元的营收位居榜首,连续4年保持全球医疗器械霸主地位。其他九大医疗器械企业包括强生、雅培、通用电气、费森尤斯、西门子、嘉德诺、飞利浦以及史塞克。从医疗器械行业的细分市场来看,近年来体外诊断仪器始终保持领先的市场规模。2019年,体外诊断的市场销售额约588亿美元。其他销售额排名前十的细分市场包括心血管、医疗影像、骨科、眼科、整形、内镜、药物传输、牙科以及创伤护理。世界医疗器械行业的细分市场情况往往也会因一些重大事件而发生波动。比如新型冠状病毒感染疫情在全球范围的暴发使得2020年全球各国对监护仪、呼吸机、输注泵和医学影像业务的便携彩超、移动DR(移动数字化X射线机)的需求量大幅度增长,医用防护用品、核酸检测盒、体外膜肺氧合(ECMO)等产品的订单量激增,销售价格出现较大幅度上涨,部分医疗器械持续脱销。

与其他行业相比,我国医疗器械市场近年表现突出,已经成为仅次于美国的全球第二大医疗器械市场。截至2020年,我国医疗器械市场规模约为7341亿元,同比增长18.3%,接近全球医疗器械增速的4倍。预计未来5年,器械领域市场规模年均复合增长率约为14%,至2023年将突破万亿元。然而,与发达国家相比,我国的医疗器械产业还有不少差距,主要表现在以下几个方面:①与美国、德国、日本等发达国家相比,我国医疗器械企业在研发上的投入相对较少,创新能力有待提升;核心技术缺乏,自主研发的比例较低,许多高端产品依赖进口;知识产权保护体系尚不完善,影响企业的创新动力和国际竞争力。②尽管我国在医疗器械的标准化方面有了很大进步,但在某些高精尖领域的技术标准和质量控制水平仍与国际先进水平存在差距。一些中小企业的质量管理体系不够完善,与国际标准(如 ISO 13485)相比存在差距,影响了产品的国际市场竞争力。③我国医疗器械的产业结构不均衡,以中低端产品为主,高端产品市场份额较低。与此相比,发达国家的高端医疗器械占据了较大的市场份额。我国的医疗器械产业链整合度较低,上下游企业协同效应不足,整体竞争力不强。④虽然我国在简化医疗器械的市场准入程序方面做了许多努力,但与发达国家相比,审批速度和效率仍有提升空间;此外,在医疗器械的产品追溯、市场监督等方面仍需进一步加强。⑤我国医疗器械品牌在国际市场上的认知度和美誉度较低,品牌影响力和市场渗透率不高;出口产品主要集中在中低端,缺乏高附加值、高技术含量的产品。⑥我国在医疗器械使用和维护方面的技术培训体系尚不完善;高端医疗器械领域的人才缺乏,需要大量具备跨学科知识和技能的专业人才,也需要加强在这方面的人才储备和培养体系。⑦虽然我国与国际医疗器械巨头有合作,但在技术转移、共同研发等方面的合作深度和广度仍不及发达国家间的合作。此外,我国医疗器械企业在全球市场的布局和资源整合能力较弱,难以有效利用国际市场资源。

总之,我国医疗器械产业在快速发展,尤其在中低端市场上取得了显著成绩,但在高端医疗设备、核心技术创新、国际市场竞争力等方面与发达国家仍存在显著差距。要缩小这一差距,需要在研发投入、质量标准、人才培养、国际合作等方面做出更大努力,以推动产业升级和高质量发展。

二、医疗器械的设计开发范式

医疗器械行业涉及医学、机械、电子、信息、材料等多个学科,具有以下行业特点:①是一个多学科交叉、知识密集、资金密集型的高技术产业,技术门槛相对来说比较高;②是一个特别注重监管的产业,产品需要符合相关标准、法规并通过监管部门的审批才能准入市场;③对产品的生物相容性有严格的要求,既要保证临床有效性,又要保证安全性;④产品的利益相关群体复杂,除了患者、家属以及医护人员之外,医院、保险公司、监管部门以及专业协会等都会对医疗器械产品的研发生产以及市场推广有不同的立场和影响;⑤投资周期长,研发风险高,需要大量资金和人力投入。

医疗器械产品的设计开发有别于普通机械电子产品,需要多领域、多部门协调合作。一个好的医疗器械产品开发团队在研发之初就要考虑产品准入市场的每个环节,并且提前制定相应的策略规划。表 4-2 显示医疗器械从转化研究到产品开发直至投入市场的整个流程中需要经过的主要环节,包括产品研发、知识产权、商务拓展、测试法规、市场销售、制造生产以及医保支付等。在产品研发方面,早期需要开展可行性实验,搭建实验样机,开展试验台或动物实验等临床前实验;中期研发工程样机,开展探索性的前期临床试验,组织产品开发及人因工程设计;产品进入市场后,根据市场反馈进行相关的售后改进。关于知识产权,早期需要针对企业的产品系列全面规划专利策略,及早开展发明公开、知识产权(IP)分析以及国内外专利申报工作,切实做好专利保护以及后期的专利期延续和诉讼维权。关于商务拓展,早期需要进行仔细、全面的需求分析并制定商业化策略,之后开创企业、获得技术许可并推动技术转化,在整个过程中需要不断融资,为产品开发提供持续的经费支持。关于测试法规,在早期研发阶段就需要建立良好实验室规范(GLP),明确产品的监管分类,建立产品设计控制体系,产品开发过程中需要注重质量管理并通过临床试验确认其临床有效性和安全性,向药品监督管理部门申报市场准入。关于制造生产,在早期研发阶段就需要对未来产品的材料选择及零部件供应渠道进行严格规划,在产品开发生产阶段按照良好生产规范(GMP)的要求,制定生产流程和工艺工具的可溯源标准,开展全面质量管理,从试产开始逐步推进到量产,并在进入市场后不断开展产品工艺提升。医保支付涉及谁为产品付费的问题,也是影响未来产品销售的关键,因此需要在研发早期就关注国家医保目录,在产品注册备案后,尽早将产品及耗材纳入医保目录;对医保目录中没有的新产品要及早申请医保编码。总之,推进医疗器械产品的研发如同指挥一个大型交响乐团,需要进行多部门的协调合作,需要在研发早期就总览全局,及早进行全方位、多层次的策略规划,否则会影响后期的市场准入。

表 4-2　医疗器械产品从转化研究到产品开发直至投入市场整个流程的主要环节

转化研究 → 产品开发 → 市场投入	
产品研发	·可行性实验·实验样机·临床前实验·工程样机·探索性临床研究·产品设计及人因工程·售后改进
知识产权	·发明公开·IP 分析·专利申报·专利保护·专利期延长·专利诉讼
商务拓展	·临床需求分析·商业化分析·新兴企业·商业计划·技术许可·技术转移·资金支持
测试法规	·良好实验室规范·设计控制·设计验证·设计确认·临床验证·药品监督管理部门许可
市场销售	·市场分析·市场培育·市场准入·产品定价·市场宣传·销售渠道·售后服务
制造生产	·材料及部件·工艺工具·良好生产规范·质量管理·试产·量产·产品提升
医保支付	·产品注册备案·医保编码查询·医保编码申请·耗材加入医保目录

三、医疗器械的利益相关者

利益相关者(stakeholder)是组织外部环境中受组织决策和行动影响的任何相关者。大部分日常用品的利益相关者主要是消费者,相比之下医疗器械产品的利益相关者繁多,对产品的市场准入和应用推广都起到不同程度的影响和决定作用。医疗器械行业的利益相关者众多,每一类利益相关者在行业中扮演着不同的角色,对行业发展有着不同的影响。以下是主要的利益相关者及其角色和利益。

1. 制造商和研发机构　制造商和研发机构是医疗器械的主要开发者和生产者,他们负责产品的设计、研发、制造和市场推广。他们希望通过技术创新和市场扩展来获得经济利益,同时需要确保产品的安全性和有效性以符合监管要求。

2. 医疗机构和医疗从业者　包括医院、诊所和其他医疗服务提供者,以及医生、护士和技术人员等,他们是医疗器械的主要使用者。他们关注医疗器械的质量、性能和可靠性,希望使用高效、安全的设备来提高医疗服务质量和效率。

3. 患者和消费者　患者和消费者是医疗器械的最终受益者,他们使用这些设备进行诊断、治疗和康复。他们关注医疗器械的安全性、有效性和可负担性，希望通过使用优质的医疗设备来改善健康状况。

4. **政府和监管机构** 政府和监管机构负责制定和实施医疗器械的法律法规和标准，监督市场准入和产品质量。他们的目标是保障公共健康和安全，确保市场上销售的医疗器械符合国家和国际标准。

5. **保险公司和支付方** 包括商业保险公司和公共医疗保险机构，他们为医疗服务提供支付支持。他们关注医疗器械的成本效益和临床价值，以确保支付的医疗费用合理并能带来良好的健康结果。

6. **分销商和零售商** 包括批发商、经销商和零售商，他们负责医疗器械的市场分销和销售。他们希望通过高效的分销渠道和良好的售后服务来增加销售额和市场份额。

7. **学术和研究机构** 大学、科研机构和独立实验室等，他们从事基础和应用研究，推动医疗器械技术的进步。他们关注科研成果的转化和应用，希望通过研究发现推动行业发展，并获得学术认可和研究经费支持。

8. **投资者和金融机构** 包括风险投资公司、私募股权公司和银行等，他们为医疗器械企业提供资金支持。他们希望通过投资高潜力的医疗器械项目和企业来获得丰厚的回报。

9. **行业协会和专业组织** 包括各种医疗器械行业协会和专业组织，他们为行业提供指导、标准制定和信息共享等服务。他们致力于推动行业规范和发展，提高行业的整体水平和国际竞争力。

10. **供应商和服务提供者** 包括原材料供应商、零部件供应商、设备维护和技术支持服务提供者等。他们希望通过与医疗器械制造商建立稳定的合作关系来获得持续的业务收入。

这些利益相关者共同构成了医疗器械行业的生态系统，他们的互动和协作推动着行业不断发展和进步。每一类利益相关者在追求自身利益的同时，也需要考虑并协调其他利益相关者的需求和期望，以实现行业的健康可持续发展。由于医疗器械的受益对象（患者）并不是医疗器械的使用者，而医疗器械的使用者（医护人员）往往又不能决定是否购买仪器，因此医疗器械研发人员在开始创新设计之前，首先要明确谁是顾客以及这些顾客各有哪些关键需求。利益相关者分析（stakeholder analysis）系统地检查参与医疗器械项目融资、研发生产、市场准入、产品使用以及销售推广等各方利益相关群体的直接和间接互动关系，了解这些群体对产品的不同观点、特殊需求以及潜在利益冲突，预测产品推广阻力，优化解决方案，最大限度地提升最重要和最有影响力的利益相关者（通常称为决策者）采用产品方案的机会。利益相关者分析一般采用两套相辅相成的方法。第一套方法叫作"医护周期分析"，即调研了解患者接受诊断与治疗的全流程，包括谁提供初步治疗，谁提供下一级治疗，疾病的持续管理涉及哪些方面和哪些临床科室，有哪些转诊模式以及患者自己在诊疗流程中扮演的角色。第二套方法叫作"资金流分析"，即分析确定直接或间接资助医护周期的利益相关者，包括谁为患者的诊疗服务付费以及诊疗过程中的资金如何流动，以此来识别哪类利益相关群体最有可能成为推进医疗器械销售的决策者。

随着社会经济的不断发展和人类健康需求的日益增长，现代医学的主要任务从防治疾病逐渐转向增强健康和提高生活质量；医疗机构将从关注疾病和患者的单一职能转变为精准、智能、全面、持续的健康服务；健康服务的模式也从传统的"按次收费"（fee for service）转变到"结果导向"（outcome based）的模式；大数据、人工智能以及可穿戴技术的发展进一步推动了医疗器械行业的商业模式从服务于医院到为个人和家庭提供个性化和精准便利的健康服务。在这样的时代背景下，医疗器械的设计开发范式也需要做出革命性的改变，摒弃传统上以技术为主导的研发模式，采用以临床需求为主导的研发模式。如果医疗器械的研发以技术为主导，研发工作将围绕核心技术展开，研发人员关注的首要问题将是"如何拓展新技术？"而不是"如何满足临床需求？"，研发结果往往是具有高技术含量却缺乏临床适用性的实验室样机。反之，如果医疗器械的研发以临床需求为主导，研发工作将围绕临床价值展开，研发人员关注的首要问题将是"如何发现并准确定义临床需求？"，研发结果往往是能满足临床需求的仪器设备。医疗器械研发团队怎样才能够发现并筛选出合适的临床需求，开发出既合乎监管规范又具有市场竞争力的产品？下面将从需求分析、技术研发、商务拓展及监管法规等层面阐述医疗器械的设计开发策略。

四、医疗器械的需求分析

爱因斯坦曾经说："提出一个问题往往比解决一个问题更重要。因为解决问题也许仅是一个数学上或实验上的技能而已，而提出新的问题，却需要有创造性的想象力，而且标志着科学的真正进步。"这句话不仅适用于医疗器械的设计开发，而且是医疗器械研发团队开始任何工作之前必不可少的第一步！为什么准确定义临床问题、发现临床需求如此重要？一方面，医疗器械的研发过程是由临床需求驱动的。只有准确了解临床问题，才能针对性地提供安全、有效的工程设计方案，满足临床需求。另一方面，以用户需求为起点的医疗器械设计流程也是向监管部门申请市场准入的必要条件。只有清晰定义临床问题，才能准确划分医疗器械的分类规则和管理类别，并且通过相应的临床试验来验证其临床安全性和有效性。

对一个特定的医疗器械研发团队来说，如何准确定义适合自己去解决的临床问题？面向众多医学领域和临床需求，研发团队首先需要定义自己的战略重点，可以通过定义使命战略、探索发展机会、评估团队能力以及制定战略重点等几个步骤进行。团队使命描述了团队想要实现的长远目标，而团队战略是指团队为实现这一使命而采取的步骤。一个好的使命不仅能凝聚团队力量、提升团队的社会责任，而且为团队的战略重点指明了大方向。比如迈瑞公司的使命是"普及高端科技，让更多人分享优质生命关怀"，因此企业关注医疗成本上涨给经济能力有限的人群带来的沉重负担，注重在保障产品质量的同时尽可能降低产品成本。定义使命之后，团队的下一步工作是探索发展机会，可以通过了解人类面临的重大健康挑战，关注新技术对人类健康管理模式的革命性影响，以及分析医疗器械在全球各地区以及在临床各科室的市场分布等资料，寻找团队可以进一步探索的临床方向。为了进一步筛选团队的重点发展方向，需要对团队的自身能力进行客观评估，一个常用的评估工具就是SWOT分析。SWOT分析方法（表4-3）将团队各种主要的内部优势（S）、内在劣势（W）、外部机会（O）以及潜在威胁（T）等通过调查列举出来，并依照矩阵形式排列，然后用系统分析的思想，把各种因素相互匹配起来加以分析，形成SO、WO、ST及WT策略，为团队发展机会的筛选和发展策略的制定提供依据。SWOT分析让团队进一步了解自身能力，从而帮助团队制定更符合自身条件的筛选标准,用于筛选各个临床发展方向,实现战略聚焦。这些筛选标准包括对改善健康结果的影响、可承担性/可普及性、取得成果所需的时间和资源、需要培养的客户、目标市场规模、预期市场增长幅度、市场竞争性以及项目是否与团队的能力符合等。

表 4-3　SWOT 分析矩阵

内部因素／外部因素	优势(S) a. b. ……正面因素	劣势(W) a. b. ……负面因素
机会(O) a. b. ……正面因素	**SO 策略** 依靠内部优势,利用外部机会	**WO 策略** 利用外部机会,弥补内部劣势
挑战(T) a. b. ……负面因素	**ST 策略** 利用内部优势,规避外部威胁	**WT 策略** 减少内部劣势,规避外部威胁

　　医疗器械研发团队通过定义使命战略、开展 SWOT 分析以及筛选各种发展机会,可以将团队发展的战略重点落在特定的临床领域。在这基础上进行进一步的需求分析,可以获得项目团队聚焦的临床需求,具体流程包括观察临床流程、定义临床问题、推演临床需求以及滤选目标需求等步骤。对医疗器械研发团队而言,临床流程的观察可以通过现场观摩、网上视频学习以及访问医护人员等方法进行。如有条件,最好能跟踪患者从接受治疗到结束治疗的整个临床周期。通过观察临床流程可以总结临床问题,通过不断学习以及与医护人员沟通可以进一步了解临床背景,斟酌临床问题,确保其准确、严谨地反映真实的临床现状。定义临床问题之后,便可以推演临床需求。临床需求一般需要包括三个重要因素,即问题(problem)、人群(population)和结果(outcome),可以表述为"需要为 X 人群存在的 Y 问题寻找解决方法,从而实现 Z 结果"。举例而言,某医疗器械研发团队在观摩肝癌的微创切除手术过程中,发现手术医生无法通过腹腔镜确认需要切除的病灶边界,因此定义了一个临床问题"腹腔镜下肝癌切除手术中医生无法准确判断病灶位置和边界",相应的临床需求可表述为"需要为腹腔镜下施行肝癌切除手术的医生提供准确判断病灶位置和边界的方法,从而提升患者的术后存活率,减少对正常组织的损害"。

　　以上临床问题和相对应的临床需求表述是否准确、严谨地反映了真实情况呢?这需要研发团队做进一步的调研,解答更深入的问题,比如:"无法判断肿瘤部位和边界"这个问题是只针对肝癌患者,还是针对所有实体瘤患者?这个问题是腹腔镜手术特有的,还是开放手术也存在?目前肝癌病灶部位和边界判断的准确性如何?肿瘤部位和边界判断需要多准确才能影响手术的预后效果?……回答这些深入的问题,可以帮助研发团队更清晰地了解临床需求,有效避开诸如内嵌解决方案、范畴太广或者范畴太窄等各种需求表述陷阱。对工程技术人员来说,内嵌解决方案是常犯但又不易觉察的陷阱。这个陷阱的表现是在描述临床需求时不知不觉把技术条件或者解决方法也加了进去,这样的后果是限制了下一步产品研发的范畴,直接影响未来的市场拓展。举例来讲,针对肿瘤手术过程中医生无法准确判断病灶位置和边界这样一个临床问题,研发团队也许会将临床需求定义为"需要一种通过术中影像来判断肿瘤位置和边界的方法,从而提升患者的术后存活率,减少对正常组织的损害"。这样的需求分析会导致团队在今后的技术研发中只关注术中影像技术和分析方法,而忽略了其他非影像的解决方案,诸如手持式肿瘤探头及穿戴式肿瘤感知手套等。

　　研发团队在战略重点领域进行了充分调研之后,会凝练多个临床需求。下一步工作是对这些临床需求做进一步筛选,从而产生团队聚焦的一个或少数几个临床需求。这项工作可以分解成三步:①定义筛选标准;②赋值筛选因素;③计算评估矩阵。筛选标准可以从疾病机制、解决方案、利益相关群体以及市场竞争等几个方面来考虑。从疾病机制的角度,考虑与疾病诊疗状态相关的机制是否已经非常清楚?从解决方案的角度,考虑目前有哪些解决方案?能否妥善解决问题?是否存在尚缺解决方案的空白区?从利益相关群体的角度,分析满足这个需求对患者有多大益处?对医护人员及医院有什么影响?决策者有多大可能性为解决方案付费?从市场竞争的角度,考虑解决该需求的市场容量有多大?目前有哪些龙头企业?竞争性如何?解决这个需求有多大的临床和经济价值?定义筛选标准后,可以根据团队的战略重点将这些标准赋予不同的权重,然后排列成如表 4-4 所示的评估矩阵。由此计算评估总分,然后根据评估总分排序,得到最重要也是团队最应该关注的临床需求。

表 4-4　临床需求评估矩阵示例

评估标准 需求	评估标准 1 (1~5)	评估标准 2 (1~5)	评估标准 3 (1~5)	评估标准 4 (1~5)	总分	重要性排序
标准权重(1~5)	5	3	2	1		
临床需求 1	3	5	3	3	39	3
临床需求 2	5	4	2	5	46	1
临床需求 3	4	4	3	5	43	2
临床需求 4	3	2	5	1	32	4
……	……	……	……	……	……	……

五、技术研发

　　医疗器械的技术研发包括"研"与"发"两个层面。"研"是针对关键技术的基础研究,"发"是针对产品应用的技术开发。一般情况下,来自高校科研机构的医疗器械研发团队往往比较擅长"研",却不太善于"发"。传统意义上的科学研究以揭示自然规律为目的,一般起始于科学假设。为了验证某一科学假设,需要制定研究方案,投入资源,开展实验,采集和分析实验数据,产生论文、专利或产品成果,从而证实或证伪先前的科学假设,产生新知识,并且启动新的科学假设。通过假设—实验—分析—再假设的循环过程,人类对自然规律的理解和认识将不断逼近真理。针对医疗器械的研发以开发新技术、新产品为最终目标,因此研发过程以临床需求来主导,通过发现临床需求、产生创新思路、设计可行性实验和临床验证这样一个周期性研发循环来检验医疗器械产品和技术能否解决未满足的临床需求。对习惯于科学研究的医疗器械研发团队来讲,这个研发周期较难把握的是节点,也就是确定研发进展到什么地步需要冻结,从而转入产品样机的工程设计阶段。这个时间节点的定义与整体的商业化部署有关,受技术的成熟度影响,通过高效的项目管理来实现。项目管理指运用专门的知识、技能、工具和方法,从项目决策开始到项目结束全过程进行计划、组织、指挥、协调、控制和评价,以实现预定目标。项目管理不仅适用于医疗器械的设计和生产过程,也适用于研发阶段的管理。医疗器械的研发项目起始于项目计划,包括预定目标、可交付成果、衡量指标以及风险评估等内容。其中,项目的预定目标包含"任务""时间"以及"资源"三大要素,可以表述为"在 X 时间内完成 Y 任务需要 Z 资源";可交付成果是项目完成后的预期成果;衡量指标是项目验收时预期达到的技术指标;风险评估是影响项目顺利开展的风险因素、严重性及可能性。项目管理常用的工具是甘特图,可以细分为计划图表、负荷图表及进度表等形式,通过条状图来显示项目、进度和其他时间相关的系统进展的内在关系随着时间进展的情况。绘制甘特图一般遵循以下几个步骤:①将项目活动分解成任务和子任务,分别进行分类编号并定义工期;②设立项目的主要里程碑;③将项目任务、子任务及里程碑按照开始时间和工期排列,形成甘特图草图;④针对每项项目活动,配备任务负责人和参与人;⑤确定项目活动的依赖关系及时序,安排项目进度。研发阶段重要的里程碑包括技术可行性的概念验证、第一个在实验台证明有效的原理样机、第一台在生物组织上证明有效的原型机、第一台在活体动物上证明安全和有效的原型机、第一台在人体上证明安全和有效的原型机、可试产的样机、可批量生产的产品原型等。表 4-5 以一款便携式肿瘤手术导航系统的研发为例,展示了研发项目甘特图的任务分解、时间节点、重要里程碑以及人员配置。

表 4-5 医疗器械研发项目甘特图示例

任务与子任务	季度										负责人	参与人
	Q1	Q2	Q3	Q4	Q5	Q6	Q7	Q8	Q9	Q10		
1 研制用于肿瘤检测的分子探针											张工	王工,姚工,李工
1.1 合成肿瘤特异性抗体											张工	王工,姚工
1.2 同位素标记肿瘤特异性抗体											王工	姚工
1.3 开发肿瘤特异性抗体的靶向传送技术											张工	王工,李工
1.4 在肿瘤细胞株上验证肿瘤分子探针的有效性			里程碑1								姚工	张工
1.5 在荷瘤小鼠模型上验证肿瘤分子探针的安全性和有效性				里程碑2							李工	王工,姚工

续表

任务与子任务	季度										负责人	参与人
	Q1	Q2	Q3	Q4	Q5	Q6	Q7	Q8	Q9	Q10		
2　开发手持式放射性同位素检测仪											赵工	孙工,钱工,安工
2.1　硬件设计和验证	●—●										赵工	孙工
2.2　软件设计和验证		●—●									钱工	赵工
2.3　系统集成及试验台验证			●—●▲里程碑 3								孙工	赵工,钱工
2.4　在动物模型上验证检测仪的安全性和有效性				●—●▲里程碑 4							赵工	安工,孙工
3　基于分子探针和同位素检测的肿瘤手术导航											赵工	所有人
3.1　肿瘤分子探针跟同位素检测仪的集成					●—●						赵工	张工,钱工
3.2　系统控制软件及用户界面的设计优化						●—●					钱工	孙工
3.3　手术导航仪在生物组织上的有效性验证							●—●▲里程碑 5				李工	赵工,钱工
3.4　手术导航仪在活体动物上的安全性和有效性验证								●—●▲里程碑 6			赵工	李工,王工
3.5　分析数据,总结资料,准备项目验收									●—●		赵工	所有人

（徐晓嵘　裴志强）

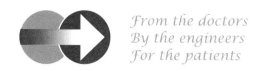

From the doctors
By the engineers
For the patients

第五章
知识产权保护专利挖掘与评估

一、医疗卫生领域专利挖掘

目前,国内的创新药以及高端器械的市场和技术基本上由国外跨国公司垄断,国内大多数企业处于跟随状态,颠覆性、突破性的创新相对较少。党的二十大报告指出:"人民健康是民族昌盛和国家强盛的重要标志"。我国作为一个人口已经突破14亿且逐步进入老龄化社会的发展中大国,在面向医疗科技前沿、面向人民生命健康、推进健康中国建设的过程中,医疗领域的技术创新至关重要。医疗行业与其他行业相比,前期研发成本高、研发周期长,创新成果被仿制的风险大。如果医疗创新成果不能得到充分保护,投资者就很难得到预期回报,就会扼杀创新热情和动力,医疗领域的科技创新就无从谈起。实践证明,知识产权制度特别是专利制度,是对创新成果进行持续、充分保护不可或缺的重要手段。专利挖掘就是从创新成果中提炼出具有专利申请和保护价值的技术创新点和方案。

(一)专利挖掘的含义

专利挖掘是指有意识地对所取得的创新成果从技术和法律层面进行剖析、整理、拆分和筛选以及合理推测,进而从最合理的权利保护角度确定用以申请专利的技术创新点和技术方案的过程。

(二)医疗卫生领域专利挖掘的目的

医疗卫生领域专利挖掘是从医药的研发和生产、医疗器械的研发和生产、医学研究以及临床医疗活动中发现可以用来申请专利的创新点,对创新点进行剖析、整理、拆分和筛选后,以符合专利法规定的文本形式提交到国家知识产权局专利局,最终获得专利权,使创新成果成为无形资产的过程。

(三)医疗卫生领域专利挖掘的方法

专利挖掘通常是依据挖掘实施主体的主观意思开展的,并具有很强的目的性的活动。专利挖掘的目的不同,实施专利挖掘的策略也就不同,进而挖掘的具体手段也不相同。明确的目的、优秀的策略、行之有效的手段,不仅要求专利挖掘主体具有目标领域的专业知识,还需要专利挖掘主体具有专利检索技巧和数据情报分析能力。因此,专利挖掘并不是简单就挖掘创新点这个行为而言,实际上专利挖掘是一项复杂且具有极强专业性的活动。下面仅从医疗卫生领域专利挖掘的角度,简单介绍不同专利挖掘主体所采用的专利挖掘方法。

1. 医务人员如何进行专利挖掘   医务人员通常将大部分时间用于临床或研习新的医疗理论和操作方法。在出诊、手术、护理及理论研究过程中，多数医务人员可能认为使用的都是医疗器械厂家提供的产品或通用方法，好像没有什么创新点可以用来申请专利。实际上，医务人员常年接触或使用各类医疗器械，对使用过程中遇到的问题、不同产品的优缺点以及不同产品的使用效果具有最直观的感受，也最容易产生新的产品需求和产品改进的想法。如果进一步思考如何将产品需求或改进的想法转化为可实用的新产品，医务人员势必需要积极寻找能够满足需求、实现想法的产品结构设计方案和产品生产方法。这些方案和方法就是创新的基石。对这些方案和方法进行整理、拆分和筛选的过程，就是挖掘可申请专利的创新点的过程。

例如，医生在治疗淋巴管瘤的过程中发现现有技术的方法存在很多缺点，如穿刺针头部都是尖锐结构，穿刺后暂时留置囊腔内时容易损伤颈部重要的血管、神经；穿刺针缺少固定装置，易发生活动，造成针头注射部位脱出或深入囊腔；缺少单独的引流通道，容易造成注射或引流计量不准。针对现有技术中存在的问题，医务人员设计了一款复合注射引流针，通过将注射管与引流管分开设置，可以保证每次注射药液不会受到上一次引流过程中残留的组织液影响，注射或引流计量准确；通过采用气囊及隔离套的结构设置，使得留置软管无法脱离囊腔，也不会继续向囊腔内深入，避免刺伤囊腔组织。

再如，一位护士在工作中观察到临床中存放药品的容器有各种类型，不同类型的容器有不同的开启方式，打开不同的容器需要翻找不同的工具，特别是开启玻璃药瓶，紧急情况下不仅容易忙中出错，还增加了护士锐器伤的发生率。因此，她将常用开启工具的功能进行汇总，并对不同开启工具的结构进行分析、比对，挖掘创新点，设计了一款便携式多功能医用开瓶器。该开瓶器通过实心结构、空腔结构、开瓶器卡口、开瓶器牙、空腔开口、挂夹等结构的组合设计，不仅可以开启玻璃瓶，还可以开启塑料瓶，同时还可实现安瓿瓶体部与头部分离处理，减少了护士的锐器伤；挂夹的设计便于开瓶器挂在护士工作服口袋上，方便携带和使用。

2. 医疗企业如何进行专利挖掘   专利彰显了企业的创新能力和优势。拥有一项专利，就意味着拥有了一个潜在的市场。专利挖掘可以更加准确地抓住企业技术创新成果的主要创新点，对技术创新成果进行全面、充分、有效的保护，提升企业的核心竞争力。

(1) 在项目研发中挖掘：项目研发是一个全流程活动，涵盖了预研阶段、开发阶段、临床阶段、调试阶段、生产阶段等不同流程。不同的研发阶段具有不同的研发目的，每个阶段都有需要突破的技术难点，都有需要解决的大量问题。因此，项目研发是发现创新点频率最高的阶段，应作为专利挖掘的重点。企业的工程师可以从产品设计到样品制作，从零部件的结构到组装方式，从产品测试到产品生产，从不同角度进行专利挖掘。研发人员可以对研发项目进行技术分析，按照技术构架或者需要达到的技术效果，将技术方案进行逐级拆分、细化，细分成小的技术点，确定每个技术点的技术路径和实施方案，将技术路径和实施方案进一步拆解成技术要素（例如具体的结构和功能）。随后，研发人员根据要解决的技术问题、解决技术问题所采用的技术手段和预期要达到的有益效果等梳理技术要素，对每个技术要素进行识别和筛选，从中筛选出一个或多个创新点，形成可申请专利的保护方案，完成专利挖掘。

以冷冻消融治疗心房颤动的技术为例，其技术方案主要包括冷冻消融导管和冷冻消融设备,如果将冷冻消融导管和冷冻消融设备分别进行技术要素分解,可以拆解成如图 5-1 所示的技术要素分解图。

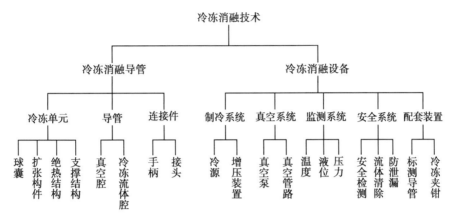

图 5-1　冷冻消融技术分解图

将技术方案分解成技术要素后,研发人员从需要解决的技术问题、解决技术问题所采用的技术手段和预期要达到的有益效果出发,梳理技术要素。如果要解决的技术问题是避免冷冻能量对目标区域周围组织的影响,那么就需要梳理解决这个问题能够采用的绝热结构有哪些,哪些技术方案可以带来好的绝热效果;如果要解决的技术问题是冷冻能量控制的问题,那么就要梳理冷源、增压装置、压力监测等技术要素;如果需要解决的是安全问题,那么就需要梳理安全检测、流体清除、防泄漏方面的技术要素,找到能够解决问题的技术方案。通过全面检索现有技术文献,将技术方案与检索到的相近的技术方案进行对比,识别和筛选出具有新颖性、创造性并能够实用的方案。这个方案就是具有创新点的方案,整个过程就是专利挖掘。

(2)在现有产品中挖掘:产品上市以后,并不意味着研发结束、专利挖掘结束。产品上市使用,不仅是对产品研发和生产质量的检验,也是后续研发的基础。如果在产品质量上存在缺陷,或者用户体验感觉较差等,这些问题往往直接影响企业的经营发展和市场竞争力。产品工程师或研发人员可以将这些问题收集、整理并分析,找出解决问题的方法,从中寻找创新点,筛选出最具价值并且适合企业发展的技术方案进行专利申请。具体方法如下:①如果产品的缺陷与设计有关,则对现有产品进行技术分解,找到导致产品缺陷的具体结构或部件,分析产生问题的具体原因,考虑是否可以进行结构改进,或者是否可以采用新的技术方案进行替换,考虑不同领域的技术是否可以借用;②如果产品缺陷与生产过程有关,则对当前的生产过程进行排查,找到导致产品缺陷的生产工艺或生产工具,分析产生问题的原因,考虑是否可以通过改进工艺参数或替换模具来解决问题,或者考虑是否可以采用新的生产工艺来解决问题;③在产品的使用过程中,根据用户反馈来挖掘产品的新用途,例如药品的新用途等。

(3)在研究竞争对手的过程中挖掘专利:俗话说,"知己知彼,百战不殆"。在专利挖掘方面,更应重视竞争对手的技术研究方向,分析竞争对手的产品以及专利布局的重点,然后进行有针对性的专利挖掘。例如,研究竞争对手的产品以及研究竞争对手的专利。研究竞争对手的产品就是对现有的或潜在的竞争产品进行比较分析,找到最具有竞争力的竞争产品,从结构、功能等不同角度分析其结构细节和功能特点,得到竞争产品的真实数据;然后,将自己的技术方案和竞争产品进行比较,从优势和劣势方面进行分析,找到可以突破或改进的方案,由此来挖掘创新点。

研究竞争对手的专利就是通过专利检索了解竞争对手的研发方向和布局重点,然后结合企业自身的优势梳理创新点,进而挖掘出能很好保护自己产品技术并能限制竞争对手的专利。研究竞争对手的专利有利于企业在研发初期就有意识地识别专利风险,如果发现有侵权风险的专利,企业可以尽早调整技术方案,进行规避设计,或者改变研发方向,以便企业节约研发成本、节省研发时间。

例如,瓣膜反流的传统治疗手段包括适用于轻度至重度反流的药物治疗以及有相对应手术指征的外科手术方法。其中,外科手术方法包括主动脉瓣置换,二尖瓣、三尖瓣置换,以及二尖瓣、三尖瓣修补。在进行瓣膜反流相关技术的创新点挖掘过程中,研发人员检索到一篇文献,该文献披露了二尖瓣成形术与二尖瓣置换术术后病死率及并发症的数据,通过比较发现,二尖瓣置换术具有较高的总手术的病死率和较低的生存率。因此,研发人员将研发的方向确定为二尖瓣成形术。随着介入技术的不断发展,创伤小、并发症发生率、感染风险及手术风险低的经导管介入的置换和修补手术方法逐步发展,并被广大医生和患者接受。研发人员进一步将挖掘的方向确定为经导管介入的二尖瓣成形术。因此,研发人员在此基础上检索、分析竞争对手的专利。例如,研发人员检索到 5 篇感兴趣的专利,并分别对这 5 篇专利进行了分析(表 5-1)。

表 5-1　专利分析列表

专利号	WO2006037073A2	US2009105751A1	US2013023985A1	CN103338726A	US2013325110A1
名称	组织抓取和评估的方法和装置	搏动心脏中瓣膜小叶的微创修复	经导管治疗瓣膜反流的装置、系统和方法	接合增强的植入物、系统和方法	用于将接合构件放置在瓣膜小叶之间的系统和方法
缺陷	应用范围窄,无法应用于收缩期瓣叶间接缝间隙>10mm以及瓣环下结构有严重增厚和钙化的患者	需要抓住正在运动的瓣叶,操作难度大且时间长,对自体瓣叶容易造成撕裂伤	系统对于上部贴合自体瓣环部分的长度限制,无法适应瓣膜小部分脱垂的修复,在修复关闭不全的位置时,牺牲了其余正常工作瓣膜的功能	无法适应部分瓣膜脱垂症;接合辅助体覆盖了未脱垂的正常瓣膜,容易造成粘连,牺牲了部分正常瓣膜的功能,由于各人自体瓣环的尺寸各异,应用该技术需要的产品规格较多	该装置近端锚定在邻近锁骨下静脉位置,远离瓣环,容易导致固定不牢固,易移位

以上专利所描述的技术在瓣膜修复上分别具有一定的效果,但也有不足,这些不足就是目前亟待解决的问题。因此,研发人员从这些方向进行专利挖掘:①尽可能在保证阻止瓣膜反流效果的前提下,减少植入物的数量,防止粘连;②器械应被准确定位,并牢固固定在需要

治疗的部位;③阻止瓣膜反流的器械需要最低限度地影响剩余具有正常功能瓣叶的运动;④阻止瓣膜反流的器械需要适应瓣环生理结构的差异性。根据以上几点,研发人员设想不同的技术方案,再对每个技术方案进行技术分解。通过进一步的专利检索,研发人员筛选出了可以申请专利的创新点。首先,通过助闭件来防止脱垂瓣叶翻转,从而达到阻止瓣膜反流的目的。其次,研发人员将连接件设计为柔性,使得连接件以及与之相连的助闭件能够随着瓣叶的运动而运动,不影响自体瓣叶的运动功能。再次,研发人员将助闭件的最大宽度设计为小于单个所述自体瓣叶展开的最大宽度,不仅可以避免由于助闭件过宽导致的对其他相邻瓣叶关闭功能的影响,还可以周向调整助闭件,使其放置在最合适的脱垂部位,植入物较少,并发症低,可以适应不同患者的瓣环尺寸,适应证得以扩展,减少产品规格,降低生产成本。此外,为了避免假体与患者瓣环附近组织因长期接触而发生粘连,研发人员在助闭件和固定件之间设计了供血液流过的通道。这些创新点组成了一个新的技术方案——一种用于阻止瓣膜反流的假体 100(图 5-2),包括固定单元110、连接件 120 和助闭件 130,其中固定单元 110包括固定件 111 和至少两个锚定件 112。连接件120 的两端分别与固定件 110、助闭件 130 相连,连接件 120 为柔性,使得连接件 120 以及与之相连的助闭件 130 能够随着瓣叶的运动而运动;固定件111 通过锚定件 112 被固定在患者心房壁上或者瓣环上,固定件 111 展开的宽度小于瓣膜组织环周长的 2/3;助闭件 130 在自由状态时位于患者自体瓣叶之间,助闭件 130 的最大宽度小于单个自体瓣叶展开的最大宽度。

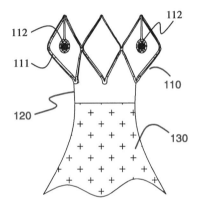

图 5-2　阻止瓣膜反流的假体 100 结构示意

通过进一步的专利检索,研发人员筛选出了可以申请专利的创新点,提交了专利申请,最终获得了专利权。

(四) 专利挖掘的工具

从专利挖掘的含义中可以了解,专利挖掘要对所取得的创新成果从技术和法律层面进行剖析、整理、拆分和筛选以及合理推测,从最合理的权利保护角度确定用以申请专利的技术创新点和技术方案。因此,专利挖掘不仅是寻找创新点,还需要对创新点进行筛选和甄别,以便获得最合理的权利保护范围。用于筛选和甄别创新点的主要工具就是专利信息检索。专利信息检索是根据一项数据特征,从大量专利文献或专利数据库检索系统中挑选符合某一特定要求的文献或信息的过程。专利检索工作开展得好与坏,对专利创新成效,以及企业未来发展具有重要意义。

1. **检索途径**　随着网络技术的发展,专利检索从纸件检索、软件检索逐步发展到了网上检索。借助网络平台可以方便地获取各国专利数据或其他文献信息,以下是几个免费的专利检索网站:

(1)国家知识产权局专利检索及分析: https://pss-system.cponline.cnipa.gov.cn。

(2)国家知识产权局国家重点产业专利信息服务平台: https://chinaip.cnipa.gov.cn。

(3)欧洲专利局 Espacenet 数据库: https://worldwide.espacenet.com。

（4）美国专利商标局 Patent Public Search（PPUBS）专利检索系统：http://www.uspto.gov/patents/search/patent-public-search。

（5）日本特许厅 J-PlatPat 专利信息服务平台：http://www.j-platpat.inpit.go.jp。

（6）免费专利在线：https://www.freepatentsonline.com。

2. 检索入口　在专利挖掘过程中，根据不同的检索目的，我们可以通过不同的检索入口进行检索。例如，如果我们想要了解竞争对手的情况，可以进行竞争对手检索；如果我们想要了解某一特定技术领域，可以进行主题检索或国际专利分类（IPC）分类号检索；如果我们想要评价某一技术方案的新颖性和创造性，可以进行查新检索；如果我们想要了解某些专利是否有效或者有效期长短，可以进行法律状态检索；如果我们想了解申请人或发明人的信息，可以进行名称检索。专利检索的入口包括 IPC 分类号、关键词、申请号、公开（公告）号、公开（公告）日、申请人（专利权人）、发明人、发明名称、优先权号、优先权日、摘要、权利要求、说明书等。通过这些入口，我们可以进行单一检索或多个字段的复合组配检索。

3. 检索技巧　为了检索到更加准确的专利信息，可以从上面提及的多个检索入口进行检索。涉及多个字段检索时，可以通过布尔逻辑组配检索来达到目的。布尔逻辑检索是指利用"或""与""非"等逻辑运算符将两个以上检索词进行逻辑组配，组成检索提问式进行检索的方法。专利信息检索没有定式，通常利用所获得的各种信息进行综合检索。因此，在进行检索之前，要认真分析已知信息，明确检索目的，选择合适的检索途径，制订合适的检索策略。

（五）挖掘成果的筛选与评估

检索到的专利信息为我们提供了筛选的依据。根据检索结果，可以评估已有技术方案是否可以申请专利，或者可以申请什么类型的专利。请注意，通过专利检索来评估创新点的专利性时，检索的对象不应仅是专利文本，还包括申请日或优先权日前在国内外出版物上公开发表的其他文献，以及在申请日或优先权日前在中国范围内的公开使用。因此，评估的工作量巨大，专业性强，不仅需要对检索到的所有专利进行分析、比对，还需要了解专利法的内容，评价挖掘到的创新点是否符合专利法规定的"新颖性""创造性"和"实用性"要求，以及其技术方案是否落入到其他专利的保护范围，是否具有侵权的风险。此外，专利挖掘成果的评估还需要区分技术创新点的层级，在现有技术的基础上，区分哪些技术创新点是产品或工艺的关键部分，哪些技术创新点是解决技术问题不可或缺的；哪些创新点是可以用其他技术方案替换的，全面梳理并确认具有专利申请价值的核心创新点、基础创新点以及外围创新点，以便能够根据专利重要性不同，制定不同的专利保护策略。

二、专利技术转化价值评估

随着我国经济从高速增长阶段转向高质量发展阶段，我国的专利申请量也逐年提高，并且已经连续多年全球排名第一，实现了从知识产权引进大国向知识产权创造大国的转变。然而，我国的专利质量却有待提高。2021 年 9 月，中共中央、国务院印发《知识产权强国建设纲要（2021—2035 年）》，对我国未来 15 年的知识产权事业发展进行了全面谋划和系统部署。"十四五"知识产权主要指标最重要的特点是体现出质量和价值导向。然而，医疗卫生领域的行业特性以及专利的无形资产属性和专利自身具有的新颖性、创造性、时间性、地域性等特征使得每一个专利的价值都是独特的，很难找到一个统一的标准。因此，如何客观地评估一个专利的价值,对于专利的市场化和产业化来讲具有重要意义,是专利转化过程中至关重要的一环。

（一）专利技术转化

1. 专利技术转化的概念　是指专利技术转化为实际应用的过程,包括对专利技术研发、开发、生产、营销等过程。

2. 专利技术转化的方式　专利技术转化的主要方式就是实施专利。《中华人民共和国专利法》(2020 年修正)规定:"发明和实用新型专利权被授予后,除本法另有规定的以外,任何单位或者个人未经专利权人许可,都不得实施其专利,即不得为生产经营目的制造、使用、许诺销售、销售、进口其专利产品,或者使用其专利方法以及使用、许诺销售、销售、进口依照该专利方法直接获得的产品。"因此,实施专利可以理解为为生产经营目的,制造、使用和销售专利产品或使用专利方法。实施专利包括专利权人独立实施自己的专利;也包括专利权人许可他人实施自己的专利技术,并收取使用费;还包括专利权人将专利技术作价与他人合作实施或者转让给他人实施。只有充分实施专利,专利权人才能从中得到相应的经济利益。专利转化还包括专利权人将专利权作价入股进行投资,以及通过知识产权质押和知识产权信托等方式进行知识产权融资。

（二）专利价值评估

专利价值评估无论是对于企业还是对于个人都具有重大的意义。借助高质量、高价值的专利,企业不仅能够控制国内市场,还可以打入国际市场;企业不仅可以将高价值专利质押融资,还可以转让、许可变现。个人如果拥有高质量的专利,不仅可以自己投资生产,也可以选择有资质的企业合作生产,同样可以转让或许可专利。专利评估的方法包括收益法、市场法、成本法、实物期权法、模糊数学评价法、专利价值度法等。影响专利价值的因素有很多,《专利资产评估指导意见》的第二十一条至第二十三条指出,专利资产评估应对影响专利资产价值的法律因素、技术因素和经济因素分别进行分析。以下仅从这三个角度简单分析影响专利价值的因素。

1. 法律价值　专利具有法律属性。专利的法律属性就是指专利被法律赋予的专有性,也可称为排他性。因此,影响专利法律属性的因素,可以用来评估专利的法律价值。评估一个专利是否具有法律价值,首先要评估这个专利是否有效,只有有效专利才具有价值。人们通常有个误区,认为获得了专利证书的专利就是有效专利。实际上,获得专利证书的专利需要每年缴纳专利年费才能维持专利的有效性。因此,在专利的转化过程中一定要了解专利当时的法律状态。法律价值还包括判断专利是申请阶段的专利还是授权阶段的专利,是初审阶段的专利还是实审阶段的专利,不同阶段的价值不同,后面阶段的价值大于前面阶段的价值。发明、实用新型和外观设计专利分别具有不同的保护期限,评估一个专利法律价值的高低,就需要了解不同类型专利的剩余使用期限,剩余使用期限越长,价值越高。例如,一个处于有效期的医药领域的发明专利,其剩余的保护期为 5 年。此时,我们在评估该专利的价值时,就要充分考虑到医药领域的特殊性。由于医药企业的研发时间以及取得产品注册证的时间较长,当这个专利产品能够获批上市销售时,也许这个专利已经失效了,企业无法获得专利的保护。其次,对专利法律价值的评估还包括对专利稳定性的评估。例如,发明专利需要经过审查员对其新颖性、创造性和实用性进行实质审查后才能获得专利权,而实用新型专利不需要进行实质审查就能获得专利权。因此,发明专利的稳定性要高于实用新型专利,专利的撰写质量越高越稳定。专利法律状态越稳定,专利价值越高。例如,经过侵权和无效等法律诉讼程序后,其权利仍然全部有效的专利,其价值相对来说更高一些。此外,对专利法律价值的评估还需要判断专利的自由度,即判断专利所有权或专利使用权在行使权利过程中的自由程度。例如,一家企业在购买医疗器械专利的过程中没有进行专利自由度的判断。那么,如果该专利技术已经许可给他人实施,企业就需要遵守许可协议的约定,允许被许可方继续实施专利。在这种情况下,该企业并没有购得完整的专利权,就会导致购买专利的费用偏高,不符合实际价值。如果该专利落入到其他在先专利的保护范围,即便该企业已经拥有的专利权,该专利产品进入市场后,未经许可也无法销售,否则会有侵权的风险。

2. 技术价值　专利中包含发明创造的技术内容,技术的先进性、技术的发展趋势、技术的适用范围、技术的不可替代性以及技术的可实施性均对专利价值有重要影响。

技术的先进性是指在当前分析的时间点上,专利技术与本领域的其他技术相比是否处于领先地位。例如,原创型技术要领先于改进型技术,解决核心问题的专利技术要优先于解决普通问题的专利技术。因此,原研药品专利的价值要高于仿制药品专利的价值;核心产品专利价值高于外围产品专利价值。根据专利检索数据,也可以推断专利的先进性,专利被引次数是体现专利价值的重要标准,被大量引用的专利对后来的发明创造具有重要的启示作用和极大的参考价值,通常被视为某一领域的核心专利,通过对专利被引用次数的分析,可以了解专利的重要性和价值。一般来说,专利自身被引用的次数越多,代表专利技术的先进性和创新性越强,专利价值越大。

技术的发展趋势是指该专利技术所在的技术领域目前的发展趋势。可以通过检索该技术所在技术领域的专利申请、公开及授权的增长数量,来评估专利技术的发展趋势。下面以超声消融用于治疗高血压的技术为例进行说明,通过检索该领域的专利申请、公开及授权的数量,我们得到了图 5-3 所示的数据(该数据的检索截止日期为 2022 年 8 月 31 日)。

从图 5-3 可以看出,超声消融用于治疗高血压的相关专利最早于 2005 年申请,之后的 5 年申请量缓慢增长,到 2011 年之后显著增长,到 2014 年申请量达到高峰为 177 件,之后迅速下降,从 2016 年至今申请量在每年 70 件左右。通过该图可以分析出该技术在 2005 年处于萌芽期,从 2006 年到 2011 年处于发展期,2014 年达到研发的顶峰,此后研发的热度逐渐降低,该技术处于衰落期。通过技术的发展趋势,可以判断该技术的价值。

技术的适用范围是指专利技术可以应用的范围,包括专利说明书中给出的应用场景多少、专利权利要求所保护的范围大小等。例如,某医学研究所申请了一个内分泌药物治疗预后判断的试剂盒专利,该专利说明书中给出的应用场景主要是用于乳腺癌患者,而且权利要求保护的也是用于乳腺癌患者。因此,虽然该试剂盒的灵敏度很高,但是由于应用场景的限制,其他企业和个人很容易绕过该专利将其用在前列腺癌等其他癌症的预后判断上,导致该专利的价值不高。

技术的不可替代性是指是否存在解决相同或类似问题的替代技术方案。替代技术可通过专利检索寻找,即通过检索需要解决的问题或者检索需要达到的效果来寻找替代技术方案。如果没有找到替代方案,说明专利技术的价值高。

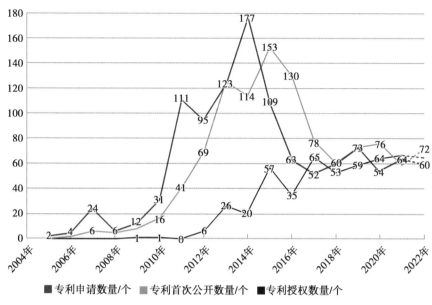

图 5-3　超声消融用于治疗高血压的专利数量趋势图

技术的可实施性反映专利未来技术的应用前景以及技术成果转化的实现程度。随着科技的发展,技术更新迭代的速度不断加快,而医药卫生领域从研发到临床试验再到投入市场需要很长时间,因此,评估专利价值时一定要考虑未来专利技术的应用前景。此外,药品及医疗器械的生产环境较为苛刻,需要投入大量资金,生产周期长,这些因素都不利于技术的实施。在评估专利价值时,一定要充分考虑专利技术成果转化的难易程度。此外,技术的可实施性还体现在是否存在侵犯其他专利权的风险。近年来,医药企业的专利侵权诉讼逐年增加,使得药品在上市的过程中接连碰壁,通过自由实施(freedom to operate,FTO)专利检索与分析来评估专利侵权风险,找到应对措施,可以降低涉诉风险,提升专利价值。

3. 经济价值　经济价值是从市场经济效益的角度来评价专利的价值。市场的规模、市场的竞争优势、政策导向和市场获益能力等均会对专利的价值产生影响。例如,随着我国人均寿命的延长,冠状动脉硬化以及高血压的患病率逐年提高,市场规模、市场需求不断增大。如果专利产品在这些领域具有竞争优势,市场占有率高,那么这个专利的经济价值就高。此外,国家的医药政策对医药专利的价值影响很大,如果国家发布的政策有利于行业发展,医药行业的交易需求就上升,相应医药专利的价值也会提高;如果医药行业的审批速度加快,药品和医疗器械上市的时间缩短,同样也会提升专利的价值。生物医药属于国家战略产业,技术创新符合国家战略性需求,专利技术的社会效益较大,专利的价值会逐步提升。

专利价值的评估是一项系统、复杂的工作,具有很强的理论性、法律性、技术性和时间性等特点,同时也会涉及法学、经济学、会计学等多个学科知识。评估者可以根据专利转化目的的不同,结合各种影响因素及可获得的资料、数据,采用不同的评估方法。

(常　慧)

参考文献 ••

［1］马天旗. 专利挖掘 [M]. 北京: 知识产权出版社, 2016: 2-5.

［2］山东大学齐鲁医院. 新型复合注射引流针及囊腔注射引流方法: 201711146790. 4 [P]. 2017-11-17.

［3］ENRIQUEZ-SARANO M, SCHAFF H V, ORSZULAK T A, et al. Valve repair improves the outcome of surgery formitral regurgitation: a multivariate analysis [J]. Circulation, 1995, 91 (4): 1022-1088.

［4］李建蓉. 专利文献与信息 [M]. 北京: 知识产权出版社, 2002: 1-3.

［5］谷业凯. 知识产权赋能高质量发展 [N]. 人民日报, 2022-01-07 (7).

［6］曾莉, 罗晓涵. 专利转化及相关基本概念辨析与思考 [J]. 科技进步与对策, 2015, 32 (12): 109-113.

［7］郭书贵. 专利价值分析与评估体系规范研究 [M]. 北京: 知识产权出版社, 2015: 8-59.

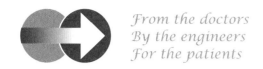

From the doctors
By the engineers
For the patients

第六章
临床前研究

第一节　创新型医疗器械产品的基本原则及核心技术要求

一、基本原则

《创新医疗器械特别审查程序》对具有我国发明专利,技术上具有国内首创、国际领先水平,并且具有显著临床应用价值的医疗器械设置了特别审批通道。对于经审查同意按该程序审批的创新医疗器械,国家药监局及相关技术机构按照"早期介入、专人负责、科学审查"的原则,解决申请人在产品研发、申报、审评等关键技术节点存在的问题,并在标准不降低、程序不减少的情况下对创新医疗器械予以优先审评审批,让创新产品"单独排队,一路快跑",助力创新医疗器械快速获准上市。根据国家药监局发布的医疗器械注册数据统计,2014 年以来截至 2023 年 12 月,国家药监局共审查确定 486 个产品进入创新医疗器械特别审批通道,共批准 250 个创新医疗器械产品上市,占比约为 51.4%,《创新医疗器械特别审查程序》有力地促进了创新产品的上市。

根据《创新医疗器械特别审查程序》第二条的规定,同时符合下列几点的产品属于创新医疗器械:①专利要求:申请人通过其主导的技术创新活动,在中国依法拥有产品核心技术发明专利权,或者依法通过受让取得在中国发明专利权或其使用权,创新医疗器械特别审查申请时间距专利授权公告日不超过 5 年;或者核心技术发明专利的申请已由国务院专利行政部门公开,并由国家知识产权局专利检索咨询中心出具检索报告,报告载明产品核心技术方案具备新颖性和创造性。②创新要求:产品主要工作原理或者作用机制为国内首创,产品性能或者安全性能与同类产品比较有根本性改进,技术上处于国际领先水平。③临床要求:产品具有显著的临床应用价值。④定型要求:已完成产品的前期研究并具有基本定型产品,研究过程真实和受控,研究数据完整和可溯源。

判定创新型医疗器械产品的逻辑,企业具有哪些与拟申报产品核心技术相关的发明专利,通过这些发明专利的使用分别改变了产品的哪些核心技术指标、提升了哪些产品性能,这些改变和提升分别带来了哪些显著的临床应用价值,并提供支撑性证明文件加以论证。

1. 专利　创新医疗器械产品判定的核心条件之一就是,在中国依法拥有产品核心技术发明专利。审查程序特别关注:申报的产品有没有发明专利,该发明专利保护的是不是产品的核心技术,该发明专利是不是在国内申报的产品是首次使用。考虑到专利的特点与医疗器械研发的平均周期,同时要求专利授权公告日距创新医疗器械特别审查申请时间不超过5年。

完整的产品核心技术中国发明专利文件包括:

(1)申请人已获取中国发明专利权的,需提供经申请人签章的专利授权证书、权利要求书、说明书复印件和专利主管部门出具的专利登记簿副本原件。

(2)申请人依法通过受让取得在中国发明专利使用权的,除提交专利权人持有的专利授权证书、权利要求书、说明书、专利登记簿副本复印件外,还需提供经专利主管部门出具的《专利实施许可合同备案证明》原件。

(3)发明专利申请已由国务院专利行政部门公开、未获得授权的,需提供经申请人签章的发明专利已公开证明文件复印件和公布版本的权利要求书、说明书复印件。由国家知识产权局专利检索咨询中心出具检索报告,报告载明产品核心技术方案具备新颖性和创造性。

发明专利应与拟申报产品密切相关,不是制备方法或实用新型专利。如存在多项发明专利,建议以列表方式展示发明专利名称、专利权人、专利状态等信息,以及发明专利对应产品核心技术情况。

2. 创新性   创新性是指医疗器械产品主要工作原理或者作用机制为国内首创,包含国际首创、国内首创或者国产首创。国际首创,产品的性能或安全性有根本改进,技术处于国际领先水平;国内首创,国内没有相同的产品被国内各级医疗器械监督管理部门批准上市,技术处于国内领先水平;国产首创,产品属于国内首次仿制国外已在国内上市的同类产品。

产品创新的证明性文件,一般应包括:

(1)国内外已上市同类产品应用情况的分析及对比。提供境内已上市同类产品检索情况说明,一般应包括检索数据库、检索日期、检索关键字及各检索关键字检索到的结果,分析所申请医疗器械与已上市同类产品(如有)在工作原理或者作用机制方面的不同之处。提供境外已上市同类产品应用情况的说明,提供支持产品在技术上处于国际领先水平的对比分析资料(如有)。

(2)产品的创新内容及在临床应用的显著价值。产品创新性综述,阐述产品的创新内容,论述通过创新使所申请医疗器械较现有产品或治疗手段在安全、有效、节约等方面发生根本性改进和具有显著临床应用价值。同时提供支持产品具备创新性的相关技术资料。

(3)产品或其核心技术曾经获得过国家级、省部级科技奖励,可以作为其他证明材料进行说明并提交相关证明文件复印件。

3. 显著临床价值   创新医疗器械产品的临床应用,与传统的临床解决方案相比,在有效性、安全性以及降低临床费用等方面,有一方面的特别贡献,即可认为具有显著临床应用价值。

这种临床应用价值不仅要用产品设计验证性能的数据说话,更需要文献资料的证明,动物实验的数据以及结果加以佐证,必要时提供申报产品临床验证的部分案例的总结报告或者完整临床报告。国内核心刊物或国外权威刊物公开发表的能够充分说明产品临床应用价值的学术论文、专著及文件综述,尤其是与产品开发研究相关的专家在国内外著名刊物发表的署名文章,亦可作为支撑依据。

4. **产品基本定型**　《创新医疗器械特别审查程序》第二条要求,申请人已完成产品的前期研究并具有基本定型产品,研究过程真实和受控,研究数据完整和可溯源。其目的是保证通过审查的创新医疗器械可以尽快进入注册环节,确保在审查结果告知后 5 年内实现上市。《创新医疗器械特别审查程序》规定"审查结果告知后 5 年内,未申报注册的创新医疗器械,不再按照本程序实施审查"。

产品基本定型的重要指标包括:

(1)产品研发过程及结果综述。提供产品研发的立题依据及已开展的实验室研究、动物实验研究(如有)、临床研究及结果(如有),提交包括设计输入、设计验证及设计输出在内的产品研发情况综合报告。

(2)产品样机。

(3)技术要求和相关检验测试报告(涉及指标性能、生物学评价、电磁兼容性、灭菌验证等)。对于一些产品来说,影响其定型的特殊性能验证应至少包括相关产品的动物实验验证;涉及免疫原性的产品,应完成免疫原性验证、病毒灭活验证等实验;涉及耐久性的产品,应该完成耐疲劳试验;对于体外诊断试剂方面的产品,应该提供小样本量的临床预试验结果。

(4)产品风险分析资料,参照 GB/T 42062—2022《医疗器械风险管理对医疗器械的应用》标准相关要求编写。

(5)产品说明书(样稿)。

(6)临床前研究报告,对产品的安全性和有效性进行论证,必要时提供动物实验验证报告和临床预试验资料。

二、核心技术要求

医疗器械的创新主要来源三个方面:①临床创新:原始的医疗器械创新往往来源于临床实践,通过医工转化实现;②新材料:新技术在医疗器械上的应用,产生创新医疗器械;③已有医疗器械产品的更新换代:高新技术的介入,提高制造技术转型与升级。三个方面互相关联、交叉融合,构成国产医疗器械创新的主流。

创新医疗器械的核心技术要求需要符合《医疗器械安全和性能的基本原则》,考虑以下方面内容,如临床评价;化学、物理和生物学特性;灭菌和微生物污染;环境和使用条件;对电气、机械和热风险的防护;有源医疗器械及与其连接的医疗器械;含有软件的医疗器械以及独立软件;具有诊断或测量功能的医疗器械;说明书和标签;辐射防护;对非专业用户使用风险的防护;含有生物源材料的医疗器械;植入医疗器械的特殊要求;含有药物成分的组合产品等。

2014—2021 年,国家药监局共批准 134 个创新医疗器械产品上市。其中 2020—2021年共批准 61 个创新医疗器械产品,神经和心血管手术器械 - 心血管介入器械创新产品占8.2%,先后为上海微创心脉医疗科技(集团)股份有限公司的药物球囊扩张导管、珠海通桥医疗科技有限公司的取栓支架、归创通桥医疗科技股份有限公司的药物洗脱 PTA 球囊扩张导管、湖南埃普特医疗器械有限公司的锚定球囊扩张导管、浙江巴泰医疗科技有限公司的紫杉醇洗脱 PTCA 球囊扩张导管。下面以批准产品数量较多的药物球囊扩张导管为例进行说明。

我国批准的第一个药物球囊扩张导管创新产品为 OTW 型球囊扩张导管,由球囊、显影环、内管、外管、应力扩散管和 Y 型连接件组成。用于经皮腔内血管成形术中股、腘动脉(膝下动脉除外)的球囊扩张,以治疗动脉粥样硬化性狭窄或闭塞性病变。该产品在临床应用中通过扩张股、腘动脉(膝下动脉除外),药物涂层充分与病变血管内壁贴合,药物得以有效释放,从而抑制病变血管再次狭窄,达到治疗目的。同时无植入物长期存留体内,为临床使用提供了新的选择。

1. 化学、物理特性以及含有药物成分的组合产品　根据公开的审评报告,对于产品化学、物理特性的研究包含常规球囊扩张导管产品的研究项目,如外观、尺寸、尖端构型、断裂力、球囊额定爆破压力、球囊疲劳、无泄漏、射线可探测性、连接件(座)、耐腐蚀性、水合性、导丝兼容性、球囊充盈时间、球囊卸压时间、球囊直径与充盈压力的关系、重金属、酸碱度、环氧乙烷残留量、充盈腔通畅性、显影点内侧距离、推送性、柔顺性、跟踪性、回撤性、排空性能、球囊扩张时间等。

该创新产品因引入药物涂层,还进行了额外的研究,如药物剂量选择、药械结合相互作用、药物有效性和相关物质、药物鉴别和载药量、溶剂残留、药物涂层释放性能、体外释放率、药物涂层均匀性、涂层牢固度、微粒(不溶性微粒、模拟体内介质下微粒)、药物极限条件等。

2. 生物学特性　生物相容性评价除了进行与常规球囊扩张导管产品相同的细胞毒性、迟发型超敏反应、皮内刺激、急性全身毒性、溶血、血栓形成、凝血、热原、细菌内毒素项目评价之外,因引入的药物涂层与人体长期接触,还对亚慢性及慢性毒性、遗传毒性、发育和生殖毒性、致癌性等项目进行了评价。

3. 灭菌　无菌医疗器械应按照经验证的方法进行灭菌,灭菌过程确认除考虑灭菌残留物之外,还需评价灭菌工艺对药物涂层的影响。

4. 有效期和包装　在货架有效期内、开封后的使用期间(对于诊断试剂,包括在机稳定性),以及运输或送货期间(对于诊断试剂,包括被测样品),医疗器械应具有可接受的稳定性。

因产品含有药物涂层,器械和药物分别开展了加速老化和实时老化研究,包括产品稳定性、包装完整性和运输模拟验证,额外对药液稳定性、涂层老化、运输过程药物损失进行了研究。

5. 动物研究　医疗器械应达到制造商的预期性能,其设计和生产,应确保器械在预期使用条件下达到预期目的。这些器械应是安全的并且能够实现其预期性能,与患者受益相比,其风险是可以接受的,不会损害医疗环境、患者安全、使用者及他人的安全和健康。

常规球囊扩张导管产品无须开展动物研究,药物球囊扩张导管因引入药物涂层,需考虑药物涂层的安全性及药物涂层释放、代谢,因此采用猪模型开展了安全性、体内药代动力学、药物涂层体内释放率的动物实验研究。

6. 临床评价　常规球囊扩张导管产品免于临床评价,药物球囊扩张导管因引入的药物涂层,且当时尚无股、腘动脉用药物球囊扩张导管产品上市,因此采用临床试验的方式进行临床评价。评价指标包括 6 个月靶病变晚期管腔丢失、成功率、6 个月靶病变血管管腔最小直径、6 个月 /12 个月靶病变血运重建发生率、6 个月靶病变血管再狭窄率、30 天 /6 个月 /12 个月 Rutherford 分级的改变、30 天 /6 个月踝肱指数变化、30 天 /6 个月 /12 个月治疗下肢的保肢率、30 天 /6 个月 /12 个月主要不良事件发生率。

该产品上市后仍要求生产企业完成以下工作：开展以 12 个月靶血管通畅率为主要观察终点的注册研究，随访时间至少为 2 年；注意观察微粒相关的不良事件，如远端栓塞事件等。

药物球囊扩张导管非有源产品且由专业用户使用，因此《医疗器械安全和性能的基本原则》中很多内容对该产品不适用，包括环境和使用条件；对电气、机械和热风险的防护；有源医疗器械及与其连接的医疗器械；含有软件的医疗器械以及独立软件；具有诊断或测量功能的医疗器械；辐射防护；对非专业用户使用风险的防护等。

《医疗器械安全和性能的基本原则》是基于通用风险提炼出的医疗器械安全、有效的基本要求，将此融入医疗器械的研发和生产过程中，在质量管理体系的控制下，形成相应的符合性证据。针对创新引入的风险，采取相应的风险控制措施将风险降低并维持在规定水平，可采用台架试验、模体试验、计算机模拟试验、动物实验、临床评价等对已识别风险的控制措施有效性进行验证 / 确认。采用最有效的方式获取证明符合医疗器械安全和性能基本原则所需的最少量信息，消除或减轻不必要的负担，使患者能够及早并持续获得安全、有效的医疗器械。

（李丹荣）

第二节　生物材料医疗器械质量检验和评价

当今，用于制造医疗器械的生物材料主要有以下几类，包括金属材料、聚合物材料、无机非金属材料、动物源性材料和复合材料等。生物材料医疗器械种类和来源多样，新材料、新工艺、新技术和新产品也不断涌现，如可降解 / 吸收植入物、纳米材料、新型药械组合产品和增材制造产品等。以可降解 / 吸收植入物为例，为解决长期植入物的体内存留导致的不良影响，近几年可降解生物材料在产品研发中应用越来越多，如动物源蛋白类材料、高分子聚合物材料、可降解金属等。在降解性能方面，产品分为可体内降解和不可体内降解两大类。相较于常规惰性材料，可降解 / 吸收材料在体内发挥支撑、填补等医疗器械固有效应的同时，兼具组织诱导修复作用，即材料在支撑组织缺损的同时在组织修复过程中也缓慢降解，达到材料降解与组织修复的有机结合。

材料学的发展给医疗器械领域不断带来新的产品。但是，不论选用哪种材料制备的生物材料类医疗器械，安全、有效、质量可控是上市和临床应用的基本要求。应用质量控制技术和标准对产品上市前的安全性、有效性、质量可控性进行检验即为生物材料产品检验的具体内容。对于生物材料医疗器械的检验，主要是对产品的各项技术指标进行验证。从产品材料的化学性质、物理性质表征展开，对产品技术要求进行验证。在此基础上，也要对器械产品进行生物学评价。产品的理化性能表征根据产品材料的特点进行，生物学评价可按照 GB/T 16886 系列标准开展。

本节将从对生物材料医疗器械的物理特性表征、化学特性表征和生物学评价几个方面展开论述，阐述在研发、型式检验和生物学评价中应考虑的质量控制内容以及可参考的方法及标准。

一、生物材料医疗器械物理性能评价技术和方法

生物材料的最终使用是制成生物体内可接受的器官和器件,因此,生物材料需与生物结构(包括器官)的物理性能相容。本文从生物材料力学性能、颗粒物质分析、表面性能、MRI兼容性、孔隙、黏合性能六个方面评价技术和方法进行介绍。

(一) 生物材料的力学性能

生物材料应具备适当的力学性能:有一定的静载强度(包括抗拉、压缩、弯曲和剪切强度);有适当的弹性模量和硬度;有良好的耐磨性(其中摩擦磨损是人工关节材料的关键);有耐腐蚀和耐腐蚀疲劳性;具有良好的润滑性等。

人们要有效地使用材料,首先必须了解材料的力学性能以及影响材料力学性能的各种因素。每种材料的失效形式均与其相关的力学性能有关(图 6-1)。结合材料的失效形式,人们可以通过设计实验来了解材料各方面的力学性能。以下主要介绍几种常见的材料力学性能试验,包括拉伸试验、压缩试验、扭转试验、硬度试验、冲击韧度试验、疲劳试验等。

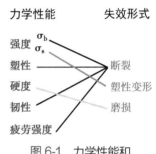

图 6-1　力学性能和失效形式的关系

1. **拉伸试验**　力学性能试验方法是检测和评定医疗器械质量的重要手段之一,其中拉伸试验则是应用最广泛的力学性能试验方法。影响拉伸试验结果准确度的因素很多,主要包括试样、试验设备和仪器、拉伸性能测试技术和试验结果处理几大类。为获得准确可靠的、实验室间可比较的试验数据,必须将这些因素加以限定,使其影响减至最小。

2. **压缩试验**　压缩试验主要用于测定材料的压缩屈服极限以抗拉强度,并通过试验观察材料在压缩过程中的各种现象(主要是变形和破坏形式),以此来比较各种材料的压缩机械性能的特点。

3. **扭转试验**　扭转试验是观察试样在扭转力偶作用下试样受力和变形的行为。通过观察材料的破坏方式,来测定材料的剪切屈服极限及剪切强度极限。

4. **硬度试验**　硬度试验按受力方式可分为压入法、刻划法两种,一般来说普遍采用压入法;按加力速度可分为静力试验法和动力试验法两种,其中静力试验法最为普遍,常用的布、洛、维氏硬度等均属静力压入试验法。

5. **冲击韧度试验**　在实际工程机械中,有许多构件常受到冲击载荷的作用,机器设计中应力求避免冲击波负荷。但由于结构或运行的特点,冲击负荷难以完全避免,为了了解材料在冲击载荷下的性能,必须进行冲击试验。

6. **疲劳试验**　疲劳试验用以测定材料或结构疲劳应力或应变循环数的过程。疲劳是循环加载条件下发生在材料某点处局部的、永久性的损伤递增过程。经足够的应力或应变循环后,损伤积累可使材料发生裂纹,或裂纹进一步扩展至完全断裂。出现可见裂纹或完全断裂,统称疲劳破坏。按破坏循环次数的高低,疲劳试验分为两类:①高循环疲劳(高周疲劳)试验:对于此种试验,施加的循环应力水平较低;②低循环疲劳(低周疲劳)试验:此时循环应力常超过材料的屈服极限,故通过控制应变实施加载。

对于生物材料,疲劳测试主要为医疗器械成品的疲劳性能测试,主要包括以下几类长期植/介入人体的医疗器械。

(1)血管支架体外脉动耐久性测试:该测试方法适用于血管支架的疲劳测试,支架承受流体负载模拟支架在体内的受载和/或直径变化。支架应放到可使支架直径产生周期性变化的模拟血管中。一般来说,有两种常用的试验方法,即压力控制法和直径控制法。压力控制法要求模拟血管在生理压力、脉动速度和尽可能高的测试频率下具有与自体血管相似的顺应性;直径控制法(也称为应变控制法)需要使用直径测试系统和模拟血管来保证在测试频率下达到预期的直径的最小值和最大值,或相同的直径变化量以及支架平均直径。

(2)人工心脏瓣膜耐久性测试:人工心脏瓣膜预期可以持续数亿个周期,因此需要一种加速方法来证明器械在合理时间范围内的耐久性。人工心脏瓣膜需在适当的载荷条件下进行测试,同时在适当的流体环境中模拟器械功能并规定需要的循环次数,以证明器械在体外的耐久性。

可以采用多种方法评估人工心脏瓣膜的耐久性能。图 6-2 提供了综合耐久性评估方法结合使用的示例。

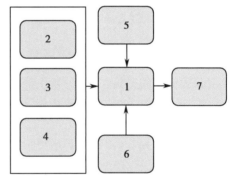

图 6-2　人工心脏瓣膜综合耐久性评估示例
1. 综合耐久性评估;2. 实时磨损试验;3. 动态失效模式试验;4.加速磨损试验;5. 计算分析结果;6. 临床前体内评价结果;7. 通知风险评定。

(二)生物材料的颗粒物质分析方法

粒度分析又称"机械分析",是研究碎屑沉积物中各种粒度的百分含量及粒度分布的一种方法。一般固体材料颗粒大小可以用"颗粒粒度"概念来描述,但由于颗粒形状的复杂性,一般很难直接用一个尺度来描述一个颗粒大小,因此在粒度大小的描述过程中广泛采用"等效粒度"的概念。对于不同原理的粒度分析仪器,所依据的测量原理不同,其颗粒特性也不相同,只能进行等效对比,不能进行横向直接对比。

1. 颗粒大小及形状表征　颗粒的大小和形状是粉体材料最重要的物性特性表征量。颗粒大小的表征方法主要有三种:三轴径、定向径、当量径。

2. 粒度分析测量方法

(1)直接观察法:显微镜法是一种测定颗粒粒度的常用方法。根据材料颗粒的不同,既可以采用一般的光学显微镜,也可以采用电子显微镜。与其他粒度分析方法相比,显微镜法的优点在于直接测量粒子本身,而不是测定与粒子相关的某些性质,操作者可以直接观察粒子的大小、形状、外观和分散情况。

(2)筛分法:筛分法是用筛子将材料按颗粒大小分离的方法。

(3)沉降法:沉降法是利用不同大小的颗粒在液体介质中沉降速度的差异来测量分体粒度分布的一种最经典的方法。可分为重力沉降(微米级)、离心沉降(纳米级)。

(4)激光粒度分析法:粒度大小不同的颗粒在各个角度上色散光强不同,利用检测到的光强信号可以反演出颗粒群的粒度分布。对粒度大小不同的颗粒在各个角度上色散理论主要有米氏散射理论、夫琅禾费衍射理论。

（5）其他颗粒粒度测量方法：还有电传感法粒度测试、电超声粒度分析法、电泳法、费式法、质谱法等。

（三）生物材料的表面性能测试方法

1. 表面分析的重要性   固体的表面状态对于材料的性能有着极其重要的影响。例如，材料的氧化和腐蚀、强韧性和断裂行为、半导体的外延生长等，都与表面层或几个原子层以内原子尺度上的化学成分和结构有着密切的关系。因此，要求从微观甚至原子和分子层面去认识表面现象。

2. 表面分析技术的内容   表面分析技术是对材料表面进行原子数量级信息探测的一种实验技术。其原理是利用电子束、离子束、光子束或中性粒子束作为激发源作用于被分析试样，再以被试样所反射、散射或辐射释放出来的电子、离子、光子作为信号源，然后用各种检测器（探头）并配合一系列精密的电子仪器来收集、处理和分析这些信号源，就可以获得有关试样表面特征的信息。表面分析仪器分类有显微镜类（通过放大成像以观察表面形貌为主要用途的仪器）、分子谱仪（通过表面不同的发射谱以分析表面成分、结构为主要用途的仪器）。

3. 表面分析技术的应用   表面分析技术主要应用在以下几个方面：

（1）表面形貌分析：主要分析仪器为光学显微镜、扫描电子显微镜、透射电子显微镜等。

（2）表面成分分析：主要分析仪器为X射线光电子能谱仪、俄歇电子能谱仪、低能电子衍射谱仪。

（3）表面结构分析：主要分析仪器为X射线衍射仪、电子衍射仪、中子衍射仪等。

（四）生物材料的磁共振兼容性

磁共振成像（MRI）是利用人体中的氢原子在外加磁场的作用下产生共振这一特征为基础建立起的一种医学影像学技术。由于其空间对比度和组织分辨率较其他方法更为优越，兼具多维成像且无电离辐射等优点，已成为当今医学诊断中最强有力的工具。

进行MRI检查时必须将人体置于强大的外加磁场中，当带有金属植入物的患者进行此项检查时，强大的磁场与金属物质之间的相互作用可能会对患者造成损伤或对金属植入物的功能造成损坏。因此，对于心血管植入物，要分别对MR环境下的位移力、扭矩、射频致热和伪影等四项性能进行测试与评价。

1. 磁致位移力   磁致位移力是位于空间梯度磁场中的磁性物体受到的力，该力会导致磁性物体在梯度场中移动。磁致位移力测试是确定MRI检查时或在MR环境中医疗器械的存在是否会导致患者受伤的试验之一。如果器械的偏移角小于45°，那么磁致偏移力小于器械受到的重力（器械的重量）。在这种情况下，可认为磁致偏移力的危险性并不比在地球重力场中日常活动的危险性高。器械在某一个MRI系统最大静磁场梯度处产生的偏移角小于45°，并不能确保其在磁场强度更高或静磁场梯度更大的系统中产生的偏移角也小于45°。

2. 磁致扭矩   在MRI测试系统的静磁场会令器械产生扭转，使器械长轴方向和磁场方向一致。磁致扭矩最大值与最恶劣情况下的重力扭矩（此数值等于器械质量力乘以器械最大线性尺寸）相比，如果前者小于后者，此时可以假设该器械由MR环境下扭矩引起的风险不会大于该器械在地球重力场作用下日常活动所引发的风险。

3. 伪影   与无器械时的参考图像相比，当器械存在时，若图像中像素点的强度变化超过 30%，则该像素点视为图像伪影的一部分。在给定的 MR 环境中，无源植入物产生的伪影与植入物的尺寸、形状和成分有着复杂的关系。伪影的可接受性取决于植入物的类型、位置，还有身体成像的部位。伪影试验为量化与植入物相关的伪影的严重程度提供了客观依据，可以用来比较多种植入物的潜在伪影，为健康护理专业人员在不同应用场合挑选合适的植入物提供帮助。

4. 射频致热分析　射频（RF）致热描述了由包含特定 RF 频率激发的 MR 过程所致植入物温度升高的试验方法。致热测试需进行两次，第一次带有植入物，第二次移除植入物后在相同位置重复测量。根据两次测量的结果，估算出局部 SAR 值和由植入物引起的额外温度升高，测量结果可作为计算模型的输入，以评估患者体内植入物所导致的温度升高，结合测量结果和计算模型结果，评价带植入物的患者在 MR 扫描时的安全性。

（五）生物材料的孔隙测试方法

1. 平面孔隙　通过测量扫描电子显微照片或光学显微照片，确定缝隙的面积和 / 或样本上的材料面积。如果内表面和外表面之间存在差异，应描述两者特征，除非提供对表面进行测量的合理性判断。

2. 重量孔隙　比较样本的每单位面积的测得重量与样本的产品密度。

3. 微观孔隙（节点间距离）　通过扫描电子显微照片或微观图像上的测量，来测定拉伸或加压聚合物中的主要节点间距离。如果内表面和外表面之间存在差异，应描述两者特征。

（六）生物材料的黏合性能测试方法

评价黏结质量最常用的方法是测定黏结强度。黏结强度是指胶黏体系破坏时所需要的应力，目前主要是通过破坏试验测得的。黏结强度是指在外力作用下，使胶黏件中的胶黏剂与被黏物界面或其邻近处发生破坏所需的应力，黏结强度又称为胶接强度。

根据黏结接头受力情况不同，黏结强度具体可以分为剪切强度、拉伸强度、不均匀扯离强度、剥离强度、压缩强度、冲击强度、弯曲强度、扭转强度、持久强度、疲劳强度、抗蠕变强度等。

1. 剪切强度　剪切强度是指黏结件破坏时，单位黏结面所能承受的剪切力。剪切强度按测试时的受力方式，又分为拉伸剪切强度、压缩剪切强度、扭转剪切强度和弯曲剪切强度等。

2. 拉伸强度　拉伸强度是指黏结受力破坏时，单位面积所承受的拉伸力。

3. 剥离强度　剥离强度是在规定的剥离条件下，使黏结件分离时单位宽度所能承受的最大载荷。剥离的形式多种多样，一般可分为 L 型剥离、U 型剥离、T 型剥离和曲面剥离。

4. 不均匀扯离强度　不均匀扯离强度表示黏结接头受到不均匀扯离力作用时所能承受的最大载荷，因载荷多集中于胶层的两个边缘或一个边缘上，故是单位长度而不是单位面积受力。

5. 冲击强度　冲击强度意指黏结件承受冲击载荷而破坏时，单位黏结面积所消耗的最大功。按照接头形式和受力方式的不同，冲击强度又分为弯曲冲击强度、压缩剪切冲击强度、拉伸剪切冲击强度、扭转剪切冲击强度和 T 型剥离冲击强度等。

6. 持久强度　持久强度就是黏结件长期经受静载荷作用后，单位黏结面积所能承受的最大载荷。持久强度受加载应力和试验温度的影响,随着加载应力和温度的提高,持久强度下降。

7. **疲劳强度**　疲劳强度是指对黏结接头重复施加一定载荷至规定次数不引起破坏的最大应力。

二、生物材料医疗器械化学性能评价技术和方法

(一) 生物材料化学组成分析的必要性和意义

生物材料化学组成的表征对于器械及材料的生物学评价是很重要的,它决定了材料的生物相容性。根据 GB/T 16886.1—2022《医疗器械生物学评价　第 1 部分:风险管理过程中的评价与试验》,第一步就要对医疗器械材料进行理化表征。在 GB/T 16886.18—2022《医疗器械生物学评价　第 18 部分:风险管理过程中医疗器械材料的化学表征》和 GB/T 16886.19—2022《医疗器械生物学评价　第 19 部分:材料物理化学、形态学和表面特性表征》中,分别给出了材料鉴别及其化学成分的定性与定量框架,判定与评价的各种参数和试验方法。生物材料的化学表征主要包括对材料的鉴别和对存在于材料或医疗器械成品中的化学物进行定性与定量。通过对材料的化学成分分析,可以确定材料所组成的器械是否与上市器械的等同性;可以检测材料的毒性成分,为毒理学风险分析者提供足够数据,用以风险分析评价器械是否安全,也可以作为质量控制,对入厂原料进行把控。

(二) 生物材料化学组成分析流程

1. 生物材料化学成分可以通过制造商或者文献分析获得。材料信息包括材料的化学名称、CAS 号、化学结构式 / 分子式、纯度等。信息越充足,越有益于分析。根据现有的法定标准、文献等,确定是否有现行的适用试验方法。从文献中查到的方法在使用前可能需要修改并确认。

2. 对于生物材料中任何成分或加工过程中所用的任何添加剂,根据预期的临床接触情况,选用合适的浸提条件,确保在成品使用过程中,可能释放出的任何组分都能浸提出来。针对某些器械的应用情况,一种材料并非需要进行全部的参数鉴别,所表征的程度根据预期临床介入程度与接触时间来确定。

3. 如果无法从原料供应商处获得生物材料的化学性能资料,可根据材料类别、临床预期接触部位及时间,选用适当的分析方法进行分析。如果查阅现有的标准、专论或相关文献,没有适用的方法,则应开发适宜的新方法,并对新方法进行验证和确认。方法确认应包括准确度、精密度、专属性、检出限等要求。

(三) 材料前处理方法

在生物材料化学成分的检验中,很少有样品不要前处理。由于生物材料比较复杂,化学成分的检测还要考虑样品前处理,保证待测组分能与基体材料分离,检测过程中不受其他成分的干扰。

样品前处理方法主要包括:

1. **制备浸提液**　通过采用适宜的方法制备浸提液,然后采用相关试验方法对浸提液开展表征分析,从而证实可溶出物的潜在危害,进而用于可溶出物导致人体健康风险性评价。当制备生物材料浸提液时,所用的浸提介质和浸提条件应该既要与最终产品的性质和用途

相适应,又要与试验方法的可预见性相适应。因此,理想的浸提条件和试验系统浸提液的应用既要反映产品的实际条件,还要反映试验的目的和预测性。

(1)浸提应在洁净、化学惰性的密闭容器中进行,该容器的顶部空间应尽量小。为确保浸提容器不干扰材料的浸提液,浸提容器应为:①具盖的硅酸盐玻璃容器;②适用于特殊材料和/或浸提步骤的其他惰性浸提容器。

(2)浸提条件一般包括浸提时间、浸提温度、浸提比例、浸提溶剂等。一般应综合考虑以下内容:①浸提时间:浸提时间应充分,以使材料的浸提量达到最大。②浸提温度:不同的供试验材料可以采用不同的浸提温度。浸提不应使材料发生明显降解,比如聚合物的浸提温度应选择在玻璃化温度下,如果玻璃化温度低于使用温度,浸提温度应低于熔化温度。③浸提比例:应足以达到最高提取效率,同时又保持检测灵敏度。浸提液的最佳体积取决于器械样品的性质和大小,因此宜根据浸提方法和样品大小采用最小量的浸提液以达到最大分析灵敏度。

(3)由高吸收材料制成的器械或用注入浸提液的方法提取残留物的器械,样品/浸提液的比例可能需要反映所增加的液体体积。无论何种情况,样品/浸提液的比例不应降低检测灵敏度。器械与浸提液或溶剂的体积比应满足以下要求:①浸提物质的量在适宜的剂量体积范围内达到最大量。②能证明器械用于人体的潜在危害。③器械或材料被溶剂浸没。有些试验方法要求浓缩浸提液,以提高试验的敏感性。④浸提溶剂:浸提溶剂的选择应适用于化学分析要求,同时应在模拟或严于临床使用条件的基础上确保浸提量最大。

(4)浸提是一个复杂的过程,受时间、温度、表面积与体积比、浸提介质以及材料相平衡的影响。如采用加速或加严浸提,应慎重考虑高温或其他条件对浸提动力学及浸提液恒定性的影响。常规操作浸提条件如下:①$(37 \pm 1)℃$,(24 ± 2)小时;②$(37 \pm 1)℃$,(72 ± 2)小时;③$(50 \pm 2)℃$,(72 ± 2)小时;④$(70 \pm 2)℃$,(24 ± 2)小时;⑤$(121 \pm 2)℃$,(1 ± 0.1)小时。

标准表面积用于确定所需的浸提液体积,其包括样品两面连接处的面积,不包括不确定的表面不规则面积。当样品外形不能确定其表面积时,浸提时可使用质量/体积比。常见浸提比例见表6-1。

表6-1 浸提比例表

厚度/mm	浸提比例 (表面积或质量/体积) ±10%	材料形态
<0.5	6cm²/ml	膜、薄片、管壁
0.5~1.0	3cm²/ml	管壁、厚板、小型模制件
>1.0	3cm²/ml	大型模制件
不规则形状固体器械	0.2g/ml	粉剂、球体、泡沫材料、非吸收性材料、模制件
不规则形状多孔器械(低密度材料)	0.1g/ml	薄膜

注:现在尚无测试吸收剂和水胶体的标准化方法,可采用测定材料的"吸收容量",即每克材料所吸收的浸提液总量,试验样品除材料的"吸收容量"外,应以0.1g/ml比例进行浸提。

GB/T 14233.1—2022《医用输液、输血、注射器具检验方法 第 1 部分：化学分析方法》给出了医用输液、输血、注射器具检验液制备方法。

2. 沉淀分离法　根据溶度积原理,利用某种沉淀剂有选择地沉淀一些离子,达到组分分离和富集。比如在金属化学成分检验中,利用沉淀剂与合金中的元素反应形成沉淀,与其他元素分离,避免其他元素干扰,再进行检验。GB/T 223 钢铁及合金化学分析方法系列标准中,很多标准都提到了沉淀处理方法。这种前处理方法的缺点就是操作较烦琐且费时,分离选择性较差。

3. 索氏提取法　是从固体物质中萃取化合物的一种方法,当溶剂加热沸腾后,利用溶剂回流和虹吸原理,使固体物质每一次都能为纯的溶剂所萃取,将固体中的可溶物富集到烧瓶内。根据 YY/T 0331—2006《脱脂棉纱布、脱脂棉粘胶混纺纱布的性能要求和试验方法》中"醚中可溶物的试验方法",采用索氏提取法,利用相似相溶原理,用乙醚将纱布中残留的脂肪抽提出来。

4. 微波消解法　微波是一种波长在 1mm~1m、频率为 300MHz~300GHz 的电磁波,它可以直接穿入试样的内部,在试样的不同深度产生生热效应,不仅使样品加热迅速,而且更均匀,同时它比传统的加热方法加热时间更短,效率更高,还节省试剂。金属化学成分检测中,需要对样品前处理,将金属元素转移至液体中进行检测,传统的干法或湿法消解,需要大量强酸消解液,消解结束后还需要赶酸处理,不仅对实验人员的身体,而且对环境都会造成不良的影响。另外,有些元素铅(Pb)、砷(As)、汞(Hg)、镉(Cd)等用传统的消解方法消解很容易损失。近年来微波消解技术已广泛应用于分析检测样品的前处理。GB/T 223.81—2007《钢铁及合金总铝和总硼含量的测定 微波消解 - 电感耦合等离子体质谱法》就用到了微波消解法。

5. 湿法分解法　就是将试样与试剂相互作用,将样品中待测组分转变为可供分析测定的离子或分子存在于溶液中。通常溶剂为各种酸溶液。天然大分子如蛋白质中氨基酸测定,用酸或碱对蛋白质进行处理,把蛋白质中的肽键打开,水解转变成单个氨基酸,再进行测定。YY/T 1453—2016《组织工程医疗器械产品 Ⅰ 型胶原蛋白表征方法》中,羟脯氨酸含量的检测就用到了酸水解处理。金属中的化学成分分析也常用到湿法处理,如 GB/T 4698 海绵钛、钛及钛合金化学分析方法系列标准中,样品大都采用了强酸进行溶解。湿法分解法的优点是设备简单,操作方便。它的缺点是加入的试剂腐蚀性较强,分析人员必须在有防护工具和通风良好的环境下操作;操作中通常采用电炉进行加热,温度不易控制,对有些试样分解不完全,有些易挥发组分在加热分解时可能会损失;劳动强度大,效率低。

6. 干法灰化法　干法灰化法是分解有机试样、测定无机物含量最常用的方法之一,通过加热将有机物破坏来消除有机物的干扰。在一定的温度和气氛下加热,将待测物分解、灰化,留下的残渣用适当的溶剂溶解,使待测元素成分呈可溶状态的处理方法。GB/T 14233.1—2022《医用输液、输血、注射器具检验方法 第 1 部分：化学分析方法》中"材料中重金属总含量分析方法"就用到了干法灰化法对样品进行前处理。植入物及可降解医疗器械的化学成分分析一般会采用灰化法将样品完全破坏,主要是考虑到长期放置在体内以及降解产物的潜在影响。

（四）生物材料化学组成分析常用的方法

目前用于医疗器械的生物材料主要有聚合物、陶瓷、金属及复合材料。根据材料，选用合适的分析方法（表 6-2~ 表 6-4）。

表 6-2　聚合物分析参数及分析方法

分析参数	分析方法
化学结构表征（包括功能团、双键、链结构结晶度等）	磁共振光谱法（NMR）
	红外吸收光谱法（IR）
	质谱法（MS）
	碘量法
	紫外 - 可见分光光度法（UV-Vis）
	X 射线衍射法（XRD）
	差示扫描量热法（DSC）
	热重分析（TGA）
	旋光度法
残留单体、催化剂、加工残留物，如交联剂、增塑剂、染色剂等	滴定法
	炽灼残渣法
	原子吸收光谱法（AAS）
	原子荧光光谱法（AFS）
	电感耦合等离子体质谱法（ICP-MS）
	高效液相色谱法（HPLC）、高效液相色谱 - 串联质谱法（HPLC-MS）
	气相色谱法（GC）、气相色谱 - 串联质谱法（GC-MS）
分子量及分子量分布	溶液黏度法
	凝胶渗透色谱法（GPC）
	冰点降低法
	渗透压法
	光散射法
	十二烷基磺酸钠 - 聚丙烯酰胺凝胶电泳法（SDS-PAGE）
显微结构	扫描电子显微镜（SEM）
	透射电子显微镜（TEM）

表 6-3   金属分析参数及分析方法

分析参数	分析方法
金属化学成分	原子吸收光谱法（AAS）
	X 射线荧光光谱法（XRF）
	电感耦合等离子体原子发射光谱法（ICP-OES）
	电感耦合等离子体质谱法（ICP-MS）
	惰性气体熔融 - 热导 / 红外检测法
	高频燃烧 - 红外吸收法
	比色法
	滴定法
	重量法
	电解法
元素相间分布或表面组成	X 射线光电子能谱分析（XPS）
	扫描电子显微镜 - 能谱仪（SEM-EDS）
微观结构	金相显微镜

表 6-4   陶瓷分析参数及分析方法

分析参数	分析方法
化学成分	原子吸收光谱法（AAS）
	X 射线荧光光谱法（XRF）
	电感耦合等离子体光谱法
	比色法
	滴定法
	重量法
相结构	X 射线衍射法（XRD）
	扫描电子显微镜 - 能谱仪（SEM-EDS）

（五）目前可参考的生物材料化学组成与表征的方法和标准

1. 聚合物

GB/T 19701.1—2016《外科植入物超高分子量聚乙烯 第 1 部分：粉料》

GB/T 19701.2—2016《外科植入物超高分子量聚乙烯 第 2 部分：模塑料》

GB/T 14233.1—2022《医用输液、输血、注射器具检验方法 第 1 部分：化学分析方法》

YY/T 0334—2022《硅橡胶外科植入物通用要求》

YY/T 0484—2004《外科植入物双组分加成型硫化硅橡胶》

YY/T 0510—2009《外科植入物用无定形聚丙交酯树脂和丙交酯 - 乙交酯共聚树脂》

YY/T 0660—2008《外科植入物用聚醚醚酮（PEEK）聚合物的标准规范》

YY/T 0661—2017《外科植入物半结晶型聚丙交酯聚合物和共聚物树脂》

YY/T 0814—2010《红外光谱法评价外科植入物用辐射后超高分子量聚乙烯制品中反式亚乙烯基含量的标准测试方法》

YY/T 1457—2016《无源外科植入物硅凝胶填充乳房植入物中寡聚硅氧烷类物质测定方法》

YY/T 1507.1—2016《外科植入物用超高分子量聚乙烯粉料中杂质元素的测定 第 1 部分：ICP-MS 法测定钛（Ti）元素含量》

YY/T 1507.2—2016《外科植入物用超高分子量聚乙烯粉料中杂质元素的测定 第 2 部分：离子色谱法测定氯（Cl）元素含量》

YY/T 1507.3—2016《外科植入物用超高分子量聚乙烯粉料中杂质元素的测定 第 3 部分：ICP-MS 法测定钙（Ca）元素含量》

YY/T 1507.4—2016《外科植入物用超高分子量聚乙烯粉料中杂质元素的测定 第 4 部分：ICP-MS 法测定铝（Al）元素含量》

YY/T 0954—2015《无源外科植入物 Ⅰ型胶原蛋白植入剂》

YY/T 1453—2016《组织工程医疗器械产品 Ⅰ型胶原蛋白表征方法》

YY/T 1511—2017《胶原蛋白海绵》

YY/T 0308—2015《医用透明质酸钠凝胶》

YY/T 0962—2021《整形手术用交联透明质酸钠凝胶》

YY/T 1699—2020《组织工程医疗器械产品 壳聚糖》

YY/T 1654—2019《组织工程医疗器械产品 海藻酸钠》

YY/T 1571—2017《组织工程医疗器械产品 透明质酸钠》

2. 陶瓷

GB 23101.1—2008《外科植入物羟基磷灰石 第 1 部分：羟基磷灰石陶瓷》

GB 23101.2—2008《外科植入物羟基磷灰石 第 2 部分：羟基磷灰石涂层》

GB 23101.3—2010《外科植入物羟基磷灰石 第 3 部分：结晶度和相纯度的化学分析和表征》

GB/T 23101.6—2022《外科植入物羟基磷灰石 第 6 部分：粉末》

GB/T 22750—2008《外科植入物用高纯氧化铝陶瓷材料》

GB/T 1347—2008《钠钙硅玻璃化学分析方法》

YY/T 0683—2008《外科植入物用 β- 磷酸三钙》

YY/T 1558.3—2017《外科植入物磷酸钙 第 3 部分：羟基磷灰石和 β- 磷酸三钙骨替代物》

YY/T 0964—2014《外科植入物生物玻璃和玻璃陶瓷材料》

3. 金属

GB/T 13810—2017《外科植入物用钛及钛合金加工材》

GB 23102—2008《外科植入物金属材料 Ti-6Al-7Nb 合金加工材》

GB 24627—2009《医疗器械和外科植入物用镍 - 钛形状记忆合金加工材》

GB 4234.1—2017《外科植入物金属材料 第 1 部分：锻造不锈钢》

GB 4234.4—2019《外科植入物金属材料 第 4 部分：铸造钴 - 铬 - 钼合金》

YY 0605.12—2016《外科植入物金属材料 第 12 部分：锻造钴 - 铬 - 钼合金》

YY/T 0605.5—2007《外科植入物金属材料 第 5 部分：锻造钴 - 铬 - 钨 - 镍合金》

YY/T 0605.6—2007《外科植入物金属材料 第 6 部分：锻造钴 - 镍 - 铬 - 钼合金》

YY/T 0605.7—2007《外科植入物金属材料 第 7 部分：可锻和冷加工的钴 - 铬 - 镍 - 钼 - 铁合金》

YY/T 0605.8—2007《外科植入物金属材料 第 8 部分：锻造钴 - 镍 - 铬 - 钼 - 钨 - 铁合金》

YY 0605.9—2015《外科植入物金属材料 第 9 部分：锻造高氮不锈钢》

YY/T 0966—2014《外科植入物金属材料 纯钽》

三、生物材料医疗器械生物学评价

(一) 生物材料医疗器械生物学评价的意义

生命体组织和外源材料发生接触时会产生一系列反应，一方面材料引起机体局部和全身生物学反应，另一方面机体也会作用于材料，导致材料理化性能改变。生物相容性是指医疗器械或材料在特定应用中具有适宜宿主反应的能力。具有良好生物相容性的医疗器械可以在达到预期治疗目的同时，尽量减少或不引起患者不良的局部或全身反应。生物材料医疗器械生物学评价的目的在于预测医疗器械与人体接触中的潜在危害性，依据现有的科学技术能力和水平，尽可能多地提供医疗器械在人体应用时的安全性信息，将不安全的风险减少到最低程度。因此，为保证生物材料医疗器械的使用安全，对产品进行生物学评价是很有必要的。

(二) 生物材料医疗器械生物学评价的基本原则

医疗器械生物学评价是测定和人体接触的医疗器械引起的潜在毒性。需要说明的是，无论在国内还是国外，批准的是以终产品形式提供的医疗器械产品，并不是用于制造医疗器械所使用的生物材料，因为除材料外，材料的加工工艺、加工残留物也会影响医疗器械产品的生物学性能。

医疗器械的生物学评价属于医疗器械风险管理的范畴，预期用于人体的任何材料或器械的生物学评价应按 YY/T 0316—2016《医疗器械风险管理对医疗器械的应用》中"风险管理过程"实施。风险管理过程包括生物学危害(源)的识别、相关生物学风险的估计和风险可接受性的确定。风险管理的目的不是彻底消除风险，而是通过风险管理过程使风险控制在可接受范围内，同时实现风险和收益的相对平衡。

医疗器械生物学评价应由经过培训并在医疗器械生物学评价方面具有实践经验的专业人士策划、实施并形成文件。风险管理计划宜对生物学评价所需的专业技术资质进行识别，并应对从事生物学安全评价的人员进行识别，评定以下方面的优缺点和适宜性：医疗器械构造(如尺寸、几何形状、表面特性)和组成材料清单(定性)，以及必要时该器械中每一材料的比例和量 / 质量(定量)；各种材料的结构、成分的物理特性和化学特性；任何临床使用史或人体接触数据；产品和组件材料、分解产物和代谢物的任何现有的毒理学和其他生物学安全性数据；试验程序。

选择医疗器械材料时,为满足器械的预期性能要求,需要考虑材料、化学、毒理学、物理学、电学、形态学和力学等性能。需要注意的是,选择材料时应总览产品的整体设计,与组织作用方面最好的材料不一定具有最好的性能。材料与组织间的作用只是材料诸多性能中的一个。

医疗器械生物学评价应该考虑以下方面:所有与组织直接和间接接触材料的构成;预期的添加剂、工艺污染物、残留物,可沥滤物和降解产物;与医疗器械直接或间接接触的包装材料,可能向医疗器械迁移化学物间接地作用于患者或医护人员;其他组件及其在最终产品中的相互作用;终产品的性能与特性;终产品的物理特性。

生物学评价首先应确定医疗器械的分类,根据与人体接触的性质,可分为非接触医疗器械、表面接触医疗器械(与完好皮肤接触、与黏膜接触、与破裂或损伤表面接触)、外部接入医疗器械(与间接血路接触、与组织/骨/牙本质接触、与循环血液接触)和植入器械(与组织/骨接触、与循环血液接触);根据接触时间,可分为短期接触(一次、多次或重复接触,累计时间在 24 小时以内的医疗器械)、长期接触(一次、多次或重复接触,累计时间在 24 小时以上且 30 天以内的医疗器械)、持久接触(一次、多次或重复接触,累计时间超过 30 天的医疗器械)。需要注意的是,某些与机体短期接触的医疗器械非常快速/短暂接触机体(如使用时间小于 1 分钟的手术刀、皮下注射针、毛细管),这类医疗器械的接触类型为瞬时接触,通常不需要进行生物学试验,但是需要注意产品移除后可能会留在机体的部分材料的生物学评估,以及产品积累使用时间。如果材料或医疗器械兼属于一种以上的时间分类,应采用较严的试验和/或评价考虑。对于预期多次接触的器械,对器械分类应考虑潜在的累积作用和这些接触总的跨越时间。如果一种医疗器械预期在使用寿命期间发生变化,比如在原位发生聚合和/或降解,应分别对器械的不同状态进行评价。

评估现有的信息有助于对数据的缺陷进行分析,这样便于选择适宜的试验。医疗器械生物学评价主要通过其接触性质、程度、频次、时间和对该医疗器械或材料所识别出的危害来确定评价的必要性。如果现有信息满足评估该材料和/或医疗器械风险需要时,试验通常是不必要的。例如,如果材料表征(如物理和化学)结果表明该器械或材料与已经过评定具有明确安全性的医疗器械或材料具有等同性,则通常不需要进行试验(参见 GB/T 16886.18—2022 和 GB/T 16886.19—2022)。

医疗器械和其使用的各种材料都应考虑所有潜在的生物学危险(源),但这并不代表需要对所有潜在危险(源)都进行测试。试验结果不能保证排除潜在的生物学危险(源),因此,生物学研究之后还要在器械临床使用中对非预期的人体不良反应或不良事件进行观察。潜在生物学危险(源)范围很广,可能包括短期作用(如急性毒性,对皮肤、眼和黏膜表面刺激,以及溶血和血栓形成)和长期或特异性毒性作用[如亚慢性或慢性毒性作用、过敏原导致的变态反应、遗传毒性、致癌(致肿瘤)性和对生殖或发育的影响,包括致畸性]。

如果需要开展生物学试验,体外或体内试验应根据医疗器械预期用途来选择。在开展体内试验前,应选择经过适当验证,具有合理性、可操作性、可靠性和重复性的体外试验方法进行筛选。另外,开展生物学试验前,应提供试验策略和试验选择的原则。需要保证试验数据完整,可以进行独立的分析,试验数据应由有能力、有经验的专业人员进行评价并予以保留。

当以下任一要素发生改变时,需要对医疗器械生物学进行重新评价,具体包括:制造产品所用材料来源或技术规范的任何改变;产品配方、工艺、初包装或灭菌的任何改变;制造商对有关贮存的指示或期望的任何改变,如货架期和/或运输;产品预期用途的任何改变;表明产品用于人体后出现了不良生物反应的任何证据。需要注意的是,重新评价并不等同于重新试验,重新评价应尽量利用现有的信息,如临床评价信息、临床研究信息以及临床不良事件信息来进行。

此外,制造商应在医疗器械产品全生命周期对产品进行生物学评价;对于特定医疗器械或生物学终点的评定,如需要使用非标准化和非确定性试验,需要提供相应的试验设计原则和结果解释的附加信息;对于复用医疗器械,应在制造商确认的最大数量过程循环下进行生物学评价。

(三)生物材料医疗器械生物学评价的主要流程

医疗器械生物学评价流程可以按照 GB/T 16886.1—2022《医疗器械生物学评价 第 1 部分:风险管理过程中的评价与试验》中给出的流程进行。

1. 材料物理和化学信息收集   在生物学评价过程中,获取医疗器械或组件的物理和化学信息是重要的第一步。器械的成分信息可从以下几方面获取:公认的材料名称;材料理化特性信息;从材料的供应方获取材料的成分信息;从器械的加工方获取加工助剂的成分信息;化学分析;相关产品标准;管理部门建立的材料控制文件或材料注册体系。

材料所需物理和/或化学表征的程度,取决于对材料配方的掌握,现有的临床前、临床安全和毒理学数据,以及医疗器械与人体接触的性质和时间。材料表征至少应涉及组成器械的化学物、生产中涉及组成器械的化学物和生产中可能残留的加工助剂或添加剂(参见 GB/T 16886.18—2022 和 GB/T 16886.19—2022)。另外,对于植入器械或血液接触器械,可能需要某些物理表征信息。

如果在其预期应用中所有材料、化学物和过程结合已有明确的安全使用史,并且物理学特性没有改变,则可不必进一步开展表征和附加数据组(例如可提取物的化学分析或生物学试验),需要记录理由并形成文件。

对于已知具有与预期剂量相关毒理学数据,并且接触剂量、接触途径和接触频率具有可接受安全限度的器械可沥滤物,则不需要进一步试验。对于已知具有可沥滤化学混合物的医疗器械,应考虑这些可沥滤化学物潜在的协同作用。

另外,在医疗器械制造、灭菌、运输、贮存和使用过程中有潜在降解时,应按 GB/T 16886.9—2022、GB/T 16886.13—2017、GB/T 16886.14—2003 和 GB/T 16886.15—2022 对降解产物的存在与属性进行表征。需要注意的是,如果医疗器械添加了新材料和新化学物,应该开展定性和定量分析或测量,而不适用于表征。

2. 差距分析和生物学评估终点的选择   对现有可用信息进行评估,并与评估医疗器械生物安全性所需的数据组进行比较,识别进行风险评定需要的完整数据组所需补充的其他合理且可行的数据或试验。表征数据差距并确定其对生物学终点的评定和全部生物学风险评定的意义,选择识别可以说明数据差距的数据组。

已识别化学物的风险分析结果可能得出需要附加材料表征的结论。适宜的浸提试验可用于估计该化学成分的临床接触水平(参见 GB/T 16886.18—2022)。应通过比较从该医疗器械中浸提出的每一种化合物的量并根据 GB/T 16886.17—2005 得出的各自相关毒理学阈值,来确定该可沥滤物的估计水平的可接受性。

医疗器械生物学评价在保护患者安全的前提下,也需要确保动物福利并使实验动物的数量和接触程度为最小。GB/T 16886.2—2011 适用于所有体内试验。下列情况不应考虑进行附加的体内试验:从早期相关研究中获得结果;如现有非临床和临床数据(包括安全使用史)符合生物学评价的要求,则再进行动物实验不符合伦理要求。在评定数据与某一先前使用材料生物学评价相关性过程中,宜考虑历史数据的可信度。GB/T 16886.18—2022 附录 C 给出了一些确定生物等同性的原则。

3. 生物学试验　在对比现有可用信息与生物学评估重点所需数据组后,确需进行必要的生物学试验以获得足够的数据弥补两者间的差距,则需要开展生物学试验。

(1)开展生物学试验总体要求:开展生物学试验时,试验应在最终医疗器械上、取自最终器械上有代表性的样品上或与最终医疗器械同样方式加工(包括灭菌,如需要)的材料上进行。

选择试验程序应注意以下几个方面:该器械在正常预期使用中与人体接触的性质、程度、时间、频次和条件;最终医疗器械的化学和物理性质;最终医疗器械配方中化学物质的毒理学活性;如排除了可沥滤化学物质的存在(参见 GB/T 16886.18—2022),或化学成分已按 GB/T 16886.17—2005 进行安全使用的评价,并按 YY/T 0316—2016 进行风险评定,得知具有可接受的毒性从而被允许安全使用的情况下,这些生物学试验(即设计成评价全身作用的试验)不认为是合理的;器械表面积与受试者身体大小和质量的比例(例如,在动物模型中用于植入试验的微型器械);已有的文献、以前的经验和非临床试验方面的信息;考虑试验的灵敏度、特异度与有关生物学评价数据组的影响之间的关系;GB/T 16886.2—2011 中"动物试验计划与实施"要求所有对动物造成的疼痛、痛苦、抑郁或持续伤害应为最小。

如果制备医疗器械的浸提液进行试验,所用溶剂及浸提条件宜与最终产品的性质、使用以及试验方法的预测性(如试验目的、原理、灵敏度和特异度等)相适应,并应根据 GB/T 16886.12—2017 来制备。如可能,所选择的浸提条件宜代表加严的使用条件。

试验时,应设置阳性对照和阴性对照。

(2)生物学评价试验项目:根据医疗器械的评估终点选择生物学试验项目,以保证生物学评价数据组完整,可以根据 GB/T 16886.1—2022 附录 A 进行选择,这种评估重点的策略并不是硬性规定一套试验方法,包括判定合格/不合格的准则。如果这样做,会出现两种可能:一种是使新医疗器械研发和应用受到不必要的限制;另一种是对医疗器械的使用产生虚假的安全感。某些在特殊场景应用的医疗器械,生产领域或者使用领域的专家可以根据实际情况,在具体的产品标准中建立特殊的试验和指标。

开展生物学试验前,样品制备程序和参考材料的选择是非常重要的,试验前应进行认真研究,以保证试验结果可以最大限度反映出产品使用时的情况,具体程序可以参考 GB/T 16886.12—2017。

GB/T 16886.1—2022 附录 A 中给出的生物学风险评定终点包括:材料物理和/或化学信息、细胞毒性(参见 GB/T 16886.5—2017)、致敏反应(参见 GB/T 16886.10—2017)、刺激或皮内反应(参见 GB/T 16886.10—2017)、材料接到的致热性(参见 GB/T 16886.11—2021)、急性全身毒性(参见 GB/T 16886.11—2021)、亚急性全身毒性(参见 GB/T 16886.11—2021)、亚慢性全身毒性(参见 GB/T 16886.11—2021)、慢性毒性(参见 GB/T 16886.11—2021)、植入反应(参见 GB/T 16886.6—2022)、血液相容性(参见 GB/T 16886.4—2022)、遗传毒性(参见 GB/T 16886.2—2011)、致癌性(参见 GB/T 16886.2—2011)、生殖 / 发育毒性(参见 GB/T 16886.2—2011)和降解(参见 GB/T 16886.9—2022)。免疫毒性虽然没有在附录 A 中特别说明,但是 GB/T 16886.20—2015 给出了免疫毒性毒理学综述及医疗器械潜在免疫毒性方面参考文献,对于特定的某些器械产品,如动物源性医疗器械,应对其潜在的免疫毒性风险(源)进行评价。

(3)生物学风险总体评估:在完成医疗器械评估重点所需资料的收集后,需要由具备必要的理论知识储备和丰富实践经验的专业人士对数据进行整体说明,对医疗器械的生物学风险进行总体评估并形成文件,评估内容包括医疗器械生物学评价的策略和计划内容;根据风险管理计划,确定材料对预期目的的可接受性准则;材料表征的充分性;选择和 / 或豁免试验的说明;已有数据和试验结果的解释;完成生物学评价所需的其他数据;医疗器械总体生物学安全性的结论。

(韩倩倩 柯林楠 刘 丽 史建峰)

第三节 大动物实验在心血管创新 医疗器械转化链中的应用

随着我国进入中国特色社会主义新时代,国家进一步推动创新型国家建设,医疗领域的创新也迎来了一个崭新的时代。《"十四五"医疗装备产业发展规划》明确提出,我国将聚焦临床需求和健康保障,强化医工协同,推进技术创新、产品创新和服务模式创新,提升产业基础高级化和产业链现代化水平,推动医疗装备产业高质量发展,为保障人民群众生命安全和身体健康提供有力支撑。目前创新医疗器械的总体发展趋势为智能化、便携化、远程化,例如智能手术机器人,可提高手术精度和效率,降低手术风险;3D 打印技术,可个性化定制医疗器械,提高治疗效果;微创治疗器械,可减少手术创伤,提高患者生活质量。创新医疗器械多应用在医学影像诊断、肿瘤治疗、心血管疾病诊治等领域,另外加之新型生物材料的开发,大大提高医疗器械的性能和生物相容性。这对于广大从事医疗器械创新的人员来说,既是机遇,也是挑战。心血管医疗器械在医疗器械领域中具有特殊的地位,其既属于具有高科技性的创新产品,又属于高危险性的Ⅲ类植入医疗器械。这一明显的"双高"特性就造成了国家对于心血管医疗器械不仅大力促进其创新研发,还要对其进行严格法规监管。一方面国家鼓励发挥市场机制的作用,促进医疗器械新技术的发展,另一方面政策法规对创新医疗器械有相应的审批程序,这一现状也就对从事心血管医疗器械研发者提出了更高的要求。随着国家陆续出台一系列关于医疗器械临床试验以及注册管理的政策法规,审评中心对新产品的注册申报也更加严格、规范,特别是更加重视医疗器械临床前动物在体评价有关资料的提交。对于所有需临床试验审批的医疗器械,利用大动物实验对器械的有效性和安全性评价都是一个必不可少的环节。因此,对于医疗器械的研发者,特别是心血管器械的开发人员来说,应对临床前动物在体实验这一关键步骤予以足够的重视。本节将从动物实验的地位、法律法规要求开始,首先概述医疗器械动物实验的设计实施,然后结合器械开发的实际案例进行分析和介绍,同时对医疗器械开发过程中可能遇到的动物实验相关问题进行探讨。

一、医疗器械临床前动物实验概述

在医疗器械的研发过程中,特别是心血管医疗器械的研发,动物实验贯穿于新产品的设计、修改、定型、量产等研发的各个环节。一般来说,植/介入心血管装置临床前实验包括体外模拟实验和大动物体内实验。而大动物体内实验又依据阶段和目的不同,分为以下几类:①证明概念:这一类实验的目的是将创新想法落地,是创新转化的开端,这一阶段的动物实验主要是利用小样本的动物进行尝试,证明概念的可行性;②产品研发:这一类实验的目的是对新产品反复验证,不断优化、改进设计,从而形成定型产品;③产品评价:是对产品的可行性和安全性进行系统的评价,这一阶段的实验一般是临床试验前最关键的部分,是产品最终走向临床的必经之路,往往需要进行备案;④技术培训:是在临床试验前利用大动物对参与试验的医生进行必要的操作培训,以保证临床试验的顺利开展。

一般来说,临床前的产品评价实验多数属于正式的注册(报备)实验,是为器械应用于人体提供依据,因此对实验过程的规范性和质量要求较高。而以证明概念和产品研发为目的的实验多数是小规模的,要求迅速证明概念的可行性,如严格要求操作规范,则有可能无法保证实验的高时效性,因此在实际中需在规范性和时效性之间取舍。在实验前,应明确区分这两类目的不同的实验。

(一)临床前评价注册(报备)实验的设计与实施

1. 医疗器械临床前大动物注册(报备)实验在研发中的地位和意义　临床前大动物注册(报备)实验的意义在于在临床前应用活体数据验证装置的安全性和有效性,作为任何体外实验都无法替代的关键环节,在体大动物临床前评价实验是新产品应用于人体的必要前提,也是保护大众健康的必要保证。因此,国家药监局的相关部门出台了一系列政策法规,要求医疗器械特别是心血管器械进行必要的临床前在体动物实验,来确保产品安全有效、质量可控。例如,国家药监局、国家卫生健康委于 2022 年 3 月 24 日发布的《医疗器械临床试验质量管理规范》明确规定:"申办者发起医疗器械临床试验前应当确保产品设计已定型,完成试验医疗器械的临床前研究,包括性能验证以及确认、基于产品设计技术要求的产品检验报告、风险与受益分析等,且结果应当能够支持该项医疗器械临床试验。"而国家药监局于 2021 年 9 月 29 日发布的《关于公布医疗器械注册申报资料要求和批准证明文件格式的公告(2021 年第 121 号)》中也明确规定,经决策需通过动物试验研究验证/确认产品风险控制措施有效性的,应当提供动物试验研究资料,研究资料应当包括试验目的、实验动物信息、受试器械和对照信息、动物数量、评价指标和试验结果、动物试验设计要素的确定依据等内容。由此可见,医疗器械临床前动物实验评价的重要性非同寻常。

除了法律法规规定所必需外,规范的临床前动物注册(报备)实验也让研发者对器械的安全性和有效性心中有数,有效地避免了研发企业付出不必要的成本代价。研发者可以通过动物实验系统地评估生物体对于产品的反应,预估到临床应用于人体可能出现的不足,为新器械进一步的改进提供帮助。此外,临床前大动物实验评价所用的动物为标准动物,且整个实验过程和条件是符合规范的,所得到的结果真实可信,这也为之后的临床试验提供了充分的安全性、可靠性保证,能够有效避免人体发生严重不良事件的风险,降低企业的开发成本。

2. 与临床前评价注册(报备)实验相关的法规规范   目前,很多国家和组织都出台了良好实验室规范(good laboratory practice,GLP)作为管理临床前在体评价的标准。其主要目的是确保动物实验机构所提交数据的质量和完整性,保证实验参与人员的资格与培训,全面控制研究的过程,保证实验结果的可信任性。在这方面美国的政策法规出台时间较早,相对比较完善,其标准和规范是很多机构进行临床前评价重要的参考文件。美国《联邦规章典集》第 21 篇和第 40 篇分别阐述了非临床试验 GLP 法规和 GLP 标准。美国法律规定 GLP 适用于出于研究或市场准入许可目的的非临床试验,如验证生物相容性 / 安全性的动物实验、非临床前功能实验等。美国食品药品监督管理局(FDA)则制定了详细细则如 "General Considerations for Animal Studies for Medical Devices" 以及 "General Considerations for Animal Studies for Cardiovascular Devices" 等,其对如何策划、进行动物实验以及如何展示动物实验数据以支持医疗器械的安全性和有效性等问题有着详细的规定和指导。经济合作与发展组织(Oranization for Economic Cooperation and Development,OECD)是来自北美洲、欧洲及太平洋地区的 29 个工业国家组成的跨国组织。其在 1997 年也正式接受修订版 "GLP 原则" 并要求其成员国执行此原则,以便各国可以互相接受化学品、医疗器械安全性研究的试验数据。

我国的 GLP 制定从 20 世纪 90 年代开始,国家药品监督管理局(NMPA)于 2003 年颁布实施了药品 GLP 的规范,即《药物非临床研究质量管理规范》。自 2000 年开始,医疗器械正式纳入 NMPA 监管体系。NMPA 于 2004 年发布首个《医疗器械注册管理办法》并于 2014 年进行修订,2016 年又出台了《医疗器械临床试验质量管理规范》。正如上文所述,一系列法规都对临床前动物实验的必要性作出了规定。但相比于药品 GLP,关于医疗器械临床前评价方面的 GLP 规范尚不完善,仅有一些国家标准和行业标准,对医疗器械应强制达到的指标做出了规定。如以国际标准化组织的标准(ISO 10993-1~ISO 10993-20)为参考制定的《医疗器械生物学评价》(GB/T 16886),其中对医疗器械的生物相容性等作出了明确规定。又如医药行业标准《心血管植入器械 血管内器械》(YY/T 0663)中规定了动脉支架、血管内假体等在预期性能、设计属性、材料、设计评价等方面应遵循的具体要求。另外,NMPA 还出台了一系列医疗器械的临床评价指导原则,其中也包括对于该种器械的动物实验的详细要求。

除应遵守上述医疗器械相关的要求外,动物实验还应满足动物福利伦理要求。我国已出台了国家标准《实验动物福利伦理审查指南》(GB/T 35892—2018),为了保证动物实验的方案满足伦理学要求,所有方案都需经过动物实验室所在机构的伦理委员会批准。由于实验动物拥有生命体征、具有自主意识,故动物实验的设计和实施都需要以生命伦理准则来进行规范,使人类能够在实验过程中加强管理,采取必要的关怀措施,以减少动物实验对动物所造成的伤害。在动物实验中应采用减少(reduction)、替代(replacement)和优化(refinement)的 "3R 原则" 来解决实验动物的伦理问题,是目前国际公认的动物实验处理原则。在动物的饲养、实验过程中要满足动物福利,使实验动物免受痛苦和恐惧、免于疾病、免于饥渴、免于不适和痛苦、能够自由地表达正常行为的"五大自由"(five freedoms)。在保护动物福利方面,AAALAC 认证是国际公认的实验动物质量和生物安全水准的象征。目前全球已有数百家研究机构获得了 AAALAC 认证,展示了他们对科学、人道地护理和使用动物的承诺。该认证是由国际实验动物评估和认可管理委员会(Association for Assessment and Accreditation of Laboratory Animal Care Internationa,AAALAC International)依据美国《实验动物护理和使用指南》《农业实验动物护理和使用指南》以及《用于实验和其他科学目的的脊椎动物保护欧洲公约》,对实验室进行评估后颁发的。

3. **实验背景和目的** 在实验设计阶段,实验方案的设计者应明确动物实验的背景和目的。一般来说,由于要为器械应用于人体提供科学、有力的证据,临床前评价注册(报备)实验的主要目的是评价器械的有效性、可操作性、安全性、生物稳定性、生物相容性等性质。这类实验主要为了说明两个方面的问题:一是医疗器械对生物体的作用,如器械的植入对各器官系统的作用、器械所使用的材料是否与生物体良好相容、器械是否对血管及循环系统是安全的、器械是否可能致残甚至致死等;二是生物组织和系统对植入器械的作用,如器械腐蚀、血栓形成、结构改变等。与此同时,通过之前有相似器械经验的操作者进行对比,也可对器械的可操作性进行评价。而由于需要形成规范的报告提交相应机构作为临床试验依据,所以在实验设计和实施中最需要注意的事情是实验目的,需要符合相关法规的规范性要求。

除了应该在实验方案中详细阐述器械研发的背景外,在进行动物实验前,研发者也应向参与动物实验的人员简要描述产品的用途、工作原理等,以方便实验人员顺利操作。提供详细的产品说明书是非常有必要的,如果需要时,研发者应对动物实验人员进行专门的培训。在制定实验方案前,研发者也应详细了解目前已经存在的同类、相似用途的产品,了解其主要的优缺点,明确产品常见的副作用。开发者也应对自身产品有着初步的预判,已知或可能会存在的不良事件等。

4. **实验动物的选择** 选择合适的实验动物,必要时建立相关疾病模型是得到正确实验结果的前提。动物及模型的选择应考虑以下问题:

(1)目前是否存在评价此类产品的公认的动物或模型。

在确定动物或模型前往往需要进行相关的文献检索,寻找选择动物模型的依据,特别是权威文献和业内共识。相关法规、指南以及国家和行业标准中的建议和要求也是确定动物种类依据的来源之一。例如,因犬的心脏电生理特性与人类相似,故我国《植入式心脏起搏器产品注册技术审查指导原则》明确提出犬模型是适于评价起搏器的动物模型。

(2)如无公认的动物或模型,则需要考虑哪些常见的实验室动物具有更适合评价器械的解剖和生理特点。

常见的实验室大动物包括羊、猪、犬、牛、兔等。在评估时需要考虑组织结构解剖、生理特性、繁殖特性、体液成分、疾病特点等是否能与器械的尺寸、植入方式相匹配,反复权衡后选出最适合进行本器械的动物。咨询有经验的兽医或动物实验人员,能够帮助更快地做出合适的选择。例如,相比其他动物,大体重的犬(30kg 以上)或猪由于左心耳呈锐角,更适合用于左心耳封堵器的研发和评价实验。

(3)如经过反复权衡仍未找到合适的动物及模型,则需与相关审批部门沟通再确定动物选择。

尽管这样的情况较少，但一旦碰到，及时沟通是非常有必要的。在选择动物时，其他还应考虑的因素包括成本、获得的容易程度等。容易购买到、易于饲养的动物更适合进行动物实验。还应注意的是，选择实验动物时，应具体到动物的种属、品系、性别、体重和年龄等。例如一般动物实验设计应选成年动物进行实验，然而对于特定的用于老年人的产品可能需要专门选择老年动物作为实验对象。一旦确定了动物和模型的选择，应将动物选择的依据、入组和排除标准做详细的记录和备案，以便后续实验的执行和查询。

根据经验，羊、牛的体重和心脏大小接近于人体，因此在评价心室辅助装置时一般选择羊或牛。猪心形态也与人类类似，可作为植入瓣膜和左心耳封堵器的评价动物。犬的心脏电生理特性更接近于人，因此多用于心脏电生理相关器械的评价，如起搏器、心律失常记录仪等。考虑到血管直径等因素，评价冠状动脉支架时可选择猪的冠状动脉或者家兔的髂动脉。表6-5列出了常见的心血管器械评价所选用的动物。

表6-5　心血管器械评价常见实验动物的选择

动物种类	可进行评价的器械
小型猪	冠状动脉支架、介入瓣膜、封堵器
绵羊	人工瓣膜、心室辅助装置、大血管支架
山羊	小儿心室辅助装置
杂种犬	起搏器、心律失常记录仪、左心耳封堵器、脑血管支架
比格犬	起搏器
兔	冠状动脉血管支架
牛	心室辅助装置

5. **实验人员要求**　GLP的规范要求参与动物实验的全部人员都应具有相关资质，并接受过相关培训。参与实验人员的岗位介绍、培训记录等需要作为原始数据，与实验的其他研究资料一起保存归档。参与实验的人员应养成个人卫生和健康防护习惯，以免对供试品、对照品和实验系统造成污染。患有疾病的人员，如疾病可能会对实验质量和完整性产生影响，则应避免直接接触实验的相关操作和物品。如发生可能给实验质量带来不良影响的操作，应及时汇报。一般来说，除了必要的实验参与人员外，临床前评价过程中还应包括以下人员配置。

（1）项目负责人（study director）：项目负责人是动物实验最直接的全局负责人。项目负责人的职责包括：①研究方案制定；②为参与实验的人员布置任务；③监督实验过程的实施，如发现实验过程偏离原方案，负责及时作出决定采取补救措施；④确保所有原始数据均按照要求被记录，签署此确认信息；⑤签署最终报告，对于报告上数据的准确性和该研究负荷相关标准负最终责任；⑥确保实验方案、各种形式的原始数据、支持性材料和最终报告都被妥善归档。

如动物实验是在多个中心进行，则除了应设置总的项目负责人外，各中心还应设置主要研究者（principle investigator，PI）。各PI在其负责的实验中心代表项目负责人负责相应的试验阶段，确保实验在其中心符合GLP要求。

(2)质量保证小组(quality assurance unit)：根据 GLP 的要求，实验机构应设置质量保证小组。质量保证小组需要训练有素的专业人员，具备好的科学素养、动物实验经验、动物福利意识，接受过完善的 GLP 培训。质量保证小组成员不能参与其负责质量保证的研究的执行，在实验的关键阶段到场进行监督和记录。其主要责任包括查看研究计划和标准操作程序，核查研究计划中是否包含要求符合 GLP 原则的信息。对所有研究进行检查，以确定其是否遵循 GLP 原则执行；确定研究人员是否遵循研究计划和标准操作程序进行实验。所有核查结果都应进行记录。质量保证小组也应及时向项目负责人、主要研究者等相关管理人员书面报告检查结果。

质量保证小组也应对最终报告进行检查以核实其是否准确和完整地描述了方法、程序、观察结果，同时确认所报告的结果准确、完整地反映了研究的原始数据。在最终报告里，应编写并且签发声明，声明详细说明了检查的类型和日期。这份声明也用来确认最终报告反映了原始数据。

(3)动物福利与伦理委员会：动物福利与伦理委员会主要职责是监督对动物的关怀和使用情况，负责审核有动物使用的实验方案，确保方案和研究符合相关法规，审核动物机构和实验室，监督人员的培训项目，并对实验动物的使用进行监督指导、伦理审查。

动物实验室所属的动物福利与伦理委员会需在实验开始前对实验研究方案进行审核，提出修改意见和进行批准，批准需要委员会全体成员开会投票决定。动物福利与伦理委员会成员可以是全职，也可以是兼职。一般要求委员会成员来自各个部门和专业，一般根据机构大小不同，成员中至少需要包含动物实验方面的专家、兽医以及其他非从事动物实验的人员。本实验的项目负责人也可以是动物福利与伦理委员会成员，但是在讨论该实验方案时项目负责人不能参与投票。

(4)其他人员的设置：

1)超声医生：负责对入组动物的关键指标的术前筛选；术中通过影像辅助手术过程；术后随访时通过影像观察恢复情况。

2)兽医：实验机构应配备有资质的兽医，负责实验前对动物进行检验检疫，术后对实验动物进行随访、动物状态观察，判断是否达到人道终点，并最终出具动物健康报告。

3)病理医生：动物实验机构需要有资质的病理医生在动物处死之后，对组织进行病理分析，并给出最终病理报告。要求在动物处死时，病理医生也应在场。

4)动物实验人员和手术团队：负责完成动物实验、术后监护以及饲养工作。

5)临床检验团队：负责对实验过程中的各种临床标本进行检验并出具报告。

6. 实验设施、运输要求　GLP 规范对实验设施及环境也有严格要求。在国内无明确 GLP 规定的情况下，动物实验室多遵循国家标准《实验动物设施及环境》(GB 14925—2023)和《实验动物机构质量和能力的通用要求》(GB/T 27416—2014)进行管理和建设。参照美国 GLP 规范，还有以下需要注意的地方。

(1)动物饲养环境、场所要求：动物的饲养场所要求包括相应的隔离区、术后恢复区以及日常饲养环境的要求。良好的动物饲养场所环境控制既为了确保实验结果的准确性和一致性，也是动物伦理的基本要求。动物伦理优化(refinement)原则要求改善动物设施、饲养管理优化实验路线和技术来减轻动物的损伤和痛苦，尽量减少动物的应激反应。实验动物享有基本的福利,具体体现在人们对于实验动物生活环境的福利,如光照、温度、湿度、垫料、饲料、饲养密度等;也包括对于运输过程中的福利,如运输的包装箱、动物的体检,防止颠簸晕车、船、飞机等。对于饲养实验动物应具备的设施条件,我国有相应的国家标准进行规范,如《实验动物环境及设施》(GB 14925—2023)。动物饲养的环境场所条件应该进行详细的记录,以备必要时进行核查。

1)隔离要求:一般来说,动物实验室应有足够的动物房,将不同物种的动物隔离饲养。

2)饲养环境:应根据动物的行为方式,基于动物种类选择圈养方式,笼具中的垫料不应影响实验的结果,应按相关规范要求保持笼具的清洁。光照控制使动物保持正常节律,得到足够休息;保持舒适的温湿度控制。另外,还应保持动物足够量的营养供给,给予动物足够的饲料和饮用水。饲料和饮用水都应由具有相关资格的供应商供应,对饲料和饮用水进行定期检查,检验的记录都应保存在原始数据中。应有收集和处理动物粪便和尿液的设施。实验机构还应提供及时而足够的兽医护理。一般来说,对于实验动物的医疗,应该根据动物福利最大化的原则来执行,但相关过程、用药等数据需要进行详细记录。

(2)动物运输:规范的实验室要求运输过程中应使用运输笼、软垫、草垫和供水供食的设施,以减少运输过程中动物所受压力,另外运输箱内的温度和空气流通应有保障。

(3)动物所需品、供试品和对照品储存场所:动物实验机构应安排专门的场所去接收、储存供试品和对照品。动物饲养和实验所需的物品也应安排在专门的场所存放,如动物饲料、垫料等,该场所需与饲养场所隔开。试验样品、参照物的留样和样本应在其配制品的质量能够被评估的期限内保存。出于某种原因需在要求的保留期限前对试验样品、参照物的留样和样本进行处理的,应判定其合理性并予以记录。

(4)实验操作场所及设备:实验应有足够满足需要的实验区域。实验用的设备应经过合理的设计,具有满足实验方案要求的工作能力。应指定人员对实验设备给予足够的检查和维护,检查和维护记录应作书面记录。

(5)标本和数据储存场所:标本和实验数据储存场所的条件应保证使对标本和记录的损坏降至最小。归档场所一般需要设置权限,只有经管理者授权的人员才能进入档案库,且归档室门口处须有文件的借阅记录,上面明确记载借出和还回的时间及借阅人签字。档案库内保留的材料应编制索引,以便于有序地存储和取阅。一般情况下,在进行试验的档案和已完成实验的档案分开存放在不同区域。档案库中保留的资料包括:①每项研究的研究计划、原始数据、试验样品和参照物的留样、样本以及最终报告;②依照质量保证计划所执行的所有检查的记录以及主进度表;③人员资质、培训、经历和工作描述的记录;④环境监测记录;⑤仪器维护和校准的记录和报告;⑥所有标准操作程序的历史档案。

如果一个试验机构或签约档案机构即将停业,且没有合法的继任者时,档案应转交至研究委托方的档案库里。如没有保留期限要求,任何研究材料的最终处理都应予以记录。

7. 动物实验的实施　每一个动物实验开始前,均应制定详细的实验方案;实验方案应由研发者和动物实验机构沟通签署;当实验方案发生变更时,应在变更实施前重新签署实验方案。动物实验过程中应尤其注意一些细节问题,如考虑不周,则常干扰实验结果。

(1)受试品和对照品:一般来说,进行动物实验的产品样品应与后续临床试验的产品相同,应是应用在临床上的最终形态。但考虑到动物模型的尺寸,可以适当调整产品的规格。

也有一些情况下，因动物模型应用部位的实际情况，可能需要在保证论证力度的情况下特殊定制产品，但是这需要在方案中特别明确描述并包含适当的论证。在实验过程中，由于人与动物的体重不同，用量有差异，也存在剂量换算的情况。在剂量换算时，也应考虑到一般动物对同一化合物的耐受性比人更大，也即单位体重的用量动物比人更大，换算剂量可做相应调整。另外，实验方案中应明确样品的提供方式，并结合实验动物数目明确提供数量，例如耗材类产品如进行动物分批实验，应保证每批次之间产品的及时供应，以免影响观察，耽误实验进度。

除受试产品本身以外，也应指明所采用的附属仪器（如输送系统等），方案中应说明附属仪器是否是已上市或将来会与实验仪器一起进入市场的产品，同时说明附属仪器的使用方法。

对于很多器械，市场上已存在成熟的同类产品，此时往往需要选择同类产品进行比较。此时所选择的对照产品应与新产品具有一定的相似性，如材料一致性、工作机制一致性等且具有广泛的认可度。同样对照产品应容易获得。

（2）动物的隔离和检疫：根据GLP要求，实验动物由供应商运至实验机构时，应根据物种不同隔离饲养一段时间，隔离时间根据物种不同而不同。隔离期内，由兽医对动物进行初步健康检查，如动物健康状态不符合实验要求，应及时将其排除出组。另外，由供应商运至实验机构时，在使用动物进行手术操作之前还应保证一段时间的适应期，确保其在进行手术时精神状态不会对实验结果造成影响；适应期长度取决于物种和运输经历的时间长短。

在实际操作中，不同物种在检疫隔离期和适应期应注意不同的问题，常见的如小型猪在冬季易患肺炎、肺不张，因感染和心包炎导致心包粘连；绵羊在检疫时应尤其注意人畜共患病（布鲁氏菌）、皮肤病（螨）、肝吸虫病以及犄角挤伤造成的头皮外伤或体内出血等；犬类则应特别注意犬的来源，特别关注犬是否患传染病。从供应商的源头进行把关，能够有效减少疫病的检出。

（3）动物数量要求和分组：FDA的GLP要求在确定实验动物数量时，既要考虑到动物伦理，又要考虑论证力度，即用最少的动物来证明产品的有效性和安全性。为减少总使用量，在动物实验设计时，应尽量使动物一体多用；采用合适的、高质量的实验动物，避免动物不必要的死亡。可以通过采用活检、内镜等观察手段降低处死动物的数量，且有助于连续观察。若预计实验难度较大，动物死亡率可能较高，则应适当增加动物数量。

国家药品监督管理局医疗器械技术审评中心对动物实验设计的建议是，动物实验样本量需结合实验目的、设计类型、评价指标及评价方法的准确性、试验器械及对照器械的情况、实验用动物的变异性、外科手术操作的一致性、实验中动物的预期损耗率、分析数据所用的统计学方法等因素来综合确定，并需有统计学考虑；可将现有的实验数据作为确定样本量的参考，包括文献报道的动物实验或申报产品的预实验情况。最终确定的动物实验样本数量和确定依据应如实记录在实验报告中。

对于变异性小的实验动物，或评价项目简单的器械，实验分组可依据统计学原理进行设计，用相应的公式计算样本量。而如实验操作难度大，动物长期存活困难且需要长时间评价的实验，如依据统计学原理严格设计对照组和样本量，则实验时间成本明显增加，缺乏可行性，在实际中一般依据文献和国际惯例采用少量对照或不设对照组，并减少动物数量。如所评价的器械有明确的动物实验技术审查指导原则,则以指导原则进行分组设置。

(4)实验周期和实验观察点:实验周期的确定往往需要结合相关文献和历史数据,根据实验目的和产品特性,确定实验的周期。制定动物实验观察点时,需考虑选择的动物模型种类、产品特性、应用部位/组织的更新和生长周期等因素,并提供合理的确定依据。

1)急性实验:如为评估植入器械的植入过程,或器械本身只需一次植入,则应采用急性实验,急性实验一般在手术之后立即处死。

2)慢性实验:如实验目的为观察器械的长期表现及长期不良反应,或为观察器械的性能是否受生物体影响,则应选择进行慢性实验,对器械的植入情况做长期观察。由于心血管器械大多数属于长期植入心脏的医疗装置,往往需要永久性植入或者作为中长期过渡器械,故实验一般都属于慢性实验。一般来说,长期植入类产品原则上不低于 12 周(最好 20 周以上)。

一些特殊情况下,实验持续时间的确定也要结合产品和动物模型的特性,如可吸收类产品的吸收期、动物模型的细胞更新和组织生长周期等。例如,在国家药监局制定的《腹腔内置疝修补补片动物实验技术审查指导原则》中,对于产品腹腔一侧为不可吸收材料的产品,观察时间点宜选择至少 28 天;对于产品腹腔侧为可吸收材料的产品,根据产品预期完全降解的时间确定观察时间点。而根据文献支持,补片植入后 1~2 周为新生腹膜形成的关键时期,动物实验观察窗口建议包含植入后 2 周。

(5)动物麻醉:在动物手术操作中进行麻醉是动物伦理的基本要求。但动物麻醉的实际操作中常会遇到较多问题,麻醉深度过深动物容易呼吸抑制意外死亡,麻醉深度过浅则麻醉效果不好,既增加动物痛苦,又影响术者操作,因此应引起足够重视。在大动物麻醉方法上,笔者采用的是短效麻醉药诱导插管+吸入麻醉药维持的改进麻醉方法,以下结合笔者经验对几种常见的大动物麻醉进行介绍:

1)猪的麻醉:猪在麻醉之前应禁食 6~8 小时,禁水 2 小时。麻醉诱导可选择戊巴比妥钠。随戊巴比妥钠剂量的增加依次呈现镇静、催眠和麻醉作用,但镇痛效果弱。也可在网架保定后进行诱导,具体操作为:取两根长竿(长 100~150cm),按 60~75cm 的宽度,用绳织成网床。将网架于地上,把猪赶至网架上,随即抬起网架,随后用布遮盖住猪头部,建静脉通路,用丙泊酚麻醉诱导。对于一般检查,在猪诱导后即可进行后续操作。如需手术操作,则可按以下方法麻醉:①常规手术(如支架植入、介入心肌梗死等介入手术)首选方案是麻醉诱导后用丙泊酚,气管插管后可采取 2% 异氟烷吸入维持麻醉;②大型手术(如急性心肌梗死模型、左心辅助泵植入、主动脉支架植入等开胸手术)麻醉诱导后采取丙泊酚,气管插管后可采取 1%~2% 异氟烷吸入+咪达唑仑+芬太尼+琥珀胆碱维持麻醉。

2)羊的麻醉:羊在进行麻醉前也需要进行保定。因羊的性情温顺,保定较容易。常用方法为用两手抓羊对侧两腿使其侧卧,再用绳捆住四肢进行固定,保定后建动静脉通路。如仅需一般检查(如采血、超声)则可采取站立保定法:一人用手握住羊的两角,使头部固定,另一人用两臂在羊的胸前围抱固定,保定后即可进行进一步操作。如需手术操作,则可按以下方法麻醉:①非开胸手术(如血管植入、起搏器植入等手术)首选方案是麻醉诱导用丙泊酚,气管插管后可采取 1%~2% 异氟烷吸入维持麻醉;②开胸手术(如左心辅助泵植入、瓣膜置换等手术)应特别注意术前需禁食 36~48 小时,禁水 12 小时。麻醉诱导后采用丙泊酚、咪达唑仑,气管插管后可采取 1%~2% 异氟烷吸入 + 芬太尼 + 顺苯阿曲库铵 + 丙泊酚维持麻醉。需要特别注意的是,羊需定制 12 号气管插管和加长喉镜。

3)犬的麻醉:在对犬类进行操作前,应对其进行扎口保定。对于性格较温顺的犬(如比格犬等),用绷带在犬的上、下颌缠绕两圈后收紧,交叉绕于颈部打结以固定犬嘴不得张开。一般检查,如超声、采血等在扎口保定后即可进行操作。如遇烈性犬,可采取犬眠宝或戊巴比妥钠麻醉诱导,再建静脉行后续操作。如需手术操作,则可按以下方法麻醉:①常规手术(如起搏器植入、脑血流重建等介入手术)麻醉诱导后首选丙泊酚,气管插管后可采取 2% 异氟烷吸入维持麻醉;②大型手术(如直视下急性心肌梗死模型等开胸手术)麻醉诱导后选用丙泊酚配合咪达唑仑,气管插管后可采取 2% 异氟烷吸入 + 芬太尼 + 琥珀胆碱维持麻醉。

4)牛的麻醉:牛作为实验动物一般都需进行大型手术。在麻醉准备时也需要术前禁食 36~48 小时,禁水 12 小时。麻醉诱导采用丙泊酚 + 咪达唑仑,气管插管后采取 2% 异氟烷吸入 + 静脉使用芬太尼、顺苯阿曲库铵、丙泊酚维持麻醉。

5)兔的麻醉:兔麻醉也需先保定,保定后建立静脉通路,采用丙泊酚 + 咪达唑仑诱导,气管插管后可采取 2% 异氟烷吸入维持麻醉。

6)手术过程:器械的植入手术部分是动物实验最关键的环节,操作前应拟定手术方案,在方案中详细描述器械的输送、植入、使用方式,明确对植入手术关键的步骤(如植入成功标志、吻合器释放的手感等)。医疗器械评价不同于 GLP 药物安全性评价,不同医疗器械的设计和植入具有很大的差异性,标准操作规程(SOP)不易重复。每一种医疗器械都对应一种植入方法,手术技术门槛较高,往往需要预实验摸索确定最终操作流程。动物植入手术的难度决定于动物解剖、生理与人的相似与差异性,即使是经验丰富的专科医生进行操作仍需要培训和适应。同样也要求实验技术员具有很强的实验能力与丰富的经验。

在植入手术操作中应着重注意几个环节:①确定手术入路:这一问题涉及体位摆放、皮肤切口定位、动物肋间的选择等一系列问题;②确定外科手术的基本方法:特别是对于外科开胸植入的器械,是否需要体外循环,是否需要心脏停跳,都是需要提前考虑的问题;③手术中应对装置有足够的了解,如装置大小的选择、装置植入的位置、角度、同轴线等;④严防手术相关并发症:术中应严防心室颤动,注意引流显露,充分排气,防止损伤重要结构。

(6)术后管理:术后应给予动物足够的术后恢复时间。明确术后给药品种、剂量、给药途径、给药时间;明确如何进行伤口护理、护理方法、频率等;明确术后监测项目(不一定是评价内容,也可是仅作为术后常规监测保证实验顺利进行的项目,如体重、饮水、饮食量等)。如有特殊护理要求者,则应特别说明并在术前进行必要的准备(如加压包扎、伊丽莎白圈等)。

1)术后动物 ICU 的管理:术后即刻应将实验动物置于独立的术后 ICU 中。在 ICU 中的监护和护理我们有以下经验:①小型猪相对胆小,术后应尽早拔管入笼,如实验为介入器械的评价,其股动脉通路可以结扎。②绵羊较温顺,应早下手术台穿吊带帆布兜。术后监护期间可长时间动静脉监测观察。③犬脾气大、术后易激惹,也应尽早拔管入笼。大动物术后易发生胸腔积血、积液,特别是羊无法行 X 线片,术后的胸腔积血更难发现。当出现进行性血红蛋白下降、呼吸困难时,应考虑可能的出血,不应仅凭胸管引流做出判断。除了出血外,心力衰竭也可以导致双侧胸腔积液。为防止发生此类问题,可考虑术中预防性打开胸膜腔。

怀疑胸腔积液时,可用超声明确诊断,一旦确诊,应尽早行二次插管和二次开胸。

2)术后抗凝管理:心血管器械植入术后,很多都需要抗凝或抗血小板治疗。在抗凝方案上大体与人相似,但在具体实施时也应注意与人的差异性。一般来说,如需术后抗凝,则需要术中应用肝素,术后肝素或低分子量肝素桥接 2~3 天,同时喂食华法林,之后控制国际标准化比值(INR)在 2.5~3.5。抗血小板治疗可选择氯吡格雷或阿司匹林。对抗凝的监测手段包括激活全血凝血时间(ACT)、活化部分凝血活酶时间(APTT)、INR、血小板凝集率等。如术后做长期观察,则需详细记录体重、日常观察情况和喂药情况。

3)术后抗感染处理:感染也是动物实验术后常见的并发症,常见感染部位包括皮肤、肺部、胸腔以及心内膜等。为预防术后感染,应在术前一天对动物进行清洗、备皮;禁食、禁水,防止插管误吸;麻醉和手术中加强无菌观念;注意防止静脉通路污染,定期更换;选择合适种类和剂量的抗生素术后应用 1 周;长期实验可在术后给予为期 1 周的每日皮肤清洁。当确诊发生感染时,应全面检查以明确感染的来源和原因,同时应给予及时的皮肤清创、抗生素的应用等处理。对于需要长期观察的实验,要争取早发现、早处理,必要时终止实验。

4)术后长期饲养管理:多数心血管器械植入后需要对实验动物长期饲养,观察远期效果,评价血栓形成以及安全性指标。在长期饲养过程中,应着重注意保证动物生活条件如足够的日晒阳光、运动,充足的饮食等。这一方面是动物福利伦理的要求,另一方面可以保证获得真实、客观、有效的实验数据。还需注意,应对动物疾病的防控有充分的认识,在长期饲养中仍应定期进行兽医巡查。及时发现疾病并处理,既能减少动物的意外死亡,又能避免威胁实验人员的健康。

8. 观测指标的选择　检测指标应避免选择主观性强的评判指标,尽量选择客观的、可量化的指标。常见的评价项目有影像学检查、动物的大体病理解剖、组织病理学检查、血液学分析、植入过程相关的数据、器械自身的运行数据以及植入后的饲养数据、并发症等。具体项目的选择可参考已经发表的高质量文献、技术指导原则以及指南文件等。一般来说,对于 GLP 实验有一些通用的检测指标,也有一些特殊器械所特有的检测终点。通用检测终点包括:

(1)临床观察:实验过程中的观察容易被忽视,但一些指标反映了器械植入的状态,因此过程指标同样应该引起足够的重视。如器械植入后,应至少每两天观察一次动物状态,其是否能与同笼、邻笼的动物以及与饲养人员互动和交际。应注意动物的食欲、排泄状况,是否有生病或受伤的表征。定期检查动物的心率、呼吸、体温等生命体征。具体的观察频率可在总的实验方案中提前规定好,或由实验人员根据实际情况灵活调整。所有观察到的内容都应做详细记录。

(2)血液学分析:在动物实验的不同时间点可选择进行全血细胞计数、血清化学分析等检测。通过观察血细胞的增多、减少、被破坏等情况,及时了解动物身体内炎症、感染、过敏、血凝等情况。也可依据不同器械选择其他检测指标,如凝血指标、心肌酶学、特殊脏器功能指标以及细菌培养等。

(3)不良事件发生率、死亡率和致残率:不良事件可发生于实验的任何环节,任何参加动物实验人员都可以汇报,并由项目负责人进行判断。所有不良事件都应该详细记录。死亡和致残通常是动物实验明确的终点,而死亡率和致残率也是评价器械安全性的重要指标。

当动物出现非计划性死亡以及发生并发症时,应对其直接、间接原因进行分析,明确与植入装置的关系。而在实验中动物的最佳病例和最差病例均要记录并做监管性提交(强制)。

(4)大体病理解剖检查:实验前应确定动物尸检方案,动物处死后应对实验目标结果组织观察并拍照。处理目标组织其他上下游相关组织的形态也应进行观察,确认有无病变和坏死。以上照片和检查结果应形成尸检报告,每项记录都应包含相应的代表性照片支持。除了对动物组织进行观察外,也应对植入体内的器械进行仔细观察并记录。应着重观察器械是否发生断裂、变形,是否形成血栓、是否有附着物生长等,必要时采用扫描电镜观察植入物表面特征。

(5)组织病理学检查:组织病理取材的区域也包括器械周围组织,以及上游和下游器官正常和非正常组织。取材后进行塑料包埋和石蜡包埋,制成相应的病理切片。采用常规 HE 染色和特殊染色,在显微镜下对组织进行观察分析。着重需要注意观察的是生长入器械的组织、植入物表面以及机体同植入物的接触面。详细分析并记录植入物附近的血栓、赘生物、缺血、坏死、炎症和炎性细胞的形态,是否存在内皮化、钙化以及纤维素的沉积,观察细胞的增生和纤维化等。必要时应制定量表,请有经验的病理学家对细胞状态进行评分。

(6)植入过程数据:植入物的基本描述记录,植入物的尺寸、重量、体积,植入物的批号,手术记录,器械可操作性和/或可使用性问卷等。

9. 偏离/违背实验方案和意外情况的处理　动物实验过程中不可避免地会因各种原因发生意外的情况,如实验进程偏离/违背原方案、实验动物非正常死亡等。GLP 规范要求在实验中应建立良好的沟通机制,当发生意外情况时,实验机构应及时通知研发者,寻找可能的原因,并讨论后续需要采取的措施。

(1)偏离/违背实验方案的情况:在动物实验进行过程中也可能会出现与原实验方案相违背的情况,这样的情况可能出现在实验操作中或实验操作后等动物实验的各个阶段。无论是研发者、项目负责人还是任何参与实验的人都可以发现这样的实验方案偏离。一般来说,发生方案的偏离往往会对实验结果数据产生影响。常见的情况包括实验检查项目出现超时间窗的现象或检查项目的漏查;过量用药或违背原动物实验方案的用药等。

(2)方案的偏离与补充/修正:应在实验过程中及时发现偏离并进行修正,补充、修正的内容可为原方案所列的人员、动物使用、手术流程、麻醉、术后照料等。涉及有关动物的操作等,修改后的内容须再次提交动物管理委员会进行审核批准。修改后的方案应包含修改记录,明确标记是对方案内容的修改、增加还是删除。

(3)非预期死亡:非预期死亡包括术中死亡、提前处死和提前死亡。①术中死亡:如在器械植入术中发生动物死亡,则应将死亡的详细经过描述并记录在该动物的实验报告中。动物的尸体应冷冻保存到解剖。解剖时,应请有资质的病理学家进行尸检和病理分析。一般来说,术中死亡与器械本身的关系不大,一般将这样的动物排除出组。②提前处死:当实验动物出现体重下降、食欲缺乏、虚弱、身体器官感染、肿瘤,其他器官失能,对治疗无反应,或由机构兽医评估为预后极差的情况时(人道终点),应考虑对动物给予安乐死。一旦这一情况发生,也应及时通知动物实验的发起者,对死亡前后的详细经过进行记录。③提前死亡:当实验动物在器械植入后短时间内突然死亡,应立即通知项目负责人和动物实验的发起者,记录当时动物的状态和周围环境的细节,尽快对动物尸体进行尸检。如无法立即尸检,则应将尸体进行冷冻保存直到解剖。

10. 实验报告的撰写

(1) 实验的原始记录：原始记录应及时撰写，所有术中产生的数据应立即记录，记录的数据应有记录者的签字并签署日期，保证每个原始记录应能追溯到相应的记录人。不可涂抹，如需对数据进行更改，不应模糊原始数据。原始记录还应包括术中情况记录表、手术记录、术中参与人员等。所有原始记录都应用签字笔或钢笔书写，不可使用铅笔。在实验过程中，如需使用抽血、超声、药物抑制来使动物镇静，每次发生均需被记录在原始数据中。

(2) 最终报告的撰写：美国 GLP 法规对最终报告的撰写有着严格的规定。由于我国无相应的规范要求，报告撰写时一般参考美国 GLP 的要求。最终报告的内容通常包括：①实验的参与人员名单，包括项目负责人、手术人员等；②实验模型的选择、动物数量的讨论与说明；③植入器械的说明、特征描述，对照品的信息；④方案偏离总结和方案修改／补充变更说明；⑤不良事件总结描述；⑥大体病理报告；⑦组织学病理报告；⑧血液学检测总结；⑨数据真实性保证声明；⑩其他共同参与方的报告，如兽医报告、力学测试、临床检验等。

(3) 对于实验记录和报告的存档要求：美国 GLP 规范要求所有构成最终报告的原始记录都应该被保存，实验机构可授权其他存档公司来进行保存。应设置专门的归档负责人，要对已存档的材料进行系统的编号。

(二) 非注册（报备）动物实验的设计与实施

非注册（报备）实验多数是为了让研发者验证设计概念、对新器械提出改进意见的动物实验。在设计上也需要明确实验的目的，正确地选择动物模型，制定详细的实验计划方案，考虑合适的实验终点和评价方法。一般来讲，有条件的话非注册（报备）实验也尽量按照 GLP 规范的理念要求执行，但并不强制要求非注册（报备）实验遵守 GLP 原则。特别是非注册（报备）实验的不确定性强，如发生偏离／违背实验方案和意外情况，允许随时根据实际实验的情况对方案进行修改或变更，不强调必须给予特别的解释和说明。这一阶段的动物实验更需要动物实验人员与器械的研发团队密切沟通和配合，随时将实验的情况向研发人员反馈，及时对产品做出调整。

1. 动物的选择、分组与实验设计　　动物和疾病模型的选择也应遵循前述的 GLP 指导原则。选择更能模拟人体生理、解剖状态的动物能够帮助研发人员更好地进行产品改进，一些情况下构建相应疾病的模型对产品进行有效性评价也是有必要的。由于多数非注册（报备）实验是探索性实验，动物数量往往从少量开始。随着不断摸索经验和产品的改进，动物数量可相应增加。而在分组上，一般不设对照组，仅在动物上进行器械的试验性植入。

2. 动物实验的实施

(1) 动物的术前准备：尽管没有标准强制对实验过程进行规范，充分的准备仍然会对实验进程的顺利推进产生积极影响。考虑到整体实验的均一性，动物在术前仍需严格检验检疫。术前准备相应的药品和器械。

(2) 手术过程：尽管选择的动物局部结构接近人体，但多数情况下动物仍与人类有较大差异，且往往这些差异会对器械的植入产生影响。例如猪的冠状动脉开口较人类更低，进行 TAVR 瓣膜评价时，瓣膜很容易堵塞冠状动脉开口。手术过程中应充分考虑这些因素，如器械工作不正常，应明确是器械设计的因素还是动物与人类的解剖差异导致的。

3. 观察周期和评价标准的选择

(1) 观察周期的确定：首次应用于动物体内，研究目的为观察产品是否可按设计正常工作、验证样机的可行性，多数选择进行短时间的急性实验。也可以在植入器械后对器械长时间观察，初步估计可能的并发症。

(2) 评价项目、标准的确定：与注册(报备)实验类似，非注册(报备)实验也应对实验过程的数据做相应记录和分析，处死动物后取器官、组织标本进行解剖和病理分析。

二、植/介入心血管医疗器械的大动物实验实例

常见的心血管医疗装置依操作手段不同，可分为外科植入、微创介入和杂交手术三大类。尽管有很多理论指导实验设计，但是在临床前大动物在体实验的实践中，仍有一些值得思考的关键问题，简单总结主要在以下五个方面：①选择何种动物模型；②测试动物用多少只合适；③观察多长时间较妥；④选择什么指标进行评价更合理；⑤如何把控评价标准。下面结合具体的实例，对以上几个问题做分析。

(一) 心血管介入类器械大动物实验的实例介绍

常见的微创介入器械包括冠状动脉支架、外周血管支架、大血管覆膜支架、介入瓣膜、房间隔缺损/室间隔缺损/动脉导管未闭(PDA)/左心耳封堵装置、无导线起搏器、心力衰竭器械治疗等。

1. 大血管覆膜支架

(1) 背景和概述：主动脉腔内修复治疗是目前广泛采用的胸、腹主动脉瘤和主动脉夹层的治疗技术。与传统的开刀手术相比，主动脉腔内修复治疗通过介入手段在主动脉腔内放置可膨胀的覆膜支架达到治疗目的，具有创伤小、手术时间短、并发症少的特点。而动脉内所使用的覆膜支架则是手术成败的关键因素之一。目前国内有部分厂家已经有成熟的大动脉覆膜支架及相应的输送系统获准上市，而且很多新产品也在不断研发中。目前我国已出台了动脉支架相应的行业标准(YY/T 0663.2—2024)，对其设计、生产、评价作出了详细的要求，而国际标准化组织也有相应的标准(ISO 25539-2)对动脉支架的生产、评价进行规范，其中都有关于临床前动物实验要求的具体描述。国内有多篇文献报道了其他中心进行的覆膜支架的临床前大动物在体评价，我们将以《新型高柔顺主动脉覆膜支架实验研究》和《新型国产覆膜支架中长期耐久性的研究》两篇文献报道作为实例，结合规范要求和具体实例进行探讨。

(2) 目的和目标：我国行业标准明确指出，动脉支架临床前动物实验的目的是评价植入物的释放过程、获得疗效数据和植入物在体内非预期的副作用。评价的具体目标除了传统要求的器械对相关组织、器官的影响外，还包括输送系统到达靶向位置的能力、操作性、可视性，评定回撤输送系统的能力，验证释放的准确性和有效性，植入物尺寸的适合性以及对植入物的功能做出短期和长期的评价等内容。评价内容多，且要求细致，需要动物实验设计更加严谨。我们看到在对国产新一代覆膜支架的临床前评价中，研究者和动物实验机构设计了短期植入和长期植入的效果验证实验，并对支架的表现进行了评价。

(3) 动物实验方案设计和实施：动脉支架的专用要求行业标准中明确要求，动物模型的选择应以植入物的预期用途为基础加以论证，确保最大程度上与人体环境符合；血管内假体

至少要对 6 个假体在植入至少 6 个月后进行再次评价；在此期间至少对 3 个植入物进行至少 2 次处死的评价。国内外文献报道，进行覆膜支架评价常采用的实验动物有羊、犬和猪。在本例研发实例中，研发者选择了健康绵羊作为动脉支架评价的实验动物。在观察时间上分为长期组（180 天）和短期组（30 天）两个观察组。因为需要同时评价腹主动脉和胸主动脉两种型号的支架，因此每个组又依据不同型号分为 2 个组，每组 6 只动物。实验分组和数量符合行业标准的强制要求。

实例中未使用动脉瘤或夹层的动物模型，主要考虑两个原因：一是目前无成熟的主动脉瘤或夹层动物模型的制作方法，有研究采用缝人工血管片的方法，但并不能真正模拟真实动脉瘤的情况；二是动物实验主要观察新支架的生物相容性和安全性，模拟临床支架释放过程，真实地在体内释放支架就可以达到这一目的。

在植入方法上，动物实验人员在动物麻醉后，开腹，游离出腹主动脉（肾动脉下至髂动脉分叉前），肝素化后分别阻断腹主动脉近、远端，沿腹主动脉长轴做纵向 10mm 切口，与等直径人工血管行端 - 侧吻合，经人工血管进行胸降主动脉造影，选主动脉弓后胸降主动脉作为支架释放位置（胸主动脉支架及腹主动脉支架均放置在此处），支架释放后常规行胸主动脉造影，明确支架位置、是否贴壁良好、有无支架移位、有无内漏。然后结扎切断人工血管，逐层关腹。术后常规给予阿司匹林 100mg，1 次 /d 抗凝治疗。术后连续给予 3~5 天青霉素，2 次 /d，剂量为每次 360 万 IU。

（4）观察检测指标和记录：根据行业标准要求，实验应记录动物相关资料、术前资料、术中资料以及最终检测资料。最终资料内容包括对植入物内漏、结构完整性、功能性、开放性和位置的观察；可视性观察的方法和处死日期；植入物和部件在尺寸、化学和物理性能的全部变化；外植体和适当的组织 / 器官组织病理学评价。组织病理学评价应重点关注植入物的内皮化、植入物的血栓形成性、血管侵蚀、植入物内狭窄或再狭窄等。

实例中我们看到实验记录了手术时间、X 射线暴露时间、术中造影测量羊胸主动脉段直径、植入支架大小等。术后对实验动物的意外死亡情况进行原因分析和讨论。长期组还特别将支架横向切分为 6 个部分作为组织学评价样本：①近端无支架处；②近端裸支架处；③近端接近裸支架处；④近端覆膜支架处；⑤覆膜支架中段无支架处；⑥远端支架处。

（5）实验报告：报告除需汇报实验的检测结果外，还需分析早期死亡和处死的原因；操作者对植入物释放的容易程度、可视性和操作性的意见；任何偏离实验方案的情况以及研究结论等。实例中新型支架评价近期表现了良好的性能，远期具有良好的生物安全性，输送系统达到了设计要求。

2. 冠状动脉支架

（1）背景和概述：冠状动脉支架是目前治疗冠心病的重要医疗器械。近年来随着心血管内科介入技术的发展，冠状动脉支架也得到了迅速的发展。从裸支架到药物洗脱支架，再到可降解支架，冠状动脉支架不断更新换代。而各大器械厂商也推出了各具特点的支架产品，新产品在不断开发中。目前关于冠状动脉支架技术临床前动物实验的规定相对较为成熟。从国家标准来说，我国目前有强制行业标准《心血管植入器械 血管内器械 第 2 部分：血管支架》（YY/T 0663.2—2024），其中专门有临床前评价动物实验的要求规定。而 NMPA 也在 2018 年发布了《冠状动脉药物洗脱支架临床前研究指导原则》，其中也对药物洗脱支架的动物实验研究进行了明确的规范。国内文献对国产支架的动物实验报道并不罕见,本文我们将以《药物洗脱冠状动脉支架系统动物实验研究》作为实例,结合相关行业要求,对这类器械动物实验设计和实施进行探讨。

(2)实验目的:《冠状动脉药物洗脱支架临床前研究指导原则》要求,临床试验前需评价药物洗脱支架的安全性和初步可行性,详细来说包括动物实验安全性研究、体内药物释放动力学和体内药代动力学研究两个部分。一般来说,体内药物释放动力学和体内药代动力学研究需要到药物开发相关的实验室平台进行,一般的动物实验室只能进行安全性评价。而安全性评价则包括"对产品的输送性能(输送、扩张和回撤过程)、系统毒性、局部毒性、有效性等进行评价"。《心血管植入器械血管内器械 第 2 部分:血管支架》(YY/T 0663.2—2024)则要求,动物实验既评价植入物又评价输送系统的功能。实例中的实验目的则偏重评价产品临床应用的安全性和有效性。

(3)动物选择、数量和分组:猪在冠状动脉大小、解剖结构以及支架植入之后内膜生长随着时间变化的特征方面与人类具有较好的相似性,因此长期被用作冠状动脉血管内器械的研究和评价。《冠状动脉药物洗脱支架临床前研究指导原则》指出,在药物剂量密度选择及产品作用机制研究方面可考虑采用较小的动物模型(例如兔子髂动脉);还建议采用裸支架、聚合物涂层支架、药物涂层支架三组进行安全性研究,且同时选择已上市的药物洗脱支架产品作为对照,每组 3~4 只实验动物为宜。《心血管植入器械 血管内器械 第 2 部分:血管支架》(YY/T 0663.2—2024)未对动物选择和对照组做明确规定,但要求一次应至少评价 25 个支架,并在植入 6 个月后对其中的大多数支架做再次评价。

实例中研究选择了小型猪作为实验动物,共 30 头,分为实验组(药物洗脱支架 30 枚)和对照组(裸支架 30 枚),分别于支架植入后的 2、5、12、25 周进行观察。

(4)实验过程:

1)术前准备:术前 1 天给予氯吡格雷 75mg 和阿司匹林 100mg 喂食。

2)植入过程:随机选择前降支、回旋支、右冠状动脉中的 2 支分别植入裸支架和药物洗脱支架。

3)术后处理:继续给予氯吡格雷 75mg 和阿司匹林 100mg 喂食。

(5)评价指标的选择:《冠状动脉药物洗脱支架临床前研究指导原则》建议对支架植入动脉和心脏进行影像学评估、大体解剖评价和组织病理学评价,对每个支架至少分三段进行评价,同时报告不同段的组织病理学切片结果,而不是仅提供一张切片图。除了靶血管位置外,支架两端(近端或远端 5mm)血管、心肌及其他重要器官或组织也应进行详细的组织病理学评价。特别是支架中药物可能会对远端心肌组织产生毒性反应,因此需对远端心肌组织进行完整的大体和组织病理学评估,评价支架相关性病理学改变。

在实例中我们看到其观察指标主要包括:①一般观察情况:如一般表现、精神、反应等;②不同时间点支架内血管尺寸的测量结果;③病理分析:安乐死后取出支架段血管,剖开后检测炎症(炎症积分)、损伤情况(损伤积分)、内皮化(内皮化积分)和血栓情况;④大体解剖:观察支架附壁处是否有血栓形成。

(6)实验结果解读:《心血管植入器械 血管内器械 第 2 部分:血管支架》(YY/T 0663.2—2024)要求应对结果进行总结,如动物计数、成功率、不良事件、早期死亡原因总结、操作者对操作性的意见、病理总结、植入物的评估等。实例中对支架形态等情况作了总结,报告了动物生存情况、管腔丢失情况,病理报告提供了支架内皮化、炎症反应、损伤及血栓形成情况等。最终结论为该种药物洗脱支架植入后有良好的血液相容性,生物性能稳定,支架内表面迅速内皮化,血管有良好的开通率。上述说明,可降解聚合物涂层药物洗脱支架是安全、有效的。

3. 外周动脉支架

(1)背景和概述:外周动脉支架也属于动脉支架,因此其制造、设计、评价也应遵循动脉支架的行业标准(YY/T 0663.2—2024)。*Circulation* 杂志曾于 2004 年刊出来自美国的对于药物洗脱外周动脉支架临床前评价的专家共识。根据专家共识,外周药物洗脱支架与冠状动脉药物洗脱支架类似,既需要评价其安全性,又需要评价其药物释放、代谢相关的数据。目前国内也有部分厂商设计研发了新型药物洗脱外周动脉支架,并将动物实验结果在文献中报道。我们将以《国产外周动脉洗脱支架的动物实验研究》文献报道作为实例进行探讨。

(2)实验动物、数量和分组:专家共识指出,目前对于评价外周血管药物洗脱支架并无理想的动物模型,常用的实验动物包括猪、犬、兔等,各有优缺点。本例中以杂种犬作为实验动物,共 13 只。受试产品为新型雷帕霉素 - 肝素支架,对照品为雷帕霉素支架和裸支架。实验分组为 4 枚雷帕霉素 - 肝素支架与 4 枚裸支架、4 枚雷帕霉素支架与 4 枚裸支架、4 枚雷帕霉素 - 肝素支架与 4 枚雷帕霉素支架、1 枚雷帕霉素 - 肝素支架与 1 枚雷帕霉素 - 肝素支架,分别放置于 13 只犬中,左、右髂动脉各 1 枚。另外,2 枚雷帕霉素 - 肝素支架交叠放置于 1 只犬腹主动脉中。

(3)实验过程和观察期限:常规麻醉后股动脉穿刺,置入鞘管,猪尾导管造影,测量髂动脉或腹主动脉直径。然后分别置入支架于双侧髂动脉或腹主动脉。支架放置时推注低分子量肝素 2 000U。术后噻氯匹定 200mg/d 一次口服,阿司匹林 150mg/d 一次口服。7 只犬 30天造影观察后处死,7 只犬 60 天造影观察后处死。

(4)评价指标:动脉支架的行业标准中要求应对植入物内漏、结构完整性、功能性、开放性和位置进行观察;记录可视性观察的方法和处死日期;记录植入物和部件在尺寸、化学和物理性能的全部变化;需要对外植体和适当的组织 / 器官组织进行病理学评价。组织病理学的评价应重点关注植入物的内皮化、植入物的血栓形成性、血管侵蚀、植入物内狭窄或再狭窄等。本实例中仅报告了如下观察指标:

1)药代动力学分析:于术后 10 分钟、12 小时、24 小时、2 天、3 天、4 天、5 天、6 天、7 天、14 天、21 天,采取静脉血进行药代动力学分析。

2)影像学研究:①支架输送的性能:顺应性、可视性、定位准确性;②急性血栓形成(支架置入后<30 天)、亚急性或延迟血栓形成(支架置入后≥30 天);③支架段直径(mm);④参考节段内直径(mm):支架两端加 5mm;⑤支架段直径晚期丢失(mm);⑥参考节段直径晚期丢失(mm);⑦支架内再狭窄率(%),参考节段内再狭窄率(%),管腔直径≥50% 为再狭窄。

考虑到文献报道非正式报告,可能隐去部分结果。正式的安全性评价中还应至少包含大体解剖和组织病理方面的内容。

4. 经导管房间隔封堵器

(1)背景和概述:房间隔缺损是临床上最常见的先天性心脏病之一,对于合适的病例,经皮房间隔缺损封堵术是成熟的治疗手段。房间隔封堵器是这项手术的核心。国内外有很多厂家对传统的 Amplatzer 双盘房间隔封堵器进行改进,研发出了一系列新产品。对于房间隔封堵器的设计要求,国内已出台行业强制标准《心血管植入物　心脏封堵器》(YY/T 1553—2017)。以往国内文献也有对于国产房间隔封堵装置的临床前在体评价经验的报道,我们将以《新型封堵器应用于小型猪房间隔缺损的修复实验》作为实例对这类器械动物实验设计的原则进行探讨。

(2)实验目的、动物选择和分组:本例中实验目的为在房间隔缺损动物模型上评价改良型封堵器的有效性、安全性和相容性。由于需要评价新型封堵器的有效性,故动物实验考虑首先建立房间隔缺损疾病模型。与家猪、犬、羊等动物相比,西藏小型猪抗逆性强,手术耐受性好,不易感染。此外,小型猪的房间隔弹性和牵拉性较强,比犬和羊更接近人的组织结构,因此本例选择西藏小型猪作为实验对象。实验未设置对照组,实验组由 3 只雄性、2 只雌性动物组成。

(3)实验过程:

1)建立猪房间隔缺损模型:氯胺酮和咪达唑仑诱导后丙泊酚维持麻醉,穿刺股静脉行常规右心导管术,穿刺房间隔后利用 10mm 球囊扩张房间隔穿刺孔制备房间隔缺损动物模型。建模后,超声心动图检查了解房间隔缺损大小。

2)房间隔封堵器植入:建模后,立即进行新型房间隔封堵器植入。选择腰部直径比房间隔缺损大 2~3mm 的封堵器封闭人造房间隔缺损。

3)术后处理:抗生素预防感染 1 天,术后应用阿司匹林。饲养观察 3 个月。

(4)观察指标:①植入过程中数据:动物心率、呼吸等;②经胸超声心动图:观察封闭器的位置、猪的心腔大小和心功能;③大体解剖:安乐死后取出心脏,对房间隔封堵器和周围组织进行观察;④电镜扫描:观察封堵器表面。

(5)结果评价:实验过程顺利,术后动物未见并发症,光镜病理结果可见封堵器表面纤维细胞增生,电镜可见封堵器表面布满致密纤维组织,因此判断该型封堵器安全性好,具有良好的生物相容性。

5. 经皮左心耳封堵器

(1)背景和概述:心房颤动是一种临床常见的心律失常,由于心内血栓脱落而形成的脑卒中是心房颤动常见的并发症。大量研究发现,左心耳是心房内血栓的主要来源,因此对左心耳进行封堵能够有效防止心房颤动脑卒中并发症的发生。目前国外有多款经皮左心耳封堵器上市,国内厂商对于经皮左心耳封堵器的开发也方兴未艾,由于没有相应的国内标准和规范,对于这类产品的临床前动物实验评价也主要参考国外的经验。目前国内也有一些文献报道了对于国产新型左心耳封堵装置的临床前在体评价经验,我们将以《新型国产左心耳封堵器的实验研究》作为实例对这类器械动物实验设计的原则进行探讨。

(2)实验目的和动物选择、分组:本例中研究目的为通过动物实验评价一种新型国产左心耳封堵装置封堵犬左心耳的可行性和安全性。在实验动物选择上,考虑到犬的左心耳边界清楚,与人类相似,目前无论是国内还是国外,对于左心耳封堵器的评价多选择犬作为实验动物。本例中也将犬作为实验对象,共 20 只,采用自身前后对照,未设对照组。

(3)实验过程和观察时间点:术前常规准备、禁食,麻醉后进行经食管超声心动图检查,穿刺股静脉,房间隔穿刺进行左心房、左心耳造影,根据左心耳开口测量结果选择合适大小的封堵器。按器械要求沿输送装置植入封堵器,造影和经食管超声心动图确认封堵器位置合适。术后青霉素抗感染 3 天,华法林持续抗凝。观察时间设定为术后 2 天、2 周、1 个月、3 个月、6 个月和 1 年。

(4)检测记录指标:①手术时间、X 射线曝光时间;②血浆镍浓度:封堵器主体为镍钛合金结构,因此在术后 2 周、1 个月、3 个月、1 年分别检查血浆镍浓度;③大体解剖检查:检查封堵器表面是否有血栓及赘生物形成、内皮化程度等;④组织病理学检查:观察封堵器表面的内膜组织,检查新生血管和炎症反应、心房一侧的纤维化和内皮化情况;⑤扫描电镜检查:观察封堵器表面情况;⑥经胸超声心动图检查:验证封堵效果,检查二尖瓣开放和闭合情况。

(5)结果报告和评价:实验报告应将所有实验过程数据和结果进行详细记录。对器械植入成功率、动物死亡率、不良事件发生率等进行描述,分析可能的原因和与器械的相关性,综合评判实验结果。本例中国产新型左心耳封堵装置性能稳定,手术操作简单,封堵效果确切,生物相容性好,观察 1 年安全、有效。

6. 经皮左心室重建装置

(1)背景和概述:室壁瘤是冠心病急性心肌梗死后常见的并发症,梗死后的心肌细胞坏死纤维化形成室壁瘤后使患者心室的收缩能力下降,进而导致心力衰竭,严重影响患者生存率与生活质量。左心室重建是对室壁瘤导致心力衰竭的经典治疗方法,然而传统开胸手术风险高、创伤大,往往不能获得满意的治疗效果。在这样的情况下,CardioKinetix 公司开发出了一种经皮左心室重建装置(PARACHUTE)。通过介入方法将这一装置置于左心室心尖部,隔离梗死心肌与左心室,从而改善左心室的顺应性,达到治疗心力衰竭的目的。目前这一装置通过欧洲 CE 认证,但尚未获得美国 FDA 的批准,正在进行临床试验。可以预见,类似的左心室重建装置将在不远的将来越来越多地涌现。本文我们通过 PARACHUTE 动物实验实例的文献报道,探讨动物实验在证明概念阶段发挥的作用,对比其与注册(报备)实验的不同。

(2)动物模型选择、数量和分组:由于实验目的是证明概念,需要对产品的治疗有效性进行初步评价,因此研究者选择首先建立动物的心肌梗死模型,再对模型进行植入。研究者对 10 只羊进行处理,建立心肌梗死模型,并将其平均分为 2 组,实验组植入器械而对照组不处理。最终观察对比两组间的治疗效果。

(3)实验过程:

1)建立动物模型:研究者对 10 只羊进行建模,采用冠状动脉前降支末端弹簧圈栓塞的方法建立了心尖前部心肌梗死模型。建模术后,严密监护,并给予一定药物治疗(抗生素、维拉帕米、阿司匹林等)。

2)植入器械:建模 6 周后,实验组经皮植入左心室重建装置,对照组不做处理。

3)血流动力学评价:植入器械后 24 周,经颈动脉置入导管测量左心室的压力容积参数。

(4)检测项目和评价指标:可以看到与临床前注册(报备)实验评价不同,证明概念的实验更注重有效性的指标,较少评价安全性。例如,实例的研究者提供的测量指标和评价指标包括:①根据造影图片估测左心室舒张和收缩体积;②血流动力学测量结果,如左心室收缩末压、左心室舒张末压、心率、心排血量、左室射血分数；③计算左心室的机械效率。本例并没有进行大体解剖、组织器官的病理分析、操作时间等的记录分析。这是两类实验差异较大的地方。

（5）结果描述：实验结果通过对比发现实验组较对照组左心室收缩末容积显著下降，射血分数显著上升，心输出量明显提高，证明左心室的机械效率在植入左心室重建装置后明显提高。这一结果对器械设计进行了肯定，但是对器械的安全性等无法做出评价。

7. 起搏器

（1）背景和概述：作为植入性的心血管器械，起搏器具有悠久的历史，同时市场份额较大。起搏器兼具有起搏、除颤、心力衰竭治疗等多种功能。在起搏器新产品的临床前评价方面，既有成熟的规范，也有一些特殊需要注意的地方。

（2）动物实验目的和要求：对于新研制的起搏器，在进入人体临床试验前进行动物实验，主要目的是评价起搏器的有效性、安全性、生物稳定性、电特性等。而对于再注册的产品，涉及的发生改变的模式或特征则需由动物实验验证该装置的新功能和特性。

（3）动物选择、模型制备、动物数量和实验周期：对于起搏器的评价，由于犬与人类的心脏电生理特性相似，目前公认的是采用犬模型（比格犬、大型杂犬）。一般来说，建议采用射频消融术、化学消融或外科手术等技术建立犬三度房室传导阻滞动物模型，在手术4周后以体表心电图或腔内心电图检查仍稳定地表现为三度房室传导阻滞为建模成功的标志。另外，应用正常犬做对照组。每个型号的植入性起搏器实验动物应在9只或以上。两组动物按照人体临床使用的永久性起搏器植入方法进行植入，至少植入8周。

当对已上市的设备增加的新功能进行动物实验时，制造商可根据新增产品功能的具体实际情况酌情选择试验动物数量。但是其得到的试验结果应能支持其设备新功能的临床安全性和有效性。

需注意的是，犬类在建模安装起搏器后最多见的并发症是感染。若起搏器安装在背部，则皮肤切口感染率较高。如安装在颈部，则颈圈可部分防止前爪挠伤伤口，起到保护作用。其次是感染性心内膜炎，特别是对无线起搏器植入评价实验。可能的原因是内外科无菌观念的差别以及人与动物的差别。一旦发生感染性心内膜，则治疗难度大，往往耽误研究进程，因此需要格外重视。

（4）评价时间点和评价指标：在实验时应对实验动物使用生理参数监护仪，监测动物的生理指标。实验结束后，取出起搏器并对起搏器外观和植入部位进行分析。动物心脏应被完整切离，并检查是否存在任何病变和/或损伤。提供描述手术前、后动物活动情况的摘要。从以下方面评价、记录、分析检测数据，以验证设备的功能、特性、安全性。

1）感知：①评价长期（1个月）感知的稳定性；②对感知的P波、R波与心脏电生理分析仪的值进行比较；③验证在起搏器起搏、遥测过程中的准确性；④对起搏器具有的特殊功能进行评价。

2）夺获管理：通过诊断趋势评估心房夺获管理、左右心室夺获管理的运行情况，与手动测量比较、检查异常的原因。

3）电极导线阻抗测量：验证长期（1个月）电极导线阻抗趋势的稳定性；验证电极导线测量特性在活体环境中能否按照设计运行（例如极性确认、极性配置等）。

4）程控的可靠性：验证起搏器与程控仪编程通讯的可靠性，模拟实际使用的各种参数组合、参数调整。

5）抗干扰试验：验证通讯工具、家用电器、安检系统等外界干扰的影响程度。

6）植入性检测：在活体环境下用程控仪验证植入物性能特征。

7）感染控制：植入过程中应按照临床使用要求在无菌环境下实施，对于可疑植入部位的感染，通过对潜在病原体的培养和鉴定加以评价。

8）植入部位验证：对起搏器植入部位采用 X 线成像证明确认。

9）最后，须对取得的动物实验数据进行最终的风险分析及评价，并得出研究结论。

（二）心血管外科植入类器械大动物实验的实例介绍

具体来说，常见的心血管外科植入器械有人工瓣膜（环）、心室辅助装置、人工血管、带瓣外通道等。本文将以一种心室辅助装置作为实例进行分析。

1. 背景   从全球范围来看，目前市场上已存在很多种类型、不同品牌的机械循环辅助装置。近年来，我国也不断出现新的机械循环辅助装置，其中既有自主研发的，也有直接引进的。然而不论是临床试验还是临床前评价，目前 NMPA 对于此类装置并没有出台相应的法规和国家标准。尽管心室辅助装置的动物实验非常重要，然而对于开发企业和动物研究机构来说，如何进行规范、可靠的临床前在体评价仍面临很多困难。某企业自主研发的某型心室辅助装置就是在这样的背景下面对这一问题。临床试验前的备案需要动物实验提供有效性和安全性评价。我们结合本中心的经验，在反复讨论和充分论证后确立了实验方案，并顺利完成了装置的临床前评价。

2. 确定实验目的   本次动物实验的目的非常明确，是对某型心室辅助装置进行安全性和有效性评价，为应用于人体提供依据。安全性的主要内容是装置的生物相容性，包括装置对机体的影响，如血栓易感性、溶血、感染、器官功能障碍等；也包括装置自身的安全性，如装置的易被腐蚀性、密封的完整性、耐磨损性等。有效性评价的主要内容则是验证装置设计所应提供的稳定机械循环支持性能。需要注意的是，由于实验目的确定本次实验的性质为注册（报备）实验，所以本次制定的详细实验方案在中国食品药品检定研究院进行了备案。

3. 动物模型的确定   本次实验对大动物的要求首先是体重合适，其次是心脏大小和大血管直径应类似于人类以方便器械的植入，再次是凝血功能也应接近于人类以便将动物的抗凝处理结果与特定的患者人群作比较。美国 FDA 和欧洲均建议使用牛或羊，以往国外的心室辅助装置如 HeartWare、HeartMate 等的动物实验（表 6-6）也都选择了牛和羊作为实验动物。我们考虑小牛的体重匹配，但因其生长迅速，植入的产品会受到动物体重大小因素的限制。而羊既符合上述对心脏大小、体重、凝血方面的要求，动物本身又易于术后管理，便于长期监测、存活率高，因此我们决定采用小尾寒羊作为实验动物。

表 6-6   常见的几种心脏辅助装置的动物实验情况

装置类别	产品	制造商	动物	试验周期	例数	存活数
机械轴承式	HeartMate Ⅱ	Thoratec	牛	30 天（3 头）、90 天（2 头）	5	数据未知

续表

装置类别	产品	制造商	动物	试验周期	例数	存活数
液力悬浮式	HVAD	HeartWare	羊	90 天	9	6
	MVAD	HeartWare	羊	90 天	9	7
完全磁悬浮式	Levacor	World Heart	牛	30 天	8	数据未知
	HeartMate 3	Thoratec	牛	60 天	10	8

4. 动物数量和实验周期的确定 在动物数量和实验周期上,以往有对心血管植入物、人工心脏瓣膜的国家标准(GB 12279—2008/ISO 5840: 1996)要求测试组达到长期存活(120天)应满足至少 6 只,而对照组则需满足至少 2 只达到长期存活标准。目前对于实验周期的长短仍存在争议。有些意见认为应采取较短评价时间,其理由包括:如需评价手术植入技术,术后 30 天已经足以观察术后恢复效果;如需评价血流动力学功能,则术后 30 天动物的心功能已稳定,可以进行评价;如需评价生物相容性,术后 30 天也已经足以使植入物的生物相容性显示出问题。而在临床研究发现,随时间延长,进一步出现不良事件的可能性越来越小,呈现"收益递减规律",这样的规律一般也以 30 天为界,30 天后基本上不会再出现有价值的新情况。另外,还要考虑的是随着观察期限延长,动物实验成本提高,而且长期看护的困难也较大。也有观点反对短时程评价,主要理由包括:相比之下人类的生命更重要,评价时间越长,安全性保证就越强。而心室辅助装置的适应证既包括终点替代治疗,又包括心脏移植前的过渡治疗。对于后者来说,90 天更接近临床实践要求。况且心室辅助装置是精心机械装置,耐久性是其考察重要指标,因此长期观察评价并不为过。

欧洲申请 CE 标志的要求是存活时间大于 90 天,未对具体动物数量做出要求。美国FDA 则认为由于不同心室辅助装置的工作原理、构造、流道形式、泵内流场等情况各不相同,故对于心室辅助装置动物实验的例数、试验时间没有硬性规定。其更看重包括研发试验和关键试验的整体结果,也更尊重专业评价团队的诚信和观念。目前申请 FDA 已通过的类似装置进行过 30 天、60 天、90 天时间不等的评价,实验组既有 6 只也有 8 只存活。结合以上资料,我们最终决定采用单组实验(不设立对照组),共 9 只动物,以存活时间 60 天为目标,目标存活数目 6 例。

5. 检测终点和评价标准的确定 在选择检测终点和评价标准方面,本次实验也主要借鉴了欧洲 CE 标志认证和美国 FDA 相关规定。欧洲标准所关注的终点主要集中在以下几个方面:①装置失灵、装置故障情况;②因各种原因而死亡;③与植入相关的不良反应;④血流动力学性能;⑤装置的促血栓性和溶血情况;⑥植入后肾脏和肝脏功能。而 FDA 则将可能与器械相关的不良事件解读为包括动物死亡、设备/系统故障、出血、感染、溶血、神经功能障碍、血栓的发生、心血管系统失常或者终末器官衰竭等。还规定应对实验过程中发生的所有不良事件都进行记录,并判断是否与设备相关。结合相关的标准,最终选择的评价指标包括装置的故障发生情况、装置运行期间的血流动力学状况、动物的出凝血情况、血栓发生情况、动物主要脏器的功能、装置相关的感染等。在实验结束后,对动物的主要脏器进行解剖并行病理分析,同时对心室辅助装置进行拆解并仔细检查其表面情况。

6. 对于未达到终点动物的处理　在本次实验中 3 例动物因其他与装置无关的不良事件而未达到实验终点。对这 3 例动物的处理,我们参照 FDA 的规定,将动物进行病理组织学尸检、查明死亡原因、分析与装置的关联性,并详细写入实验报告。

(三) 心血管杂交手术类器械大动物实验的实例介绍

1. 经心尖路径的 TAVR 瓣膜

(1) 背景和概况:近年来,经导管主动脉瓣置换术(TAVR)蓬勃发展,实现了很多技术上的突破,然而 TAVR 技术仍面临众多挑战。在 TAVR 手术中,如何实现瓣膜准确定位、同轴及对交界良好是手术成功的关键。在瓣膜定位上,市场上大部分产品都很大程度上依赖术者的主观判断,一旦定位不准,则会出现冠状动脉堵塞、心律失常以及脑卒中等严重并发症。在这一背景下,某企业研发出了新一代经心尖路径的 TAVR 瓣膜及输送系统。该企业在产品概念推出后,在本中心进行初步动物实验,并根据结果对原型产品进行改进。产品定型后,在开展临床试验前,在本中心进行相应的大动物在体评价。本产品经由设想—证实概念—发现问题—改进产品到临床前评价,直到最终上市,涉及转化链上的多个重要环节,动物实验在各个环节都发挥了重要的作用。下面分阶段介绍我们的经验。

(2) 证明概念和改进产品阶段:

1) 实验目的和动物选择:这一阶段实验的主要目的是验证瓣膜的设计概念是否可行,通过动物实验对产品雏形进行研发改进,最终形成定型产品。因此,实验设计的主要原则就是选用少量动物进行摸索,对实验方案的规范性没有严格要求。因心脏大小和形状与人类相似,又由于本次评价的瓣膜是经心尖植入,从容易饲养、器械大小匹配和操作方便的角度,结合文献报道以往同类产品动物选择,本次 TAVR 瓣膜的评价选择小型猪作为实验动物。

2) 实验过程:尽管猪心与人类心脏形态相似,但是在实验实际操作中,由于解剖特点的不同,我们仍遇到很多困难。例如,猪心的主动脉根部似蒜头,冠状动脉开口较低,主动脉瓣环至左冠状动脉开口高度多在 5~7mm,瓣膜植入后极易堵塞左冠状动脉。此外,主动脉瓣环平面较扁平(扁椭圆),瓣周漏发生率高。其次猪胸廓为桶状胸,心脏位置居中或轻度右旋,开胸后易误入右心室;再者,猪主动脉瓣环无钙化、弹性好,窦管交界内径小于瓣环,TAVR 瓣膜置入后不易固定,很容易将瓣膜挤入左心室内;即使主动脉瓣正常无病变,介入瓣膜置入后仍不易卡住等。我们还发现 CT 在测量瓣环直径、协助瓣膜型号选择方面较经胸超声心动图更有优势。

3) 术后管理:①术后抗凝:由于瓣膜植入术后对抗凝有要求,我们制定了猪的抗凝方案,即术后前 3 天低分子量肝素皮下注射;术后第 2 天动物恢复进食后开始饲喂华法林。通过第 4、7、14 天抽血检查 INR,并根据数值调整药量,INR 目标值控制在 2~3。但在实际过程中,我们发现猪对华法林反应很敏感,饲喂华法林一段时间后 INR 可能会出现显著升高,易发生出血。4 只动物死于抗凝过度造成的内脏出血或脑卒中。对这一问题,我们总结的经验是饲喂华法林期间应保持饲喂量及进食量稳定;观察动物应特别注意皮下及口唇黏膜有无出血点;如有条件,应经常检测 INR;出现感染时,须及时调整华法林药量。②术后感染:另一个重要问题是术后感染。在本次实验中有 6 只发生了感染,抢救成功 1 只。感染发生可能的原因是动物清醒状态下不配合进行创口消毒、清理;术后喜卧位,笼具消毒不彻底;饲养环境潮湿,交叉感染等。预防措施除了术中严格无菌操作、术后常规给予抗生素预防外,还有经常给笼具和动物房进行消毒,保持干燥、通风的环境。而一旦感染后,需要以大剂量广谱抗生素治疗,配合补液等支持治疗,必要时以超声心动图评估瓣膜状况。

4)实验结果:在这一阶段的实验中,共对32只实验动物进行了植入操作,其中成功植入23只,前期动物意外死亡数量较多,既与瓣膜尺寸选择不合适有关,也与瓣膜本身设计不足有关。我们依据结果,向研发者提出了一系列改进方向。

(3)临床前评价阶段:

1)实验目的和要求:这一阶段动物实验的目的即采用大动物模型,对该型新一代TAVR瓣膜及输送系统经心尖入路快速植入的安全性及可行性进行评价,同时评价瓣膜的血流动力学表现。此次临床前评价属于注册(报备)实验,因此要求从实验设计到实验记录都应遵守相应的GLP要求,对实验方案规范性、严谨性有更高要求。

2)实验动物的选择、分组和数量:根据以往文献(表6-7)和前期实验结果,仍选用小型猪作为实验动物,不设对照组。植入动物分为急性实验组和慢性实验组各6只,分别在术后即刻和术后180天进行安乐死。

表6-7 国外类似装置动物实验概览

瓣膜型号	植入方式	植入部位	存活数量	冠状动脉阻塞	瓣膜移位	年份
CoreValve	经心尖	主动脉瓣环	13/13	未报告	未报告	2009年
Cribier-Edwards	经心尖	主动脉瓣环	18/26	3/26(11.5%)	远端:2/26(7.7%) 左心室:6/26(23.1%)	2006年
Acurate TA	经心尖	主动脉瓣环	12/12	无	无	2012年
JenaValve	经心尖	主动脉瓣环	12/15	2/15(13.3%)	无	2009年
Acurate	经心尖	主动脉瓣环	5/5	无	无	2010年

3)实验过程:术前做禁食、备皮等常规准备,术中采用氯胺酮+地西泮常规麻醉,完成检查,确定主动脉瓣环直径。取右侧卧位,消毒铺巾,游离右侧股动脉置鞘管,6Fr插猪尾导管到主动脉根部。剑突下做6~8cm的小切口,胸骨下端正中部劈开,打开心包,心尖部缝双荷包,心尖穿刺,送入导丝及输送系统。按照该型瓣膜植入和输送系统操作说明完成植入。由于前阶段实验经验,全部植入过程顺利。

4)检测指标:急性实验组主要评价指标有手术(植入)操作难易程度、血流动力学表现(造影、超声)、瓣叶运动状况(造影、超声)、可见的狭窄及反流情况等。

慢性实验组主要评价指标除了上述几项外,还包括血液学、影像学指标(瓣叶运动、反流)、尸检及大体病理、移植物组织病理(瓣膜及周边组织)等。

其中,血流动力学指标主要包括跨瓣压差(峰值及平均值)、瓣口反流面积等,检测仪器型号及测量方法也应记录。病理报告应包含大体病理(大体图片)、组织病理(镜下图片)、结构完整性评价等。实验室检查指标应包含红细胞计数、白细胞计数(分类)、红细胞比容、游离血红蛋白、血清乳酸脱氢酶、结合珠蛋白、网织红细胞计数、血小板计数和血生化等。

5)结果报告:结果报告规范地提供了动物实验的详细结果,对该型TAVR瓣膜及输送系统经心尖入路快速植入的安全性及可行性进行评价,相关植入数据和器械数据均详细记录,最终报告对植入即刻和长期随访的血流动力学结果进行展示,为该装置进一步的临床试验阶段提供了有力的证据支持。

2. 经心尖二尖瓣修复装置

(1)背景与概述:传统上来说二尖瓣关闭不全需要开胸手术进行治疗,然而对于一些高龄、合并多脏器功能不全外科手术风险大的患者,如何选择治疗方案成为一个难题。近年来,随着介入技术的发展,一些经导管二尖瓣修复装置的问世逐渐改变了这一现状。以MitraClip为代表的经导管二尖瓣修复装置在不开胸的条件下完成二尖瓣修复,给不能耐受手术的患者带来希望。由于创伤小、手术时间短、手术安全性高,随着器械的改进,这项技术有逐渐替代外科手术的趋势。对于这项前沿技术,国内目前也有部分企业在开发相关产品,如何对这一类器械进行临床前评价也成了动物实验的挑战。我们将结合某公司研发的新型经心尖二尖瓣修复装置进行临床前评价的实践,介绍相关经验。

(2)实验目的和动物选择、分组:实验目的为对某公司的二尖瓣修复装置进行临床前在体安全性和有效性评价,向监管机构提供动物实验数据,为临床试验奠定基础。

猪具有与人类相似的心血管系统,而且家猪心脏结构、大小与成人相似(特别是二尖瓣解剖),常被选作心血管植入材料评价动物。以往国外的经导管二尖瓣修复系统如MitraClip也选择猪作为实验动物。根据产品特征,本次实验采用体重、心脏大小与成年人相近似的猪作为实验动物。

MitraClip的临床前评价未设对照组,设计了植入后的4、12、24、52周作为观察点,最终分别有3、9、1、7、1只动物存活到了相应时间点。考虑到实际饲养监测的难度,本次实验的实验组设计了2周(2只)和20周(8只)两个有代表性的观察点,除了两组实验组外,还安排了一组体外循环下采用传统外科方法进行二尖瓣处理的对照组动物(4只)。

(3)实验过程:动物术前常规隔离检疫、禁食禁水,实验组麻醉后沿剑突软骨顶点上下5cm切皮,剪断剑突软骨,劈开部分胸骨下段,切口15~20cm,暴露心尖,按照器械要求在超声引导下植入二尖瓣修复装置。动物夹合前及夹合后进行心导管检查,记录左心房和左心室压力;对照组则在麻醉后于第3~4肋间切皮15cm,第3~4肋间进胸,暴露心脏,常规建立体外循环,直视下以缝合A2P2,停机关胸。术后在ICU进行监护,常规抗感染2周、局部封闭镇痛、抗凝1周、持续抗血小板。

(4)观察指标:①超声心动图:评估装置位置、二尖瓣反流程度、二尖瓣跨瓣压差;②血液检查:检查血常规、生化、凝血等指标;③大体解剖检查:安乐死后的动物取出心脏进行检查、拍照,评估装置在心脏中的位置、表面内皮化情况、血栓形成及二尖瓣结构改变情况;④病理检查:除心脏外,还取肝、肾、脑、脾、肺等器官制作病理切片,观察病理变化(炎症、梗死、纤维化等);⑤安全性评价:包括手术成功率、手术操作时间、导管操作时间、左心导管检查各项参数;⑥其他不良事件:如术后感染、意外死亡等。

三、结语

总之,大动物实验在医疗器械研发中起着重要作用:①作为医疗器械安全性评估的重要手段:通过动物实验,我们可以了解医疗器械在人体内的表现,从而预测其可能带来的不良反应;这一信息对于医疗器械的设计和改良至关重要,也为临床试验奠定基础。②有效性测试:动物实验提供了医疗器械在真实使用场景下效果的关键证据;这一信息有助于医生在制定治疗方案时做出决策。③疾病治疗新方向的探索:通过动物实验,我们可以观察到医疗器械对特定疾病的治疗效果,从而为疾病治疗开辟新的方向。

创新医学器械转化的过程极为漫长,需要医生、医院、工程师、企业、资本、政府、第三方服务机构等多类主体参与,涉及专利保护、专利转让、样机生产、工程验证、临床试验等多个复杂环节,临床前大动物实验是创新心血管器械转化链上重要的限速环节,不仅需要给予高度的重视,还需要在有经验的动物实验平台的协助下,CCI 创新工程中心下属动物实验中心将设置导管室 2 间、外科手术室 2 间、检验实验室 2 间,并配备先进的检测设备,让使新理念接受概念验证,并完成样机生产;在动物实验的过程中,通过医工结合反复改良和迭代创新器械,完善其使用价值,并提升商业价值。在动物实验实践中,根据器械特点和实验目的,制定相应的实验方案。在设计实施过程中需要遵守相关的法规和指导原则,使动物实验更好地助力创新器械的研发。

(唐 跃 李 波 罗晓康 吴爱丽 李 彬)

参考文献

［1］国家药监局. 医疗器械动物试验研究注册审查指导原则 第一部分: 决策原则 (2021 年修订 版)[EB/OL].(2021-09-18)[2024-01-20]. https://www. nmpa. gov. cn/directory/web/nmpa/xxgk/ggtg/ylqxggtg/ylqxqtggtg/20210927153130147. html.

［2］国家药监局. 医疗器械动物试验研究注册审查指导原则 第二部分: 试验设计、实施质量保 证 [EB/OL].(2021-09-18)[2024-01-20]. https://www. nmpa. gov. cn/directory/web/nmpa/xxgk/ggtg/ylqxggtg/ylqxqtggtg/20210927153130147. html.

［3］国家药监局, 国家卫生健康委. 医疗器械临床试验质量管理规范[R/OL]. (2022-03-31)[2022-05-01]. https://www. nmpa. gov. cn/xxgk/fgwj/xzhgfxwj/20220331144903101. html.

［4］国家市场监督管理总局. 医疗器械注册与备案管理办法(2021 年 8 月 26 日国家市场监督管理总局令第 47 号公布)[R/OL]. (2021-08-26) [2021-10-01]. https://www. samr. gov. cn/zw/zfxxgk/fdzdgknr/fgs/art/2023/art_568880e3ee344c45b38d073bba1c53ad.html.

［5］KAHAN J S, PREBULA R, KONTOS L R, et al. Draft Guidance on General Considerations for Animal Studies [EB/OL].(2015-10-19)[2024-01-20]. https://www. lexology. com/library/detail. aspx? g=acddf65f-5421-4740-8ec0-ce87ec209abe.

［6］陈晓霞. 建立我国医疗器械良好实验室规范 (GLP) 的现状调查研究 [D]. 北京: 北京协和医学院, 2012.

［7］杨国忠. 在医疗器械监管中要重视临床前试验这一环节 [J]. 中国医疗器械信息, 2010, 16(3): 58-60.

［8］International Organization for Standardization. Cardiovascular implants-Endovascular devices-Part 2: Vascular stents [EB/OL].(2020-09)[2024-01-20]. https://www. iso. org/standard/69835. html#lifecycle.

［9］樊铂, 姜熙, 杨建刚, 等. YY/T 0663—2008《无源外科植入物- 心脏和血管植入物的特殊

要求- 动脉支架的专用要求》标准解析 [J]. 中国医疗器械杂志, 2009, 33 (4): 292-296.

［10］王韧, 韩晓峰, 杨帆, 等. 新型高柔顺主动脉覆膜支架实验研究 [J]. 中华实验外科杂志, 2014, 31 (10): 2229-2231.

［11］王韧, 韩晓峰, 杨帆, 等. 新型国产覆膜支架中长期耐久性的研究 [J]. 中华实验外科杂志, 2017, 34 (8): 1354-1356.

［12］桑才华, 董建增, 龙德勇, 等. 新型国产左心耳封堵器的实验研究 [J]. 临床心血管病杂志, 2014, 30 (8): 722-724.

［13］KIM J S, LEE S G, BONG S K, et al. Preclinical assessment of a modified Occlutech left atrial appendage closure device in a canine model [J]. Int J Cardiol, 2016, 221: 413-418.

［14］FANN J I, ST GOAR F G, KOMTEBEDDE J, et al. Beating heart catheter-based edge-to-edge mitral valve procedure in a porcine model: efficacy and healing response [J]. Circulation, 2004, 110 (8): 988-993.

［15］LIU X, TANG Y, LUO F, et al. Transapical implantation of a self-expandable aortic valve prosthesis utilizing a novel designed positioning element [J]. Catheter Cardiovasc Interv, 2017, 89 (1): E30-E37.

［16］张冬, 杨伯清, 陈海波, 等. CH-VAD 左心辅助装置动物体内实验研究 [J]. 中国生物医学工程学报, 2016, 35 (6): 705-711.

［17］NIKOLIC S D, KHAIRKHAHAN A, RYU M, et al. Percutaneous implantation of an intraventricular device for the treatment of heart failure: experimental results and proof of concept [J]. J Card Fail, 2009, 15 (9): 790-797.

［18］曹苹, 李安宁, 张德元, 等. 新型封堵器应用于小型猪房间隔缺损的修复实验 [J]. 中国比较医学杂志, 2015 (3): 60-63.

［19］张志刚, 王闻宇, 孙爱平. 药物洗脱冠状动脉支架系统动物实验研究 [J]. 国际生物医学工程杂志, 2010, 33 (3): 172-175.

［20］冯博, 石强, 夏永辉, 等. 国产外周动脉洗脱支架的动物实验研究 [J]. 中国医学影像技术, 2007, 23 (12): 1753-1756.

第四节 动物实验中心的平台建设

一、创新医疗器械研发过程中的大动物实验需求

医疗器械动物实验是根据试验目的选用符合试验要求的动物, 在预先设计研究方案规定下, 进行产品可行性、安全性和 / 或有效性研究, 观察、记录动物的反应过程及结果, 以确认医疗器械对生命活动的作用与影响, 为产品设计定型提供相应的证据支持; 若需开展临床试验, 可为医疗器械能否用于人体研究提供支持, 降低临床试验受试者及使用者的风险, 以及为临床试验设计提供参考。

国家药监局、国家卫生健康委在 2022 年 3 月 24 日发布的《医疗器械临床试验质量管理规范》中明确要求, 在临床试验研究之前申请者应完成必要的动物实验研究以及风险分析。在设计开发的风险管理活动中, 实施降低风险的控制措施后, 需对风险控制措施有效性

进行验证 / 确认,动物实验是确认风险控制措施有效性的手段之一,是评价医疗器械安全性和有效性的重要证据模块。

对于创新医疗器械,国家药监局于 2018 年 11 月 2 日发布了《创新医疗器械特别审查程序》,旨在保障医疗器械的安全、有效,鼓励医疗器械的研究与创新和促进医疗器械新技术推广应用,推动医疗器械产业发展。医疗器械临床试验前动物实验研究,作为初步验证医疗器械安全性及有效性的手段,对于创新型医疗器械来说是必要的。

二、大动物实验中心建设要求

为了满足创新医疗器械研发过程中的动物实验需求,在 CCI 平台上成立了的完全独立运营的大动物实验中心,并于 2021 年 10 月正式投入运营。

动物实验室的建设有严格的要求,《实验动物动物实验通用要求》(GB/T 35823—2018)规定动物实验室的管理包括设置管理机构、从业人员管理、管理文件、质量保证、运行记录管理等。相关的规范性引用文件还包括《生活饮用水卫生标准》(GB 5749—2022)、《实验动物 微生物、寄生虫学等级及监测》(GB 14922—2022)、《实验动物 配合饲料通用质量标准》(GB/T 14924.1—2001)、《实验动物 环境及设施》(GB 14925—2023)、《电离辐射防护与辐射源安全基本标准》(GB 18871—2002)、《实验室 生物安全通用要求》(GB 19489—2008)、《实验动物设施建筑技术规范》(GB 50447—2008)等。

1. 动物实验设施　动物实验设施是从事动物实验的建筑物和设备的总和,也是动物实验质量保证的物理基础。动物实验室的选址、建筑设施和区域布局应符合《实验动物环境及设施》(GB 14925—2023)和《实验动物设施建筑技术规范》(GB 50447—2008)的要求。

本文中所指的动物实验设施仅限于实验动物使用机构。对于大动物实验平台来说,动物实验设施的选址应远离有严重空气污染、振动或噪声干扰的铁路、码头、飞机场、交通要道、工厂、贮仓、堆场等区域,远离人流、车流密集场所,减少外界环境对实验动物的影响,避免生物安全隐患。饲养间内墙表面应光滑、平整,阴阳角均为圆弧形,易于清洗消毒,墙面应采用不易脱落、耐腐蚀、无反光、耐冲击的材料,地面应防滑、耐磨、无渗漏,天花板应耐水、耐腐蚀。建筑物的门窗应有良好的密封性,饲养间上应设观察窗,走廊和门的大小应满足设备进出和日常工作的需要,饲养间应合理组织气流和布置送、排风口的位置,宜避免死角、断流和短路。动物实验设施(使用机构)的区域布置包括前区(办公室、维修室、库房、饲料室、一般走廊)和饲育区(动物实验区、辅助区)。其中,动物实验区包括检疫间、隔离室、操作室、手术室、饲育间、清洁物品贮藏室、走廊等。

按照空气净化的控制程度,实验动物环境分为普通环境、屏障环境和隔离环境。动物实验环境的技术指标包括温度、最大日温差、相对湿度、最小换气次数、动物笼具处气流速度、氨浓度、噪声、照度等,根据不同的实验动物环境和实验动物种类制定了相关的标准。空调净化系统是实验环境保障的重要环节,需要充分考虑设施内人、动物及设备的要求,需要从安全性、节能性、环保性、经济性等方面综合考虑。《实验动物 环境及设施》(GB 14925—2023)提到,为保障实验动物环境质量,同时实现对环境指标的可追溯性要求,需要对实验动物设施运行中环境指标数据进行监控,包括对环境技术指标的监控、故障报警、历史数据存储、运行流程控制等自控方面的要求。

实验动物设施对于消防安全、电力负荷、废气废水噪声处理、废弃物和动物尸体处理、辐射安全防护等均有严格要求。大动物实验平台涉及 DSA、CT、MRI 等大型设备以及空气净化通风系统的使用,因此在设施建设前需要提前做好电力负荷的规划,尤其需要考虑严寒酷暑等极端情况,配备备用发电机或备用电源,保障设施内环境的稳定和实验的顺利开展。此外,在设施建设前需要对规划和建设项目实施后可能造成的环境影响进行分析、预测和评估,提出预防或者减轻不良环境影响的对策和措施,进行跟踪监测,包括废气废水噪声、废弃物和动物尸体的处理等。

设施运行过程中需要注意运行人员必须要经过技术培训、建立完善运行管理体系、巡检和定期维护的主动式预防等方面的要求。实验动物设施很多采用全新风模式,但是在严寒和寒冷地区冬季全新风模式下会面临盘管冻裂的问题;此外,因全新风运行导致冬季负荷非常高,通常空调设备会配备大功率电加热装置,且需要 24 小时运行,一旦电加热装置保护装置失效,存在引起火灾事故的风险。

2. 动物笼具   动物笼具的材质应符合动物的健康和福利要求,无毒、无害、无放射性、耐腐蚀、耐高温、耐高压、耐冲击、易清洗、易消毒灭菌。笼具的内外边角均应圆滑、无锐口,动物不易噬咬、咀嚼。笼子内部无尖锐的突起伤害到动物,笼具的门或盖有防备装置,能防止动物自己打开笼具或打开时发生意外伤害或逃逸。笼具应限制动物身体伸出受到伤害,伤害人类或邻近的动物。笼具的底板面积和笼内高度需要满足《实验动物 环境及设施》(GB 14925—2023)中对于常用实验动物所需居所最小空间的要求。

3. 研究设备   大动物实验中心宜配备适当的研究设备、供给和资源。在医疗器械的临床前评价中往往需要开展实验动物的介入手术,因此需要配备与医疗机构介入手术室相似的影像设备、手术监护设备和相关技术人员。对于可能影响实验结果的仪器设备需要定期进行检测和校准,保证其处于正常工作状态。对于使用 DSA(Ⅱ类射线装置)、CT(Ⅲ类射线装置)等设备的动物实验机构,需要按照《放射性同位素与射线装置安全许可管理办法》《电离辐射防护与辐射源安全基本标准》(GB 18871—2002)进行管理,在设施建设阶段开展环境影响评价,按照辐射防护要求设置辐射装置防护措施,设备安装调试完成后需要取得辐射安全许可证才能投入使用。辐射安全管理要求机构配备与辐射类型和辐射水平相适应的防护用品和监测仪器,包括个人剂量测量报警、辐射监测等仪器,要求建立健全的操作规程、岗位职责、辐射防护和安全保卫制度、设备检修维护制度、放射性同位素使用登记制度、人员培训计划、监测方案以及完善的辐射事故应急措施,并在日常工作中严格按照要求做好人员培训管理和环境剂量监测、个人剂量监测等。

4. 人员   研究机构应建立完善的组织管理体系,配备机构负责人、质量保证部门和相应的工作人员。而医疗器械的动物研究具有其特殊性,因此,对于人员的要求更高。第一,医疗器械动物研究使用更多的是猪、犬、羊等大型动物,需要对于上述动物的解剖学、生理学、病理学特点有丰富经验的工作人员参与。第二,药物的动物研究中涉及的干预方式为通过各种给药途径进行药物干预,而在医疗器械的动物研究中,干预方式随着医疗器械的不同而有显著区别,涉及经皮或经腔道介入手术、外科手术、杂交手术等,并对麻醉监护有更高的要求。第三,医疗器械的动物研究中评价指标涉及实验室检验、影像学(包括超声、CT、DSA、IVUS、OCT 等)评价、病理评价。因此,在动物研究的实施过程中,需要组建一支包括动物医学专业技术人员、兽医、麻醉师、临床医生、影像学专家和病理学专家的团队,共同合作完成整个研究。

三、大动物实验平台质量管理体系的建立

医疗器械动物实验研究需符合 3R+DQ 原则。3R 原则(replacement,reduction and refinement)是对动物的福利保护,科学方案设计(design)是 3R 原则实现的软件和科学基础,有效运行质量管理体系(quality)下实施是硬件和工程基础。3R+DQ 原则是避免过度开展动物实验,获取科学、合理、客观、可信动物实验数据和证据的原则保障。

《医疗器械动物试验研究注册审查指导原则 第二部分:试验设计、实施质量保证》明确要求申请人负责发起、申请、组织、监查动物实验,并对动物实验的动物福利伦理、真实性和科学性负责,申请人应保证试验数据完整、真实、可靠、可追溯,结果可信。因此,大动物实验机构应建立相应的动物实验研究质量管理体系,并维护体系保持有效运行,必要时接受监管部门检查。

《实验动物饲养和使用机构质量和能力认可准则》(CNAS-CL06)规定了中国合格评定国家认可委员会(CNAS)对实验动物机构认可的要求,等同采用国家标准《实验动物机构质量和能力的通用要求》(GB/T 27416—2014)。CCI 动物实验中心基于《实验动物饲养和使用机构质量和能力认可准则》(CNAS-CL06)的要求,建立了质量管理体系。该准则中实验动物机构管理体系的建设要求基于《质量管理体系要求》(GB/T 19001—2016/ISO 9001:2015),该标准鼓励采用过程方法建立和实施质量管理体系并改进其有效性,具体包括:

(一) 管理体系文件

管理体系文件包括四个层次的文件,分别为管理手册、程序文件、说明及操作规程、记录。

1. 管理手册　应对组织结构、人员岗位及职责、对机构的要求、管理体系、体系文件架构等进行规定和描述。对机构的要求不应低于国家和地方相关规定及标准的要求。应明确规定管理人员的权限和责任,包括保证其所管人员遵守管理体系要求的责任。所有政策和要求应以国家主管部门和国际标准化组织等机构或行业权威机构发布的指南或标准等为依据,并符合国家相关法规和标准的要求。

2. 程序文件　应明确规定实施各项要求的责任部门、责任范围、工作流程及责任人、任务安排及对操作人员能力的要求、与其他责任部门的关系、应使用的工作文件等。应满足机构实施各项要求的需要,工作流程清晰,各项职责得到落实。

3. 说明及操作规程　应详细说明使用者的权限及资格要求、潜在危险、设施设备的功能、活动目的和具体操作步骤、防护和安全操作方法、应急措施、文件制定的依据等。应维持并合理使用工作中涉及的所有材料的最新安全数据单。

4. 记录　应明确规定对相关活动进行记录的要求,至少应包括记录的内容、记录的要求、记录的档案管理、记录使用的权限、记录的安全、记录的保存期限等。保存期限应符合国家和地方法规或标准的要求。应建立对记录进行识别、收集、索引、访问、存放、维护及安全处置的程序。原始记录应真实并可以提供足够的信息,保证可追溯性。对原始记录的任何更改均不应影响识别被修改的内容,修改人应签字和注明日期。所有记录应易于阅读,便于检索。记录可存储于任何适当的媒介,包括形成电子文件,应符合国家和地方的法规或标准

的要求。应具备适宜的记录存放条件,以防损坏、变质、丢失或未经授权的进入。

(二) 安全手册

应以国家、地方等主管部门的安全要求为依据制定安全手册;应要求所有员工阅读安全手册,并在工作区随时可供使用。安全手册应简明、易懂、易读,管理层应至少每年对安全手册评审,需要时更新。

(三) 标识系统

机构用于标示危险区、警示、指示、证明等的图文标识是管理体系文件的一部分,包括用于特殊情况下的临时标识。

质量管理体系的运行包括制定工作计划、实施检查、不符合项的识别和控制、采取纠正措施、预防措施、持续改进、内部审核、管理评审、应急管理和事故报告。通过把过程方法具体化为策划(plan)—实施(do)—检查(check)—改进(active)的循环,来实现质量改进。

四、大动物实验平台的资质认证

目前在实验动物机构的资质认证领域较为公认的分别为 AAALAC 认证和 CNAS 认可,均是对实验动物机构科学管理和使用动物能力的认证,包含了设施、人员、动物饲养、动物使用,强调保障动物福利和健康,保障实验人员的职业健康。

1. AAALAC 认证   国际实验动物评估和认可管理委员会(Association for Assessment and Accreditation of Laboratory Animal Care International,AAALAC International)成立于 1965 年,是一个私营的非政府组织,它通过自愿的评估和认证促进在科学领域人道对待动物。

AAALAC 在评估实验动物护理和使用项目时采用 3 个主要的标准,即《实验动物护理和使用指南》(Guide for the Care and Use of Laboratory Animals),NRC 2011(美国国家研究理事会 2011 年出版);《农业实验动物护理和使用指南》(Guide for the Care and Use of Agricultural Animals in Research and Teaching),FASS 2010(动物科学学会联盟 2010 年出版); 以及《用于实验和其他科学目的的脊椎动物保护欧洲公约》,欧洲理事会(ETS 123)。AAALAC 也参考其他专业出版物以获得补充信息。

根据 AAALAC 的定义,实验动物管理和使用计划是机构在研究、教育、测试或饲养中涉及实验动物管理和使用的各种程序和总体表现,主要包括:①实验动物管理与使用计划;②动物环境、饲养及其管理;③兽医护理;④实验动物设施的总体规划。

为了保证和推动动物实验的质量,美国食品药品监督管理局(FDA)和欧共体强力推荐在有 AAALAC 认证的实验室开展的动物实验。目前全球已有几百家制药和生物技术公司、大学、医院和其他研究机构获得 AAALAC 认证,展示了他们对科学、人道地护理和使用动物的承诺。这些机构自愿获得和保持 AAALAC 认证,由此不仅遵守了当地的、国家的和超国家的与动物研究相关的法律,而且也遵守了国际公认的标准。

2. CNAS 认可   中国合格评定国家认可委员会(China National Accreditation Service for Conformity Assessment,CNAS)是根据《中华人民共和国认证认可条例》的规定,由国家认证认可监督管理委员会(National Certification and Accreditation Administration,CNCA)批准成立并确定的认可机构,统一实施对认证机构、实验室和检验机构等相关机构的认可工作。目前国际上与 CNAS 互认的组织有国际认可论坛(International Accreditation Forum,

IAF)、国际实验室认可合作组织(International Laboratory Accreditation Cooperation,ILAC)、太平洋认可合作组织(Pacific Accreditation Cooperation,PAC)、亚太实验室认可合作组织(Asia Pacific Laboratory Accreditation Cooperation,APLAC)。

CNAS 认可针对实验动物机构的采用标准为《实验动物饲养和使用机构质量和能力认可准则》(CNAS-CL06),等同采用国家标准《实验动物机构 质量和能力的通用要求》(GB/T 27416—2014)。目的是通过借鉴国际上公认的管理工具和科学成果,指导实验动物机构通过对涉及动物生产繁育和使用全周期的过程进行管理,实现科学和人道地对待动物和减少或避免使用动物,同时,保证实验动物和动物实验的质量,保证员工的职业健康,保证安全和环境友好,并促进科学事业的发展。

五、医疗器械临床前动物研究中的 GLP 规范

(一)良好实验室规范简介

在临床前动物实验研究中,实验结果的真实、可靠、准确、科学是实验质量保障的基础。在药物临床前研究方面的良好实验室规范(good laboratory practice,GLP),即药物非临床研究质量管理规范(good laboratory practice of drug,药物 GLP),是必须遵循的基本准则。

美国食品药品监督管理局(Food and Drug Administration,FDA)于 1976 年 11 月颁布了 GLP 法规草案,并于 1979 年正式实施。1981 年,国际经济合作与发展组织(Organization for Economic Cooperation and Development,OECD)制定了 GLP 原则。20 世纪 80 年代中期,日本、韩国、瑞士、瑞典、德国、加拿大、荷兰等国也先后实施了 GLP 规范。GLP 逐渐成为国际通行的确保药品非临床安全性研究质量的规范。

在我国,GLP 认证是指国家药监局对药物非临床安全性评价研究机构的组织管理体系、人员、实验设施、仪器设备、试验项目的运行与管理等进行检查,并对其是否符合 GLP 作出评定。

(二)GLP 符合性监管和实验室认可的区别

GLP 符合性监管和实验室认可各有侧重。OECD GLP 原则被管理部门作为一种管控手段,以确保法规要求的研究的质量和完整性,目的是确认研究是否按照国家 GLP 法规开展,研究数据提交给监管机构或者数据接收机构以支持注册。由于 OECD 国家间对 OECD GLP 的应用协调一致,OECD 成员国政府可以接受来自其他国家的数据,并能确保这些数据有效且质量可接受,这是数据相互承认协议(MAD)的基础。该协议要求遵守 MAD 的政府其监管部门接受其他 MAD 成员国的 GLP 研究数据,这些研究经过相关国家 GLP 符合性监管机构的检查。

实验室认可所依据的标准关注的重点是实验室自身的持续运行和管理,以及实验室持续产生科学、有效的可靠结果的能力。实验室认可是对有能力的实验室的正式第三方承认,在国内外也受到高度重视,它是一个技术能力的可靠指标。实验室认可准则不包含 OEDC GLP 原则的所有要求,尽管如此,GLP 符合性监管可参考采用实验室认可的结果。

(三)医疗器械临床前动物实验中的 GLP 规范

美国食品药品监督管理局(FDA)在 2015 年出台了相关的指导原则 "General Considerations for Animal Studies for Medical Devices",其中指出对于提交给 FDA 的关于医疗器械安全性的临床前动物研究,需要符合良好实验室规范(GLP),如不符合,则需要提交声明解释研究

不符合 GLP 的原因,该声明应包括有助于 FDA 重建研究,解释任何混杂变量的信息,并证明已经收集、报告真实和完整的测试数据。

我国 GLP 规范是从 1991 年开始起草的,经历二十几年的努力,GLP 建设从药品领域,已拓展到农药、化妆品和化学品等新领域。目前我国的医疗器械临床前研究还没有实施 GLP 认证,然而医疗器械临床前评价的逐步规范化是大势所趋。因此,在现阶段参照《药物非临床研究质量管理规范》(2017 年版)和美国 FDA GLP 规范,并结合《医疗器械动物试验研究注册审查指导原则》,有助于在临床前动物实验中更好地遵循 GLP 规范,保证医疗器械临床前动物实验结果的真实、可靠、准确、科学,保障研究质量。

GLP 规范中对于人员、动物设施、实验动物管理、仪器设备的管理和标准操作规程的相关规定在前文已做阐述,不再赘述,在此可以着重熟悉 GLP 规范中对于研究工作的实施和质量保证的要求。

1. 研究工作的实施

(1)试验方案及试验的准备过程:每个试验均应有名称或者代号,并在研究相关的文件资料及试验记录中统一使用该名称或者代号。试验中所采集的各种样本均应标明该名称或者代号、样本编号和采集日期。

每项研究开始前,均应起草一份试验方案,由质量保证部门对其符合本规范要求的情况进行审查并经专题负责人批准之后方可生效,试验方案应经委托方认可。需要修改试验方案时应进行试验方案变更,并经质量保证部门审查,专题负责人批准。试验方案变更应包含变更的内容、理由及日期,并与原试验方案一起保存。研究被取消或者终止时,试验方案变更应说明取消或者终止的原因和终止的方法。

试验设计应根据器械的特点对可能存在的风险进行识别,并分别进行验证和评价。具体可参照《医疗器械动物试验研究注册审查指导原则》。为了确认试验方案的可行性,识别可能存在的干扰因素,建议在正式开展试验前进行预试验。

(2)试验的实施过程:参加研究的工作人员应严格执行试验方案和相应的标准操作规程,记录试验产生的所有数据,并做到及时、直接、准确、清楚和不易消除,同时需注明记录日期、记录者签名。记录的数据需要修改时,应保持原记录清晰可辨,并注明修改的理由及修改日期、修改者签名。电子数据的生成、修改应符合以上要求。研究过程中发生的任何偏离试验方案和标准操作规程的情况,都应及时记录并报告给专题负责人,在多场所研究的情况下还应报告给负责相关试验的主要研究者。专题负责人或者主要研究者应评估对研究数据的可靠性造成的影响,必要时采取纠正措施。

(3)试验总结:所有研究均应有总结报告。总结报告应经质量保证部门审查,最终由专题负责人签字批准,批准日期作为研究完成的日期。研究被取消或者终止时,专题负责人应撰写简要试验报告。总结报告被批准后,需要修改或者补充时,应以修订文件的形式予以修改或者补充,详细说明修改或者补充的内容、理由,并经质量保证部门审查,由专题负责人签署姓名和日期予以批准。为了满足注册申报要求修改总结报告格式的情况不属于总结报告的修订。

2. 质量保证 研究机构应设立独立的质量保证部门和足够的质量保证人员。质量保证人员不能参与具体研究的实施,或者承担可能影响其质量保证工作独立性的其他工作,应确保质量保证工作的独立性。质量保证部门应制定书面的质量保证计划,并指定执行人员,以确保研究机构的研究工作符合规范要求。

质量保证检查可分为三种检查类型,即基于研究的检查(基于特定研究项目的进度和关键阶段进行)、基于设施的检查(基于研究机构内某个通用设施和活动进行)、基于过程的检查(不基于特定研究项目,而是基于某个具有重复性质的程序或者过程来进行)。质量保证部门应对质量保证活动制定相应的标准操作规程,包括质量保证部门的运行、质量保证计划及检查计划的制定、实施、记录和报告,以及相关资料的归档保存等。质量保证检查应有过程记录和报告,必要时应提供给监管部门检查。

质量保证部门应对所有遵照规范实施的研究项目进行审核,并出具质量保证声明。质量保证声明应包含完整的研究识别信息、相关质量保证检查活动以及报告的日期和阶段。任何对已完成总结报告的修改或者补充应重新进行审核并签署质量保证声明。质量保证人员在签署质量保证声明前,应确认试验符合 GLP 规范的要求,遵照试验方案和标准操作规程执行,确认总结报告准确、可靠地反映原始数据。

质量保证工作应融入整个质量管理体系中,通过不断监督检查、采取纠正措施和预防措施,实现持续改进。因此,质量保证工作是质量管理体系有效运行的重要外显形式,有效的质量保证需要大量的人力、物力投入。

3. 资料档案　专题负责人应确保研究所有资料,包括试验方案的原件、原始数据、标本、相关检测报告、留样受试物和对照品、总结报告的原件以及研究有关的各种文件,在研究实施过程中或者研究完成后及时归档。

研究被取消或者终止时,专题负责人应将已经生成的上述研究资料作为研究档案予以保存归档。其他不属于研究档案范畴的资料,包括质量保证部门所有检查记录及报告、主计划表、工作人员的教育背景、工作经历、培训情况、获准资质、岗位描述的资料、仪器设备及计算机化系统的相关资料、研究机构的人员组织结构文件、所有标准操作规程的历史版本文件、环境条件监测数据等,均应定期归档保存。

档案的保存期限应满足以下要求:用于注册申报材料的研究,其档案保存期应在药物上市后至少 5 年;未用于注册申报材料的研究(如终止的研究),其档案保存期为总结报告批准日后至少 5 年;其他不属于研究档案范畴的资料应在其生成后保存至少 10 年。对于质量容易变化的档案,如组织器官、电镜标本、血液涂片、受试物和对照品留样样品等,应以能够进行有效评价为保存期限。对于电子数据,应建立数据备份与恢复的标准操作规程,以确保其安全性、完整性和可读性。档案保管期满时,可对档案采取包括销毁在内的必要处理,所采取的处理措施和过程应按照标准操作规程进行,并有准确的记录。在可能的情况下,研究档案的处理应得到委托方的同意。

(四) GLP 规范框架下的实验室管理系统

GLP 规范通过对记录和归档的严格要求,来保证研究的完整性、真实性和可追溯性,目前越来越多的 GLP 实验室开始采用实验室信息管理系统(LIMS)来实现实验室的全面管理。LIMS 就是将计算机网络技术与现代的管理思想有机结合,利用数据处理技术、海量数据存储技术、宽带传输网络技术、自动化仪器分析技术,来对实验室的信息管理和质量控制等进行全方位管理的计算机软、硬件系统,以满足实验室管理上的各种目标。通过 LIMS 可以实现样品管理、数据管理、仪器管理、报告管理、安全管理、资源管理等 GLP 规范的要求。与传统的记录及归档方式相比,具有高效性、系统性、可追溯性的特点,合理的系统设置可以有效地杜绝非法修改数据的可能性,保证研究数据的真实性和完整性。当然,LIMS 的功能实现是基于实验室现有的成熟质量管理体系的前提下的,并且需要在实践中不断去完善,才能更好地为实验室管理工作服务,达到 GLP 规范的要求。

(沈 怡 顾芸芸)

参考文献

［1］国家药监局. 医疗器械动物试验研究注册审查指导原则 第一部分: 决策原则 (2021 年修订版)[S/OL].(2021-09-18)[2024-01-20]. https://www. nmpa. gov. cn/directory/web/nmpa/xxgk/ggtg/ylqxggtg/ylqxqtggtg/20210927153130147. html.

［2］国家药监局. 医疗器械动物试验研究注册审查指导原则 第二部分: 试验设计、实施质量保证 [S/OL].(2021-09-18)[2024-01-20]. https://www. nmpa. gov. cn/directory/web/nmpa/xxgk/ggtg/ylqxggtg/ylqxqtggtg/20210927153130147. html.

［3］国家药品监督管理局.《医疗器械动物试验研究注册审查指导原则》解读 [EB/OL].(2021-11-22)[2024-01-20]. https://www. nmpa. gov. cn/directory/web/nmpa/xxgk/zhcjd/zhcj-dylqx/20211122141140103. html.

［4］国家药监局. 创新医疗器械特别审查程序 [S/OL].(2018-11-02)[2024-01-20]. https://www. nmpa. gov. cn/xxgk/ggtg/ylqxggtg/ylqxqtggtg/20181105160001106. html.

［5］医疗器械临床试验质量管理规范 [J]. 中华人民共和国国务院公报, 2016 (19): 50-62.

［6］中华人民共和国国家质量监督检验检疫总局, 中国国家标准化管理委员会. 实验动物 动物实验通用要求: GB/T 35823—2018 [S]. 北京: 中国标准出版社, 2018.

［7］中华人民共和国国家质量监督检验检疫总局, 中国国家标准化管理委员会. 实验动物 环境及设施: GB 14925—2010 [S]. 北京: 中国标准出版社, 2011.

［8］放射性同位素与射线装置安全许可管理办法 [J]. 中华人民共和国国务院公报, 2007 (5): 24-28.

［9］中华人民共和国国家质量监督检验检疫总局. 电离辐射防护与辐射源安全基本标准: GB 18871—2002 [S]. 北京: 中国标准出版社, 2003.

［10］中国合格评定国家认可委员会. 实验动物饲养和使用机构质量和能力认可准则: CNAS-CL06 [S/OL].(2019-02-20)[2024-01-20]. https://www. cnas. org. cn/images/rkgf/sysrk/jbzz/2020/04/09/1586421901440001286. pdf.

［11］中国合格评定国家认可委员会. 良好实验室规范与实验室认可的关系: CNAS-AL23 [S/OL].(2020-08-31)[2024-01-20]. https://www. cnas. org. cn/sysrk/sysrkgf/rkxxwj/images/2020/09/21/1600651401507009509. pdf.

［12］中华人民共和国国家质量监督检验检疫总局, 中国国家标准化管理委员会. 实验动物机构 质量和能力的通用要求: GB/T 27416—2014 [S]. 北京: 中国标准出版社, 2014.

［13］李天任, 邵安良, 魏利娜, 等. 医疗器械临床前动物试验研究的考虑要点 [J]. 中国药事, 2019, 33 (10): 1121-1128.

［14］药物非临床研究质量管理规范 [J]. 中华人民共和国国务院公报, 2017 (33): 82-91.

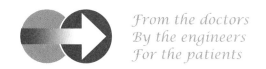
From the doctors
By the engineers
For the patients

第七章
临床战略

第一节　如何组织临床研究

　　医疗器械临床研究(medical device clinical investigation)是指在符合条件的医疗器械临床试验机构中,对拟申请注册的医疗器械在正常使用条件下的安全性和有效性进行确认的过程。同时,高水平、规范化的临床研究也是临床医生提高诊治水平、把握学科前沿以及客观评价治疗手段安全性和有效性的必由之路。

　　伴随着新产品和新技术的不断研发,如何验证产品的安全性、有效性及其临床价值成为重中之重,临床研究当之无愧成为验证这些指标最客观、最受认可的方法。如何组织科学严谨的、最具代表性的临床研究来验证产品安全性和有效性成为热门的话题。从临床研究方法学的角度及组织临床研究的全流程来看,大致可以分为三个阶段的工作,即临床研究启动前的准备、临床研究实施过程中的管理、临床研究的结题等工作。

一、临床研究启动前的准备

　　1. 组建临床研究团队　　按照国家药监局、国家卫生健康委于2022年3月24日发布的《医疗器械临床试验质量管理规范》,要求对临床研究的相关参与方进行角色匹配与职责定位,建立初步的临床研究团队成员名单。主要包括研究项目的发起人(申办方项目团队:医学经理、项目负责人、研发负责人)、参与该研究项目的所有主要研究者及研究者(需要明确组长单位协调研究者人选、所有分中心研究机构主要研究者及研究者人选)、该研究项目统计学负责人及团队成员、研究项目数据管理负责人及团队成员、合同研究组织(CRO团队:项目负责人、医学经理、监查团队成员、质控团队成员、临床试验助理)、临床研究协调团队(SMO团队项目负责人、质控团队、临床协调员团队)、第三方评价团队。研究团队成员初步确定后,需要研究项目发起人(即申办方)携带研究产品介绍及研究方案摘要相关资料拜访研究者,与之正式确立研究合作事宜,并再次明确各研究成员的相关职责。如拜访过程中遇到研究者无法承接该项研究工作的,需要及时调整研究者团队成员名单,并进行实时更新。

▶ **温馨提示1：** ①在组建临床研究者团队时,建议申办方提前进行研究者、医疗器械临床试验机构、伦理委员会的拜访工作;医疗器械临床试验机构、伦理委员会是临床研究开展的前置审批部门,且与临床研究开展执行是分别独立的部门。医疗器械临床试验机构及伦理委员会对于临床研究项目合作的流程及标准有着明确的要求,越是科研能力强的机构,其临床研究管理的制度越完善,对临床研究者承接临床研究、临床研究进院开展、临床研究辅助团队(临床研究护士团队)的要求越高。②CRO是合同研究组织,即代替临床研究申办者履行临床试验过程中的职责。例如,建立并运行临床试验质量管理体系,以保证临床研究开展过程及结果符合《医疗器械临床试验质量管理规范》的要求;对临床研究开展过程进行研究文件的备案与管理;对临床研究文件及执行过程开展临床试验监查责任,制定监查标准操作规程;对临床研究开展过程中的不良事件及严重不良事件进行上报与备案等。因此,在选择CRO合作时,一定要对其匹配的项目团队专业性、协调沟通能力、以往项目经验、与研究者/伦理/质控人员的配合度等方面制定相应标准。③SMO是临床研究协调团队,是临床研究中最为关键、最能影响临床研究质量的核心团队。他们与研究者密切配合,协助研究者进行受试者筛选、入组、随访等一系列工作,此外还需要协助对研究器械、研究文件进行管理与记录。更重要的是,他们参与临床研究数据库系统的监督管理,第一时间提醒研究者进行研究数据的录入工作,且还要与研究者进行数据的检查与核对。因此,大家在选择SMO团队时,一定要侧重对SMO团队成员的专业、工作经验、与研究者配合度、协调沟通能力的考察。④数据管理与统计分析团队:一款医疗器械的获批,一定是审评团队综合考量认定其对于受试者/患者的受益大于风险。而临床研究正是收集拟上市产品其受益大于风险的临床证据最有信服力的路径,支持产品受益大于风险的依据与资料正是临床试验过程中一点一滴的数据积累汇总及统计分析后得出的结果。依据《临床试验的电子数据采集技术指导原则》,对数据采集过程进行规范化管理,是有极大裨益的。

2. 撰写并定稿最终版临床研究方案　在与各研究团队成员确定合作关系后,由研究发起人(或者研究工作协调团队项目负责人)根据此次研究项目的目的组织研究方案撰写及定稿工作。研究发起人/医学经理根据产品结构组成、作用原理、预期用途、禁忌证、临床使用方法、临床研究相关指导原则、国内已上市同类产品临床文献、国际临床研究文献等资料,结合临床专家、统计学专家的建议,初步起草研究方案摘要,方案摘要主要包含研究目的、研究设计方式、研究主要终点(有效性评价指标)、研究项目的安全性评价指标、研究入排标准、研究统计学考量、研究样本量、研究随访周期、各随访时间点评价指标及评价方法、研究流程图、研究团队成员等;结合线上召开研究方案讨论会或实际拜访临床研究者的方式,针对方案摘要进行修订与完善;待汇总出研究团队成员一致认可的研究方案后,再次召开研究方案讨论会,对方案进行定稿及确认。最后,由医学经理或者企业申办方项目负责人进行方案摘要定稿撰写。

> ▶ **温馨提示 2**："临床研究方案"关系着一个产品能否被国家药监局获批,也关系着一家企业投入的研发成本能否收回,更关系着一家企业研发商业化能力的体现。因此,在组织撰写研究方案时,一定要聘请权威的研究方案撰写专家、权威的统计分析专家、权威的临床研究团队、权威的数据管理团队进行商议确定。核心原因是一个产品代表的是一个技术或者一个诊疗理念,此时面对的挑战不只是基于产品本身的安全性和有效性的验证,还要面对来自行业中其他竞争手段/竞品的压力与考验。因此,在研究方案撰写阶段如何结合产品研发实际挖掘出产品独有的优势与特点,拿到一份漂亮的产品安全性和有效性支持依据甚为关键。在组织方法学中,通过与方案撰写团队不断研讨与修正,才能最终定论。此时,一个具有强大组织协调能力的 CRO 团队可以给申办方节省很多时间,并大大提高工作效率。

　　3. 研究项目在各研究机构的审批与启动　　待临床研究方案定稿后,即可开始准备临床研究启动所需要的相关文件及资料,并进行研究机构的审批与备案。具体工作内容有临床研究机构立项、研究机构伦理审核、研究机构协议签署、申办方当地药品监督管理局备案、人类遗传资源备案/审批(如适用)、研究机构中心启动会的召开等工作。各个环节需要准备的资料因各研究机构在研究项目中的角色不同,递交的资料稍有差异,详情可参见各研究机构官方网站研究管理办公室或者各研究机构临床研究管理微信公众号,上面会有主要对接人的联系电话、邮箱、研究项目合作需要准备的资料清单及资料准备相关注意事项。团队按照研究机构的要求进行准备即可。

> ▶ **温馨提示 3**：审批审评阶段的工作,每一环节都会有具体的准备清单与要求,参照各研究机构、各药品监督管理局的要求执行即可。

二、临床研究实施过程中的管理

(一) 召开临床研究项目启动会

　　待临床研究项目进展到与各研究机构签署完研究合作协议并进行付款后,即可召开临床研究项目启动会(注: 如果该项研究需要根据《中华人民共和国人类遗传资源管理条例》向中国人类遗传资源管理办公室进行审批与备案,则需要在审批与备案完成后召开研究项目启动会)。

　　研究项目启动会的召开标志着临床研究的正式开始,同时研究项目启动会还会组织研究项目团队进行研究方案及执行相关培训。此时需要申办方或者合同研究组织(CRO 团队)提前准备好启动会所需的文件资料,跟研究机构中各团队成员、研究机构的质控人员、研究相关影像科室人员确定研究项目启动会召开的时间和地点;提前到场并准备会议所需的一切事宜,研究项目启动会召开的目的是让所有参与临床试验的人员在正式开始试验之前再次熟悉试验方案及具体操作流程,同时加强医疗器械临床试验合规意识,保证临床试验规范、公正、顺利地开展,是提高效率的有力保证。

研究项目启动会主要内容：①研究发起人：应重点讲解产品临床使用相关知识，以及该临床试验的研究路线和要点，强调易出错、易忽视的细节与注意事项，包括研究方案、知情同意书的签署、研究病历和 CRF 的填写以及各种表格的填写要求等；②研究及相关人员：应在认真听取讲解的同时提出方案或操作不清楚的地方，对以后试验开展中可能会出现的难题现场提出，共同完善；③研究机构质控人员：一般会强调 GCP 重要原则、机构有关规定及注意事项，明确各方职责，宣读质控管理措施与规划。

（二）临床研究过程中的数据管理

临床研究实施的核心就是对数据进行收集与管理的过程，在数据收集过程中，数据的及时性、完整性、一致性、准确性关乎整个临床研究工作的成功与失败，更关乎研究的新技术、新产品的成功与失败。严格按照方案设计要求收集数据资料，把一切可能干扰研究结果的因素进行有效控制，成为研究过程中的主要工作。若是多中心合作研究项目，实施前应对所有参与研究的人员进行统一的培训，制定统一的标准操作规范。另外，如果是需要用研究结果发表论文，该临床研究开展前一般还需要在相关的临床研究网站上进行注册，很多杂志对此有比较严格的要求。

数据管理与统计分析是临床研究中非常重要的部分。规范的数据管理有助于获得真实、准确、完整和可靠的高质量数据。数据管理需要遵循国家药监局组织制定的《临床试验电子数据采集技术指导原则》，在进行数据库的建立、数据录入、数据质量核查、编码及相关数据文档的制定及保存等工作中，确保数据的真实性、完整性、准确性和可靠性。数据录入后，一般需要通过相应的逻辑核查条件对数据质量进行核查，核查条件可以嵌入到数据库软件中，也可以通过专业软件如 SAS 编程实现。同时，针对一些医学专业术语等，需要采用专业词典如国际医学用语词典、国际疾病分类、专用药物字典等进行编码规范。

（三）建立并实施临床研究质量管理体系

1. 临床试验开展前的质量控制规划

（1）制定质量目标：须根据法律法规，制定全员参与、全流程实施的药物临床试验管理的质量目标。

（2）建立健全质量管理体系：建立临床试验的质量管理体系、质量追踪体系、人员职责、常用制度、质量评价体系、标准操作规程（SOP）、应急预案等，且在实际工作中不断完善和更新。临床试验前，应对所有参试人员进行相关的 SOP 培训。需要注意的是，临床试验前，申办方、CRO 及研究者都应制定相应的 SOP。

（3）制定质量控制计划：明确规定各参与人员如研究者、CRC、CRA 等的岗位职责，按照质控计划完成临床试验各项任务。

（4）人员培训（SOP 培训、GCP 培训）：人员培训在临床试验开展前尤为必要。研究人员对临床试验方案及 SOP、GCP 不熟悉，会导致试验过程中各专业组无法严格按照 SOP 进行，甚至出现违背 GCP 现象。此外，研究者对不良事件的定义了解不全面，容易导致研究者对不良事件处理不当或出现漏报不良事件的问题，临床试验前需加强对研究者进行不良事件处理和不良事件记录的培训。

2. 临床试验中的质量控制

（1）招募受试者：按临床试验方案规定的标准入选病例（随机、盲法），安排受试者签署知情同意书。在临床试验中,需要注意受试者依从性问题,比如受试者入组后拒绝使用研究器械,或者使用研究器械后不配合接受随访,或者随访时不告知药物使用情况及外院治疗情况等,都会对试验结果造成严重影响。在招募中进行质量控制,一方面要严格按照入选标准招募受试者,另一方面 CRC 人员要加强与受试者的沟通与联系,做好受试者和研究者的沟通桥梁,建立起受试者和研究者的信任,提高受试者的依从性。此外,还需制定受试者脱落的处理措施,根据原因协助沟通解决,尽可能减少脱落。

(2)建立临床试验检查路径:对临床试验方案中规定的检查项目匹配相关检查或检验科室,临床试验中建立器械临床试验检查路径,确保结果的可靠性、准确性、可追溯性。

(3)试验中对器械的管理:①临床试验器械需储存在专柜中,并由专人负责,保证不同项目的器械单独存放并标识;②临床试验器械应按照临床试验方案的要求在规定的温湿度条件下储存,并由器械管理专员定时记录实时温湿度;③临床试验器械在研究中心的接收、贮存、分发、回收、退还及未使用的处置等管理应遵守相应的规定并保存记录。

(4)临床试验资料的质控:对器械临床试验各项记录进行质量控制,包括器械信息、治疗时间、治疗结果等,确保数据准确、完整、真实、及时、合法,不得遗漏,不得随意改变。

(5)临床试验信息化管理:①对电子数据采集进行质量控制,在规定的时间窗内采集数据,确保数据准确、真实、可靠、完整;②对电子数据进行逻辑核查、源数据核查、数据汇总统计分析、质量检查与评估等质控措施,使临床研究达到要求的数据质量水平。

(6)不良事件管理:研究者应严格按照试验方案对试验数据进行判断是否属于异常值,而非根据自身临床诊疗经验进行判断。研究人员严格执行 AE 和 SAE 上报制度和 SOP,加强 AE 和 SAE 的报告和处理。需对老年人和自身合并疾病受试者进行 AE 和 SAE 监测,减少不良事件发生。

3. 临床试验结束后的质量控制　临床试验结束后,需要认真审查总结报告是否属实,包括:①结果数据是否科学、准确,是否正确分析和评价药物的临床有效性和安全性;②所有质控文件资料是否完整并按规定归档。

（四）临床研究风险管理体系

申办者应在临床试验的整个运营过程中建立风险管理体系,保证临床试验数据的可靠性,提升整个临床试验的质量管理,从而保护受试者权益与安全。临床试验风险管理体系的建立主要围绕以下几个环节展开:

1. 关键数据和关键流程　ICH E8(R1)指出,申办者应前瞻性地确定临床研究的关键质量因素(critical to quality factors),其中关键数据和关键流程是关键质量因素的重要组成部分。临床试验中数据与流程的重要性存在差异,非关键数据和流程的偶发错误一般不会对药物的安全性和有效性结论有太大影响。而关键数据与流程的错误将损害受试者的权益或研究结果的可靠性和完整性。关键数据与关键流程通常是指(包括但不限于):①知情同意是否恰当获得;②方案入排标准在招募时的执行情况,尤其是保证受试者权益的标准;③研究药物记录和管理的流程体系;④与临床试验有效性终点相关或方案特定要求的安全性终点相关(例如严重不良事件、死亡、脱落等)的评估流程体系;⑤与临床试验的可靠性、完整性相关的流程体系(例如方案违背管理、盲态保持管理等)。

2. 风险评估　风险评估通常包括识别风险、分析风险,从而为实施风险控制提供依据。

早期识别关键数据和关键流程,其核心是为了落实临床试验中的风险评估及管理。

在确定关键数据和关键流程后,申办者应进行风险评估,以确定可能影响关键数据收集或关键流程实际实施的风险性质、来源和潜在原因,从而形成监查中的风险指标。风险评估首先应识别重要的风险,确立风险的优先次序,再对风险进行分析,其中包括对风险的定量估计和风险范围的定性描述。在风险评估期间,着重考虑防止或减少关键数据及关键流程在临床实施、数据收集和最后报告方面可能存在/出现的重要错误。以监查为目的的风险识别通常应考虑要收集的数据类型、收集这些数据所需的特定手段,以及临床监查中固有的保护受试者权益相关的问题。

风险评估应考虑以下三个方面,即风险发生的可能性、能检测到风险的限度,以及风险对于受试者权益保护的影响和对试验结果可靠性的影响。申办者应依据风险评估结果制定监查计划(例如决定哪些风险可以通过监查得到解决),确定最适合应对这些风险的监查活动类型和强度。

申办者还可以确定哪些风险可以通过监查之外的手段更好地管理(例如修改方案以消除风险来源)。申办者需要定期评估新发生的风险,并决定监查方式是否需要调整以更有效地进行风险管理。

3. 风险控制   申办者应决定哪些风险需要降低和哪些风险可以接受。用于将风险降低到可接受水平的方法应与风险的重要性相符。减少风险的措施可纳入方案设计、实施规划、监查计划中;各协作方之间应确定角色和责任、确保遵守标准操作程序,保障对相应措施以及流程的培训。风险控制中应考虑到变量的医学和统计特征以及试验的统计学设计,预先设定质量风险的容忍度(quality tolerance limit,QTL),以识别可能影响临床试验受试者安全性或试验结果可靠性的系统性问题。QTL 反映的是试验层面风险指标可接受的执行偏差的变异程度。变异程度可以通过统计学方法来定义。当监测到风险指标数值超出预先设定的 QTL 时,应触发风险评估,以确定是否需要采取风险控制措施。QTL 应在试验开始前尽早设定,一是有助于及时纠正或改进流程,以保障临床试验的实施;二是有助于指导与研究目标重要参数的管控监查,并有助于设计更多基于风险的监查策略。

设定变异程度范围或 QTL 的风险指标可以考虑以下几点(包括但不限于):

(1)试验研究数据:基于关键数据的识别和相应的风险评估,注意力应集中在那些重要的风险指标数值超过 QTL 的情况。现在越来越多的数据直接来源于电子源数据,在预设 QTL 范围后,实现数据的及时测量、跟踪、报告及必要时采取相应措施会更加容易。

(2)试验方案流程:应建立有效的机制,及时发现违背方案或《药物临床试验质量管理规范》的情况,并评估它们对研究目标和受试者权益的影响。设置风险指标及 QTL,及时监测到关键问题,并触发必要的监查升级(例如额外的现场访问、额外的方案培训等)。

(3)试验管理流程:临床试验管理过程中应定义可以进行中心化监查的风险指标,以便有针对性地设定监查活动,设置触发机制。可能触发监查升级的情况包括在 eCRF 系统录入数据出现过度延迟,或延迟汇报严重不良事件等。数据缺乏变异性也会引发进一步的监查,例如抗高血压药试验中对血压测量的某特定一位数的偏好。

可利用信息化技术整合各种来源的试验数据,开发可视化的中心化监查系统,以监查试验进程和数据质量,并定期汇总监查指标报告以记录和展示正在进行的监查活动是否按预定的监查策略和程序执行,以提升临床运营质量。

(4)风险沟通与报告:各职能部门应相互协作,定期对收集的信息进行分析与总结,包括试验数据本身及其相关时间采集点的变异性评估、对超过 QTL 或方案偏离的评估、缺失数据的评估等。此外,还可以通过对单个或多个指标进行中心内部和各中心间的深入统计分析以获取更多信息。任何趋势性分析应与整体的科学价值和数据可用性,以及相应的优先级和风险等级相关,同时应结合来自现场监查报告和数据管理报告中的信息。整个临床试验中各方需及时沟通,保证信息的公开性和透明性,所有重要的质量管理措施都应记录归档,从而更好地支持风险评估与控制。

在临床试验结束后,应定性和定量汇总试验在 QTL 范围内的实施情况,此类信息可汇总在临床研究报告中。所有与 QTL 有关的风险指标都应呈现在报告中,无论指标数值是否超出 QTL。如果风险指标数值超出设定的 QTL,临床研究报告还应报告其对受试者安全和试验数据可靠性的潜在影响,并进行原因分析及描述所采取的措施。

三、临床研究的结题

1. 项目团队内部质控 / 第三方稽查团队稽查　在研究项目所有受试者随访结束后,研究项目团队会把相关的文件和资料进行完善和整理,整理完毕后,会邀请第三方稽查团队或项目组内部依据国家药监局《医疗器械临床试验检查要点及判定原则》先进行相关文件再次检查与确认,确定没有问题后邀请研究机构负责该项目的质控人员再次进行核查与确认,确认该研究相关数据完整性、真实性、准确性、一致性后进行研究项目电子数据库的锁定,最后分别交由统计专家出具统计分析报告与临床专家撰写临床试验小结报告。

2. 研究文件进行盖章签字　当所有研究文件经过研究团队确认后,各分中心研究者结合各分中心的临床试验数据信息,参考统计学专家统计分析出的结果,撰写临床试验报告 /分中心小结,经由研究机构确认盖章后,整个临床研究的工作已取得阶段性进展,再由申办方汇集所有与临床试验相关的文件资料,整理后递交国家药品监督管理局医疗器械审评中心进行注册审评。研究机构汇总收集与该研究相关的文件资料进行备案,并按照法规要求保存。以上为临床研究通用性的组织方法,实际执行过程中还要根据项目实际情况进行变通与协同。

四、创新医疗器械临床研究

众所周知,一个新产品或者一项新技术开展临床研究的核心目的是通过临床试验人体数据统计分析产品临床使用中其安全性和有效性具体数值,从而为国家药监局评估该产品的受益 / 风险比提供可参考的依据。但是,创新产品往往蕴含着一些新的结构设计、新的材料的引入或者一个新的应用领域的开拓,而此时国内没有足够多的数据证明其新设计、新材料、新应用领域的安全性和有效性,因此在这类创新产品带来的新风险进行首次临床研究时,国家药品监局也出台了相应的法规和政策规范这类临床研究。

产品创新目前可分为渐进性创新和根本性创新。当产品为渐进性创新或改进型创新,往往带来的风险是相对较小的。渐进性创新是现有技术的不断完善与升级,此刻的临床研究更加侧重于验证产品改进部分的安全性和有效性,可参照一般的临床研究开展。

当产品是根本性创新时,往往意味着该产品会带来技术上的重大突破,此时该产品的临床研究目的不仅是验证该产品本身的安全性和有效性,而更加侧重于比较新技术与传统技术的孰优孰劣。此时的临床研究无论是从法规角度还是从执行角度都需要特别注意以下几点:

1. 依据《需进行临床试验审批的第三类医疗器械目录(2020 年修订版)》,如果创新的产品归属于以下领域,则需要在首研单位伦理审批通过后向国家药监局进行临床试验申请,只有获得国家药监局审批通过后方可开展入组及后续工作。

(1)植入式心脏节律管理设备。

(2)植入式心室辅助系统。

(3)植入式药物输注设备。

(4)人工心脏瓣膜和血管内支架。

(5)含活细胞的组织工程医疗产品。

(6)可吸收四肢长骨内固定植入器械。

2. 从临床研究方案设计的角度,此时该研究的设计就要与国内具有代表性的技术水平进行比较,最终评定为优效性设计、非劣效设计、单组目标值设计,还要以拟上市产品研发过程中的有效性数据为参考基础(详见本章第二节)。

3. 从临床研究执行的角度来讲,在创新产品的临床研究过程中,如果是完全创新的产品,一般需要对其先进行 15~30 例探索性人体试验以验证其安全性,然后再开展正式的注册用临床试验。另外,临床试验过程中需要对该研究的风险、质量、数据、相关方进行提前的规划与管理。因产品带来的是创新性技术,且尚无经过受益 / 风险比的统计分析支持依据,再加上国家药监局对于临床试验数据的高标准、高要求,整个临床试验工作会变得极为具挑战,因此对于临床研究项目管理水平会有显著的高要求、严标准。

五、临床研究组织中的外部力量

随着市场化的分工更加细化,有些企业专注于研发和生产,而把研发过程中的验证环节外包给临床研究合同研究组织(CRO)与现场管理组织(SMO)进行管理,这样 CRO 与 SMO 作为企业或研究者可以外借的一种资源,通过签订合同授权,执行申办者或者研究者在临床试验中的一些职责和任务,从而为申办者和研究者节省大量时间与人力物力。那么,如何选择适合企业的 CRO 与适合研究项目覆盖中心的 SMO 成为关键。由于目前国家药品监管部门尚未对 CRO 及 SMO 制定全面的法规和审批相关的要求,导致 CRO 和 SMO 水平参差不齐、鱼龙混杂、低价恶意竞争的局面,以致后期在执行项目过程中出现职责不清、工作拖延、毫无主动执行力的情况,给企业造成了很大的困扰和损失。下面是如何进行 CRO 和 SMO 的选择以及选择 CRO 和 SMO 时应注意哪些问题的一些总结与分享,希望会给大家带来有价值的帮助。

在产品研发注册过程中,申办者决定把业务外包给 CRO 之前,首先应从以下几个方面进行内部分析:①申办者是否清楚熟知该临床研究的目的与开展过程;②申办者是否有执行临床试验的时间;③申办者是否有执行临床试验的专业资深团队,比如 CRA、研究护士、数据管理员、生物统计分析员、项目经理等;④申办者是否有执行临床试验的经验和技术、管理临床试验组织和执行的经验,以及临床试验中费用的预算、安排和支出等财务管理经验;⑤申办者是否具备组织临床试验的协调沟通能力和团队成员。如果申办者没有相应专业团队和资源,优先考虑把相关的服务项目外包给具有执行临床试验经验、熟练掌握法规和质量管理的专业 CRO 公司。另外,外包服务不仅是为了减少费用,也是一种商业策略手段。选择合适并且能够长久合作的"CRO 合作者"建立合作模式,满足公司的长远发展策略,也是一种极佳的选择。

选择 CRO 时应注意以下要点:①选择 CRO 时企业应建立一套审查标准,包括费用与资源两个方面。②在初步寻找筛选阶段,应尽可能多寻找一些 CRO 以供选择与审查。③选错 CRO,会在金钱、人力及时间上造成不可弥补的损失。临床试验可能造成的额外费用主要由试验时间延长所造成的额外费用和产品延后上市所造成的经济损失两个部分组成。重做临床试验的代价极其昂贵,因此,CRO 的服务品质、弹性、对危机的应变能力、项目管理能力与价格这五点是目前评估合同研究组织的主要项目。④此外,对于国内生产企业来讲,尤其是初创公司,人力、财力资源有限,CRO 能够提供企业发展所需的资源,可以作为企业的延伸,外包给 CRO 完成产品研发注册过程中企业不具备或者经验不足的部分,可减轻企业本身认识及管理的费用,并以高质量、符合国际规范化的研究过程获得有意义的临床试验结果,用于临床试验的报批和未来市场的推广,从而降低企业的投资风险。

现场管理组织(SMO)指的是通过签订合同授权,执行申办者或者研究者在临床试验中的某些职责和任务的服务机构。SMO 的主要职责:①临床试验项目可行性研究;②研究者选择;③研究相关协议的签署;④提交伦理委员会批准;⑤患者咨询、招募、随访;⑥知情同意书的解释;⑦与实验有关文件的存档和维护;⑧向申办方、国家药品监督管理部门报告严重不良事件;⑨确保试验按照合同、方案的要求进行,避免研究者可能违反协议的情况,并且还要避免研究者可能出现方案偏离行为;⑩对研究项目的整体及各中心的管理,安排访问、跟进电话和宣教;⑪IP 管理,提问记录、IP 存储、发布和收集;⑫器械管理,器械的等级、储存与发放回收;⑬试验资料的管理,患者表格的收集、AE/SAE 收集上报、完成 CRF、管理中心文件,及时更新研究文件和表格。

SMO 的优势是可以直接减少研究者的负担,同时也能保证研究的质量。例如 CRC 可以协助研究者处理很多琐碎、耗时的非医学判断性工作,直接减少研究者负担,研究者可以把时间和精力集中在受试者的诊断和处理上。有经验的 CRC 支持可以使效率和临床试验的质量得到保证,同时可以解决研究者人力、精力和时间不足的问题。

归根结底,注册前临床研究的短期目的是验证产品的安全性和有效性,为产品注册上市提供强有力的支持性证据,但其长期目的却是国家药监局针对风险/受益未知的新产品设立的一个标准或树立的一条底线,其根本目的还是保障广大人民群众的利益。

> ▶ 温馨提示 4:很多申办者在考察、筛选 CRO 和 SMO 团队时,往往把标准操作规程(SOP)看成至关重要的一点,这通常会给申办者带来"捡了芝麻丢了西瓜"的风险,因为临床研究的开展与运行早已形成一套严谨、科学的程序。而 CRO 和 SMO 的临床研

究 SOP 只是对自己团队开展此工作时的行为进行了标准化、书面化的规定,行业中各家 CRO 和各家 SMO 之间的临床研究 SOP 大多都是一致的,区别仅在于公司内部运行方面的不同。

(刘雪杉)

【附】参考法规清单

1.《医疗器械临床试验质量管理规范》
2.《医疗器械临床试验检查要点及判定原则》
3.《临床试验的电子数据采集技术指导原则》
4.《医疗器械监督管理条例》
5.《医疗器械注册与备案管理办法》
6.《需进行临床试验审批的第三类医疗器械目录(2020 年修订版)》
7.《无源植入性医疗器械临床试验审批申报资料编写指导原则》
8.《医疗器械临床试验数据递交要求注册审查指导原则》
9.《国家药监局已批准的创新医疗器械》
10.《医疗器械临床试验设计指导原则》
11. GB/T 42061—2022《医疗器械　质量管理体系用于法规的要求》
12. GB/T 42062—2022《医疗器械　风险管理对医疗器械的应用》

第二节　医学创新临床试验设计要点

随着我国医疗器械研发的蓬勃发展,国家药监局和国家卫生健康委出台了一系列相关指导原则,最具有指导价值的是 2022 年 3 月 24 日发布的《医疗器械临床试验质量管理规范》,该指导原则是在 2016 年 6 月 1 日实施的《医疗器械临床试验质量管理规范》基础上进行修订的新版指导性文件,强调了临床试验参与方的职责和临床试验质量的控制,并将体外诊断试剂纳入其中管理。至此,针对器械临床试验的相关要求达到了前所未有的重视程度,本章节将从以下几个方面阐述在设计创新医学器械时常见的设计类型和设计要点,希望为创新器械企业在设计上市前的关键性研究(以上市注册为目的的临床试验)提供帮助。

事实上,实际创新医疗器械在设计临床试验过程中,由于本身企业决策层往往更多是来自财务方面、销售方面或者医学方面的专家,这类行业的专家在公司管理和产品研发方面必然有独到之处,但是往往在设计一个上市前临床试验时会因经验不足而产生一些不必要的错误。比如,在设计一类术前规划系统的人工智能(AI)软件时,产品算法工程师一定要将术后的两个指标纳入算法,也就是说医生在使用该术前规划软件时,需要将患者还未产生的"术后指标"录入系统后,才可进行规划。这显然不符合临床应用场景,也难以实现,但是在方案讨论时,产品算法工程师坚持认为,只有这两个指标纳入模型,才可以获得精准的运算结果。这个案例就是很典型的开发和应用相脱节的案例。此时,需要产品开发人员和医学人员尽量多沟通,摸索自己产品的应用场景后再进行产品开发。而到了临床试验设计阶段,这类矛盾更加突出,产品研发企业(申办方)希望能够用尽量短的时间、尽量少的样本量、尽量低的经济投入来实现产品注册上市的目的;参与研究的医生希望获得一个有临床价值和学术价值的结果,而往往这类结果需要观察较长的时间和较多的样本量;项目统计师又希望能够具有较高的科学价值,如尽量设计随机对照临床试验(RCT),若无同类对照时,尽量采用假治疗进行对照,以获得产品的净效益。那么显然,影响试验设计的三方立场均是不同的,这样就需要在更多文献支持的基础上更有效沟通来达成一致。因此此时需要:①产品研发企业确定自己的一个预期样本量(投入资源的多少),以及确定自己产品的实际效果和预期相似(若效果不好,则可能会导致临床试验把握度不佳);②临床研究者确定评价该类产品是否需要一个合适的对照品(因为临床研究者对该类疾病的治疗方式足够了解),以及用哪种指标来评估产品;③项目统计师根据设计类型和指标的参数,确定合适的样本量。

综上可以看到,设计一个好的临床试验,需要多方合作沟通达成,而不由某一方单独决定。下文将分别阐述随机对照临床试验和单组目标值临床试验的设计要点。由于篇幅有限,针对器械临床设计也可参见国家药监局在 2018 年 1 月 4 日发布的《医疗器械临床试验设计指导原则》。

一、随机对照临床试验

随机对照临床试验设计类型是循证医学证据等级领域的最高等级,是测试医学干预措施效果最严谨、最可靠的科学方法。由于随机的动作,使患者均衡地分布在试验组和对照组中,这样可使临床试验影响因素在试验组和对照组间的分布趋于均衡,若再结合"盲法"的使用,可以有效避免选择偏倚和评价偏倚。随机对照临床试验往往是被优先考虑的设计类型。

(一) 对照、随机和盲法

1. 对照组的选择　　在随机对照临床试验研究中,对照组选择的合理性至关重要。临床试验中设立对照组的主要目的,就是通过使可能对干预效应构成影响的非处理因素(如疾病的自然进展、观察者或患者的期望、其他治疗措施等)在组间获得均衡,从而将处理因素给患者带来的干预效应与其他非处理因素造成的效应区分开来。临床试验中对照组的设置原则上应遵循专设、同步、对等的原则。所谓对照组的专设,是指在临床试验设计中,将合格的受试者分出部分受试者作为对照,即不接受所研究的处理因素,在试验结束时比较两组的处理效应,才能达到对照组所起的"比较鉴别"的作用;所谓同步,就是要求设立平行的对照组,即从与试验组相同的人群中选出的,并且作为同一临床试验研究治疗的一部分,同时按各自规定的方法进行治疗,另外需注意同步是指试验组和对照组均处于同一时间和同一空间,同期在同一个研究中心进行,不能先做试验组后做对照组,也不能在某一家医院做试验组,在另一家医院做对照组;所谓对等,就是要求对照组尽量为该类疾病领域治疗的"金标准",可以是同类的器械,也可以是传统药物治疗,只要是当下可以为患者提供的最佳治疗即可,不推荐选择即将被市场淘汰的产品作为对照,达不到这样的相似性就可能在试验中引入偏倚。为防止或控制这些偏倚的发生,以及保证试验组和对照组在开始研究时彼此相似,并在试验过程中接受相似的非处理因素作用,随机化和盲法是常用的两种技术。

2. **随机**　顾名思义,就是指试验组和对照组的分配并不是人为的,而是由事先预设的系统或者某种机制决定的,研究者、申办方和患者均无权决定组别。常见的随机方式有信封随机和中央随机系统随机。目前越来越推荐中央随机系统进行随机操作,因为中央随机系统可以通过基于网络的电子计算机技术,先从研究者处获得受试者基本信息(如姓名缩写、性别、年龄等),之后通过系统反馈给研究者该受试者应使用的组别信息,若是双盲研究,则反馈一个药物或器械编号;若是开放研究,则反馈一个实际组别。这样处理的好处是可以避免随机信封带来的人为可操作性,使整个随机过程更加严谨。另外,在器械临床试验中,若研究者从医学角度考虑,某些因素可能会影响到患者结局,比如一个器械可以应用在不同的人体部位,则建议考虑为分层因素,并设置在随机系统中,保证不同层内的试验组和对照组均衡。常见的方案中随机部分的撰写方法如下:随机化由某单位负责,采用交互式网络应答系统(IWRS)自动分配随机号和组别,采用区组随机方法,同时按照性别(男性、女性)和年龄(≥40岁、<40岁)进行分层随机,试验组和对照组按1∶1的比例产生随机号。在受试者完成全部筛选检查,经研究者判断符合入选/排除标准后,研究中心工作人员负责将患者的基本信息(姓名缩写、年龄、性别等)和分层因素录入基于网络的中央随机系统。系统将按照上述原则自动产生随机编号和受试者 ID,并通过网络反馈各中心研究者该患者被分入试验组或对照组。随机信息将由统计人员根据预先设置的种子数和区组数,采用区组随机方法产生在系统中。研究中心的研究医生接到随机分组结果后,按照相应组别给患者进行相应治疗。

3. **盲法**　从避免主观偏见或偏倚影响观察结果来考虑,双盲法优于单盲法,盲法优于开放。但是双盲法在器械临床试验中非常难以实施,因为试验和对照产品的外观、使用方法等方式很难做到完全一致,所以没有办法做到双盲。若该类疾病具有很高的"安慰剂效应"的话,建议至少应引入单盲,比如去肾神经术在高血压患者中的应用,由于高血压患者目前优化药物治疗方案很成熟,以及此类疾病本身受心理影响较大,故该研究在试验设计阶段考虑了患者盲和评价者盲,即术者知道研究组别,受试者和评价血压指标的研究者均不知道组别,以保证结果不受安慰剂效应和评价偏倚的影响。另外,临床试验用的测量仪器要精确,使用前必须校准,并严格执行标准操作规程。

(二) 统计假设 - 优效、等效和非劣效

干预性研究的核心目的在于验证临床干预手段的临床效能。为了说明干预效果,对照研究是常用的研究手段。从验证的目标看,随机对照临床试验的统计学设计可以区分为优效性设计、等效性设计和非劣效设计。

在器械治疗效果的验证中,若试验器械具有较好的创新性,可以对当下"金标准"治疗的疗效有较好的提升作用(如某医美产品采用新型材料成分,如左旋聚乳酸或胶原再生材料,该类材料比现有治疗材料透明质酸更能维持与延长美容效果),则在研究设计时对于长效部分临床效果的验证需要采用优效性假设;若试验器械只是仿制或者简单更新,现在治疗领域有同类标准化治疗的产品,那么此时研究设计可以假设为试验组非劣效于对照组;对于一些测量类器械(如血压计),对于与对照组对比的结果,不能高于一定范围,也不能低于一定范围的,则可以考虑设计为等效性研究设计。但无论是哪种设计,都需要考虑一定的界值,如图 7-1 的 δ。

1. 优效性设计

检验假设 H_0: $T-C \leq \delta$

H_1: $T-C > \delta$

从以上检验假设可见,优效性检验取单侧 $\alpha = 0.025$ 的检验水准,当 $P < 0.025$ 时,则拒绝 H_0 接受 H_1,可认为试验干预措施优于对照措施。在实际应用中,如果验证目的在于证明试验措施优于对照措施即可时,常取 $\delta = 0$(即统计优效性试验);而在另外的情况下,要验证试验措施的干预效能较对照措施提高达到具有临床意义的差异水平时,则需要根据临床意义设定具有临床意义的界值 δ(即临床优效性试验)。

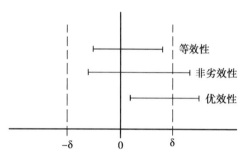

图 7-1 干预效果的假设检验(高优指标,差值)

在置信区间法中,优效性试验仅关注可信区间下限的特征。因此,若评价指标为高优指标,即数值越高越好的指标,如有效率,当试验措施与对照措施的效果差异的单侧 97.5%(或双侧 95%)可信区间完全落在优效性界值右侧时,即其单侧 97.5%(或双侧 95%)可信区间的下限应该大于设定的判断界值 δ 时,则可判定优效性假设成立(见图 7-1)。

2. 等效性设计

检验假设 H_0: $|T-C| > \delta$

H_1: $|T-C| \leq \delta$

等效性检验关注试验措施与对照措施的效果差异,只有试验措施比对照措施的处理效应既不高于 δ,也不低于 $-\delta$ 时,方可拒绝 H_0 接受 H_1,认为试验干预措施等效于对照措施。

在置信区间法中,等效性试验关注可信区间上限和下限的特征。当试验措施与对照措施的效果差异的双侧 95% 可信区间,基于等效性界值 δ,可信区间的下限高于 $-\delta$ 且上限低于 δ,即可信区间完全落在由判定界值构成的区间 $(-\delta, \delta)$ 时,则可判定等效性假设成立(见图 7-1)。

3. 非劣效设计

检验假设 H_0: $T-C \leq -\delta$

H_1: $T-C > -\delta$

非劣效性检验取单侧 $\alpha = 0.025$ 的检验水准,当 $P < 0.025$ 时,则拒绝 H_0 接受 H_1,可认为试验干预措施非劣于对照措施。

在置信区间法中,非劣效性试验仅关注可信区间下限的特征。因此,若评价指标为高优指标,即数值越高越好的指标,如有效率,当试验措施与对照措施的效果差异的单侧 97.5%(或双侧 95%)可信区间完全落在非劣效性界值右侧时,即其单侧 97.5%(或双侧 95%)可信区间的下限应该大于设定的判断界值 $-\delta$ 时,则可判定非劣效性假设成立(见图 7-1)。

【案例分享】如 2022 年 12 月在国家药品监督管理局医疗器械技术审评中心批准的一项"药物洗脱冠脉支架系统注册技术审评报告公开(JQZ2200350)"中,申报产品为某公司的药物洗脱冠状动脉支架系统,产品适用范围为用于符合进行经皮腔内冠状动脉成形术(PTCA),参考血管直径为 2.0~5.0mm、病变长度 ≤ 38mm 的患者扩大原发性冠状动脉狭窄的血管直径。这类产品提交了多个临床试验数据,其中包括一个随机对照临床试验。该试验在 17 家临床机构开展,实际完成入组患者 537 例(试验组 262 例,对照组 275 例)。主要评价指标为定量冠状动脉血管造影(QCA)测量的术后 9 个月支架内晚期管腔丢失(LLL)。次要评价指标为即刻成功(器械成功、病变成功、手术成功)。匹配此章节讲解的要点,简单描述该临床试验统计相关要素为:①对照:选择同厂家已上市销售的同类产品为对照,评价申报产品用于扩大原发性冠状动脉狭窄直径的临床有效性和安全性。②受试者使用交互式网络响应系统(IWRS)随机化。随机化以 1∶1 的比例进行,随机将受试者分配在试验组和对照组。③盲法:申办企业在方案中描述由于试验产品和对照产品的设计特点,研究人员、术者和受试者都无法做到盲法,但是为了确保研究结果的公正性,血管造影将由独立的血管造影核心实验室和未参与研究的心脏病专家组成的独立临床事件委员会(CEC)进行评估。④假设:本研究为非劣效假设,非劣效界值为事先预设的 0.16mm,实际结果为主要终点分析(按受试者)。结果显示 QCA FAS 集中,试验组 9 个月支架内晚期管腔丢失(LLL)均值(± 标准差)为 0.21(± 0.38)mm,对照组为 0.20(± 0.41)mm,95% 置信区间为 [−0.07,0.08]($P < 0.000\,1$,基于非劣效界值 0.16mm)。

二、单组目标值临床试验

正如前文所说,随机对照临床试验固然是验证试验组和对照组差异的科学方法,但是对于某些医疗器械,可能由于其独特的创新性,没有同类产品在市场上销售,或者针对某些并没有最佳治疗方案的受试者人群(如经皮介入瓣膜植入术的早期临床试验针对的都是开胸手术高风险人群),以及随机对照临床试验的设计可行性受到器械固有特征的挑战,所以在这种特定临床情况下,无法采用随机对照的研究方式开展研究。同时在针对医疗器械的研究中,常出现无法实施盲法、不能随机分组等情况,在这类情况下,随机对照临床试验研究往往缺少可操作性。因此,目标值法(objective performance criteria,OPC)成为一种颇具实际意义的研究方法。目标值法是指从大量历史数据库(如文献资料或历史记录)的数据中得到的一系列可被广泛认可的性能标准,这些标准可以作为说明某类器械的安全性或有效性的替代指标或临床终点。通过与这些性能标准的比较分析,从而验证临床干预措施的有效性。而在临床设计时,有时申办方或者研究者会混淆单臂研究的目标值法,以及自身前后对照设计,若仅通过自身前后对比或与历史数据对比的方式验证结论往往是不可取的。这是因为自身对照很难去除自然病程变化及转归对研究结果的影响。但当针对某类临床问题的干预能力,已经通过大量研究,获得了被广泛认可的性能标准时,则以这些性能标准作为标准对照,所完成的单组目标值设计试验研究也得到了广泛应用。

单组目标值法中无对照组,故以 T_0 表示公认的目标值水平。

检验假设 H_0: $T < T_0$

H_1: $T \geqslant T_0$

目标值法取单侧检验 $\alpha=0.025$ 的检验水准,当 $P<0.025$ 时,则拒绝 H_0 接受 H_1,可认为试验干预措施达到公认的目标值水平。

在置信区间法中,当评价指标为高优指标(如有效率)时,目标值法仅关注可信区间下限。当试验措施效果的单侧 97.5%(或双侧 95%)可信区间完全落在目标值右侧时,即其单侧 97.5%(或双侧 95%)可信区间的下限应该大于设定的目标值 T_0,则可判定试验措施的干预能力达到目标值水平。

【案例分享】2022 年 12 月在国家药品监督管理局医疗器械技术审评中心批准的一项"药物洗脱冠脉支架系统注册技术审评报告公开(JQZ2200350)"中,申办方也提供了另一项单组目标值临床试验,该试验在 18 家临床机构开展,入组患者 853 例。主要评价指标为术后 12 个月时靶病变失败(TLF)。结果显示 FAS 集中,靶病变失败的发生率为 5.5%〔4.2%,7.3%〕,显著低于事先预设的 11.9% 的性能目标值($P<0.000\,1$),因此研究达到了主要终点。

(阎小妍)

参考文献

〔1〕国家药监局, 国家卫生健康委. 医疗器械临床试验质量管理规范 [S/OL].(2022-03-31) [2024-01-20]. https://www. nmpa. gov. cn/xxgk/fgwj/xzhgfxwj/20220331144903101. html.

〔2〕食品药品监管总局. 医疗器械临床试验设计指导原则 [S/OL].(2018-01-08)[2024-01-20]. https://www. nmpa. gov. cn/xxgk/ggtg/ylqxggtg/ylqxqtggtg/20180108183301635. html.

〔3〕国家药品监督管理局医疗器械技术审评中心. 药物洗脱冠脉支架系统 (JQZ2100350)[EB/ OL].(2022-11-10)[2024-01-20]. https://www. cmde. org. cn//xwdt/shpbg/20221123110743162. html.

第三节　生物统计学在创新医疗器械临床试验设计中的重要性

一、背景

生物统计学是统计学的一个分支,是一门将统计模型与医学思维结合的学科,用医学方法总结、收集、呈现和解释医疗卫生科学中产生的数据,并利用这些数据进行关联性估计和假设检验,在现代医学研究或临床试验中发挥了不可或缺的作用。经由生物统计学家设计和分析的临床试验,可以获得干预措施的真正效果,而非偶然性结果。

医疗器械是指不通过化学或生物效应起作用的医疗产品,从压舌器、血压计等传统诊疗器械,到人工心脏、可降解冠状动脉支架等新型创新产品,种类繁多。近年来,我国高度重视科技创新,实施创新驱动发展战略。2014 年起国家药监局通过构建创新医疗器械优先审评审批、绿色通道等措施,助力多项创新医疗器械和临床急需医疗器械快速获准上市,医疗器械行业创新积极性高涨,发展迅速。心脏瓣膜、无导线起搏器、左心耳封堵器、全降解冠状动脉支架等多种创新医疗器械不断涌现,不仅给广大患者带来了福音,同时也推动了医疗水平的整体提升。

在创新器械研发过程中,按科学原则进行的临床试验是评价新器械有效性和安全性的可靠基础。随着创新医疗器械临床试验相关法规不断完善,监管部门对临床试验的质量和规范性提出了越来越高的要求。如果一个临床试验不能恰当地评价被试器械的安全性或有效性,不能提供其在临床上最佳使用方式的充分信息或提供了误导信息,就不能对创新器械的研制、管理、上市和安全有效使用做出贡献。

二、统计学在医疗器械创新转化中的重要意义

统计思维是通过现象看本质,其中现象是数据,本质是规律,统计思维就是通过概率分布、数学模型等来系统地量化和分析数据背后的规律和随机性,才能得出正确的结论,运用统计方法来做决策,反映的是一种客观、合理的思维。应用统计思维将临床试验待决策问题,通过恰当的形式,转化、提炼为统计决策问题。通过构建恰当的统计模型,应用合适的分析方法、估计技术等估计模型参数,进行统计推断,从而为临床决策提供依据,帮助创新器械从理念转化为上市产品。

生物统计学是确保试验设计科学、合理、试验结果可靠的关键,是循证临床实践的基础之一。首先,临床试验包含了从样本推断总体的基本统计学原理,从真实世界的总体人群中抽取一定代表性样本的受试者纳入研究,然后通过对入组受试者的分析,去推断总体人群的情况,这就是统计的基本思想。其次,国家药监局、国家卫生健康委在 2022 年 3 月 24 日发布的《医疗器械临床试验质量管理规范》也对生物统计学提出了要求,包括试验设计中的统计学考量、正确的数据处理统计分析过程、统计分析或临床试验报告结果的呈现和解读。试验统计人员的作用和责任是确保在医疗器械临床试验中恰当地应用统计原则。

在创新产品临床试验设计及结果评价中,生物统计学家的作用应该贯穿始终,需要参与以下主要环节:临床试验方案设计(研究目的、研究设计类型、评价指标选取、比较类型、假设检验、样本量估计、分析方法),正确的统计设计方法可以有效控制偏倚,正确分析不同来源的变异,充分利用受试者资源;数据管理(病例报告表、逻辑核查、数据规范化),统计学家是数据管理的重要参与者,他们需要根据终点指标分析方法,审核病例报告表设计、数据收集方式的适宜性;研究执行(随机、盲法);试验监查(中心化监查试验质量、安全性和疗效);数据分析(数据集标准化、人群划分、统计分析);报告撰写(统计分析结果呈现、结果解读)等(图 7-2)。

因此,在创新器械临床试验中,统计学家与临床试验的研究者一样,都是不可或缺的。他们的关系不应是对立的,而是相辅相成的。他们共同的目标都是使临床试验更加科学、客观、合理,试验结果更加可靠,保证广大患者使用器械的安全和有效。

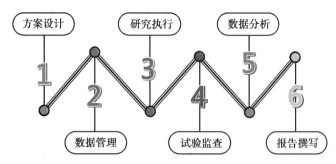

图 7-2　生物统计专业人员参与临床试验步骤

三、创新产品临床试验设计中的统计学考虑

很多高风险创新产品均属于Ⅲ类医疗器械,按照国家药监局的相关法规,均需要通过确证性临床试验,验证其安全性和有效性后,方可获批上市。确证性临床试验设计的首要环节是必须在方案中提出明确的研究假设,且该研究假设必须与其后的统计学假设检验相对应,最终与被试器械有效性或安全性的结论判定相对应。

在医疗器械临床研究中,随机对照临床试验(randomized controlled trial,RCT)是确证被试器械疗效的"金标准",目前在医疗器械随机对照临床试验中最常用的假设类型为优效性与非劣效性假设,其所对应的试验即为优效性试验和非劣效性试验。此外,在某些创新型器械临床试验中,如果没有治疗同类适应证的对照品,或某些情况下随机对照试验存在伦理学风险、致使临床操作不可行时,单组目标值(single-arm objective performance criteria)临床试验不失为一种替代临床试验设计方法,为产品注册提供关键证据。

除了上述常见的试验设计类型外,近年来适应性设计(adaptive design)由于其灵活的特性,逐渐受到国内外医药行业的重视,同时也对试验设计和结果评价提出了更高的要求,因此一直是生物统计学家关注与研究的热门方向。

本文将依次针对优效性设计、非劣效设计、单组目标值设计及适应性设计,对医疗器械临床试验中的一些统计学考虑进行简要介绍。

(一) 优效性设计(superiority study)

1. **概述**　优效性试验的主要研究目的是验证新的医疗器械的有效性或安全性优于常规对照产品。

2. **研究假设**　为了方便表达,我们将高优指标定义为数值越大越好的指标,如有效率、成功率等;低优指标定义为数值越小越好的指标,如死亡率、事件发生率等。我们用"C"表示对照组疗效,"T"则对应试验组疗效,"P"代表安慰剂/安慰器械疗效。优效性试验的原假设(H_0)可以理解为试验器械(T)不比对照器械(C)好;备择假设(H_1)可以理解为试验器械优于对照器械。

$$H_0: T-C \leq 0$$
$$H_1: T-C > 0$$

在针对高优指标的优效性试验的统计分析中,T–C 的双侧 95% 置信区间(CI)下限值>0 时,拒绝 H_0,可以判定优效性假设成立,说明新器械的疗效优于对照组。

3. 样本量估计

（1）定性指标：

需要预先指定的参数 π_C：对照组总体率

π_T：试验组总体率

P_C：对照组样本率

P_T：试验组样本率

n_T：试验组样本数量

n_C：对照组样本数量

N：总的样本量，$N = n_T + n_C$

δ：优效性界值，一般取值为 0

D：希望检测的两组率之差，$D = \pi_T - \pi_C$

α：第 I 类错误

β：第 II 类错误

检验假设 H_0：$\pi_T - \pi_C \leqslant \delta$，两组器械疗效差等于或低于优效性界值

H_1：$\pi_T - \pi_C > \delta$，两组器械疗效差大于优效性界值

则每组样本量为：
$$n_T = n_C = \frac{(Z_{1-\alpha/2} + Z_{1-\beta})^2 \times [P_C \times (1-P_C) + P_T \times (1-P_T)]}{(D-\delta)^2} \tag{7-1}$$

其中 $Z_{1-\alpha/2}$、$Z_{1-\beta}$ 为标准正态分布的分位数，可由相关统计书中查到，也可用 $f(\alpha,\beta)$ 值表近似计算。设 $f(\alpha,\beta) = (Z_{1-\alpha/2} + Z_{1-\beta})^2$，则可利用表 7-1 查 $(Z_{1-\alpha/2} + Z_{1-\beta})^2$。例如：$\alpha = 0.05$，$\beta = 0.20$，查得 $f(\alpha,\beta) = 7.9$。

表 7-1　$f(\alpha,\beta)$ 值表

第 I 类错误概率 α（双侧）	$f(\alpha,\beta)$ 值 第 II 类错误概率 β			
	0.05	0.10	0.15	0.20
0.10	10.8	8.6	4.3	6.2
0.05	13.0	10.5	5.8	7.9
0.02	15.8	13.0	7.6	10.0
0.01	17.8	14.9	9.1	11.7

【例 7-1】在某二尖瓣置换临床试验中，对照瓣膜 3 个月血栓栓塞发生率为 10%，估计被试瓣膜 3 个月血栓栓塞发生率降至 2%。临床认为，被试瓣膜相比对照瓣膜的血栓发生率之差超过 3% 才有临床意义，检验水平 α 为 0.05；检验效能 $1-\beta = 0.80$。请问至少需要多少样本，可正确检测出试验组优于对照组？

解： 两组事件发生率之差为 $D = 0.10 - 0.02 = 0.08$，$\delta = 0.03$

由 $\alpha = 0.05$ 和 $\beta = 0.20$ 查表得 $f(\alpha,\beta) = f(0.05, 0.20) = 7.9$

代入公式：$n_T=n_C=\dfrac{[0.02\times(1-0.02)+0.10\times(1-0.10)]\times7.9}{(0.08-0.03)^2}=346.3\approx347$

则：每组至少需要 347 例，两组共需要 694 例。

（2）定量指标：

需要预先指定的参数 μ_C：对照组总体均数

$\quad\quad\quad\quad\quad\quad\quad\quad\quad$ μ_T：试验组总体均数

$\quad\quad\quad\quad\quad\quad\quad\quad\quad$ $\bar{x}_C$：对照组样本均数

$\quad\quad\quad\quad\quad\quad\quad\quad\quad$ $\bar{x}_T$：试验组样本均数

$\quad\quad\quad\quad\quad\quad\quad\quad\quad$ n_T：试验组样本数量

$\quad\quad\quad\quad\quad\quad\quad\quad\quad$ n_C：对照组样本数量

$\quad\quad\quad\quad\quad\quad\quad\quad\quad$ N：总的样本量，$N=n_T+n_C$

$\quad\quad\quad\quad\quad\quad\quad\quad\quad$ δ：优效性界值，一般取值为 0

$\quad\quad\quad\quad\quad\quad\quad\quad\quad$ D：希望检测的两组均数之差，$D=\mu_T-\mu_C$

$\quad\quad\quad\quad\quad\quad\quad\quad\quad$ σ：标准差

$\quad\quad\quad\quad\quad\quad\quad\quad\quad$ α：第 I 类错误

$\quad\quad\quad\quad\quad\quad\quad\quad\quad$ β：第 II 类错误

检验假设 H_0：$\mu_T-\mu_C\leq\delta$，两组器械疗效差等于或低于优效性界值

$\quad\quad\quad\quad$ H_1：$\mu_T-\mu_C>\delta$，两组器械疗效差大于优效性界值

则每组样本量为：$n_T=n_C=\dfrac{2\times(Z_{1-\alpha/2}+Z_{1-\beta})^2\times\sigma^2}{(D-\delta)^2}$ $\quad\quad\quad\quad\quad$ (7-2)

【例 7-2】一种新型美容产品，其疗效可平均保持 6 个月（$\mu_T=6$），对照组的疗效可平均保持 4 个月（$\mu_C=4$），假设两组标准差（σ）相同，为 3.5。临床认为，新美容产品相比旧美容产品，疗效保持时间之差高于半个月（$\delta=0.5$），即可认为具有临床意义。当第 I 类错误（α）为 0.05、第 II 类错误（β）为 0.2 时，至少需要多少样本量？

解： 由 $\alpha=0.05$ 和 $\beta=0.20$ 查表得 $f(\alpha,\beta)=f(0.05,0.20)=7.9$

代入公式：$n_T=n_C=\dfrac{2\times3.5^2\times7.9}{[(6-4)-0.5]^2}=86.02\approx87$

则：每组至少需 87 例，两组共需要 174 例。

（二）非劣效设计（non-inferiority study）

1. **概述**　在临床试验中，以安慰剂/安慰器械作为对照的随机对照试验通常被视为验证被试器械疗效的"金标准"，但在某些情况下，安慰剂对照有可能会面临伦理学与可操作性的挑战，并且在医疗器械领域，有时很难设置"安慰器械"。其次，在医疗器械临床试验中，许多新产品是针对上一代产品的改进或换代，其设计原理与材料工艺等可能并未发生本质变化，因此，开发疗效有突破的新产品有时是十分困难的。此外，当现有治疗手段已经可以为患者提供很大的生存获益时（如延长生存时间、防止不可逆的损伤等），想通过"优效性"试验证明被试产品的有效性和安全性变得越来越难。因此，目前国内外很多医疗器械临床试验均采用非劣效的试验设计。

2. **研究假设**　为了表达方便,非劣效界值用希腊字母 δ 表示。

非劣效临床试验的检验假设:

(1)高优指标:

H_0: $T-C \leqslant \delta, \delta < 0$

H_1: $T-C > \delta$

或

H_0: $\ln(T/C) \leqslant \delta, \delta < 0$

H_1: $\ln(T/C) > \delta$

(2)低优指标:

H_0: $T-C \geqslant \delta, \delta > 0$

H_1: $T-C < \delta$

或

H_0: $\ln(T/C) \geqslant \delta, \delta > 0$

H_1: $\ln(T/C) < \delta$

3. **样本量估计**

(1)定性指标:

需要预先指定的参数 π_C: 对照组总体率

π_T: 试验组总体率

P_C: 对照组样本率

P_T: 试验组样本率

n_T: 试验组样本数量

n_C: 对照组样本数量

N: 总的样本量,$N = n_T + n_C$

δ: 非劣效界值(高优指标取负值,低优指标取正值)

D: 希望检测的两组率之差,$D = P_T - P_C$

α: 第 I 类错误

β: 第 II 类错误

检验假设 H_0: $\pi_T - \pi_C \geqslant \delta$(原假设意为:试验组与对照组差值的绝对值大于等于非劣效界值的绝对值)

H_1: $\pi_T - \pi_C < \delta$(备择假设意为:尽管试验器械疗效稍劣于对照器械,但是其差值的绝对值小于非劣效界值的绝对值)

则每组样本量为: $n_T = n_C = \dfrac{(Z_{1-\alpha/2} + Z_{1-\beta})^2 \times [P_C \times (1-P_C) + P_T \times (1-P_T)]}{(D-\delta)^2}$ (7-3)

其中 $Z_{1-\alpha/2}$、$Z_{1-\beta}$ 为标准正态分布的分位数,可由相关统计书中查到,也可用 $f(\alpha, \beta)$ 值表近似计算。

如果无法得到对照组和试验组的率 P_C、P_T,可以近似认为两个率相等,即 $D=0$,样本量计算公式中分母即为界值的平方。

【例7-3】对一个器械临床试验,对照器械疗效(高优指标)为90%,被试器械疗效为87%,在试验中,如果试验器械的疗效比对照器械最多差10%可以接受,假设犯第Ⅰ类错误的概率为双侧0.05(α=0.05),把握度为80%(第Ⅱ类错误β=0.20),需要多大样本量得到试验器械非劣于对照器械的结论?

解: P_T=0.87,P_C=0.90,δ=-10%

由α=0.05和β=0.20查表得f(α,β)=f(0.05,0.20)=7.9

代入公式:$n_T=n_C=\dfrac{[0.87\times(1-0.87)+0.90\times(1-0.90)]\times7.9}{[(0.87-0.90)-(-0.10)]^2}$=327.4≈328

则:每组所需例数为328例,两组共需要656例。

(2)定量指标:

需要预先指定的参数 μ_C:对照组总体均数

μ_T:试验组总体均数

$\bar{x}_C$:对照组样本均数

$\bar{x}_T$:试验组样本均数

n_T:试验组样本数量

n_C:对照组样本数量

N:总的样本量,N=n_T+n_C

δ:非劣效界值(高优指标取负值,低优指标取正值)

D:希望检测的两组均数之差,D=$\bar{x}_T-\bar{x}_C$

σ:标准差

α:第Ⅰ类错误

β:第Ⅱ类错误

检验假设 H_0:$\mu_T-\mu_C\geq\delta$(原假设意为:试验组与对照组差值的绝对值大于等于非劣效界值的绝对值)

H_1:$\mu_T-\mu_C<\delta$(备择假设意为:试验器械疗效非劣于对照器械,其差值的绝对值小于非劣效界值的绝对值)

则每组样本量为:$n_T=n_C=\dfrac{2\times(Z_{1-\alpha/2}+Z_{1-\beta})^2\times\sigma^2}{(D-\delta)^2}$ (7-4)

如果无法得到对照组和试验组的均数 $\bar{x}_C$、$\bar{x}_T$,可以近似认为两个均数相等,即D=0,样本量计算公式中分母即为界值的平方。

【例7-4】某药物洗脱冠状动脉支架产品,计划与其已上市的一代产品进行比较,主要评价指标设为术后9个月时冠状动脉造影得到的管腔丢失。据文献报道,其一代产品9个月时管腔丢失均值为0.61mm,试验组支架产品为0.63mm(低优指标),标准差为0.5mm。当临床认可的非劣效界值为0.2mm、统计学显著性水平为双侧0.05、把握度为80%时,需要多大样本?

解: 本研究类型为非劣效设计,δ=0.2mm

由α=0.05和β=0.20查表得f(α,β)=f(0.05,0.20)=7.9

代入公式：$n_T=n_C=\dfrac{2\times0.5^2\times7.9}{\left[(0.63-0.61)-0.2\right]^2}=121.9\approx122$

以上结果说明，试验组和对照组每组至少需要 122 例受试者参加此项临床试验。由于造影随访的失访率很高，若考虑 30% 患者失访，则试验组和对照组至少应分别入选 175 例受试者，两组合计共需入选 350 例患者。

（三）单组目标值设计

1. 概述　当被试器械与现有治疗方法的风险与受益过于悬殊，设置对照在伦理上不可行，或者现有治疗方法因客观条件限制不具有对照的可行性时，可考虑采用单组目标值设计。单组目标值临床试验是指在事先指定主要评价指标的一个有临床意义目标值的前提下，通过无同期对照的单组临床试验考察该主要评价指标的结果是否在指定的目标值范围内，以此来评价被试产品有效性 / 安全性的一类方法。

根据《医疗器械临床试验设计指导原则》，目标值是专业领域内公认的某类医疗器械的有效性 / 安全性评价指标所应达到的最低标准，通常为二分类（如有效 / 无效）指标，也可为定量指标，包括靶值和单侧置信区间界限（通常为 97.5% 单侧置信区间界限）。目标值包括客观性能标准（objective performance criteria，OPC）和性能目标（performance goal，PG）两种。OPC 是在既往临床研究数据的基础上分析得出，用于试验器械主要评价指标的比较和评价，通常来源于权威医学组织、相关标准化组织、医疗器械审评机构发布的文件。若没有公开发表的 OPC，可考虑构建 PG。与 OPC 相比，采用 PG 的单组设计的临床证据水平较低，PG 的实现 / 未实现不一定可以得到试验成功 / 失败的结论，因此临床试验方案定稿前，需就 PG 的合理性与法规监管部门进行沟通。

目标值设计的前提是，所验证器械属于低风险且成熟的产品，此时方能通过已经发表和累积的大量临床证据，提取并制定出合理的目标值。对于全新产品，以"无同类产品"作为使用单组试验设计的理由是不充分的，只要存在同类治疗手段或标准治疗方法，就应该完成与"同类治疗手段或标准治疗方法"进行比较的随机对照临床试验。

原则上，不建议采用单组目标值的设计方式，因为目标值对照实际上是外部对照或历史对照，故该设计方式存在历史对照的所有缺陷，如当前的目标人群（根据所设定的入排标准确定的）可能与目标值来源的研究人群存在差异，而且治疗技术与评价方式亦可能与目标值来源的研究存在较大区别，故导致可比性和结论的可靠性降低。

因此，目标值必须提供明确且充分的确定依据，建议通过综合现有的最佳证据、通过荟萃分析的方式对研究器械的疗效结果进行总结，以此作为支持目标值确定的理由。单组试验也需要有符合统计学要求的样本量确定依据，目标值须在方案中预先指明并参与样本量的计算。试验结果的评价应根据主要疗效评价指标的 95% 置信区间与目标值进行比较，对应的置信限（高优指标看下限，低优指标看上限）达到目标值要求时，方能认为研究产品的疗效满足临床应用的需要。关于单组目标值试验的具体考虑，建议参考中国临床试验生物统计学组（CCTS）发布的单组目标值临床试验相关共识。

2. 研究假设　设 θ_1 为主要评价指标的总体参数，θ_0 为主要评价指标的目标值。单组目标值法的假设为：

（1）对于低优指标：

$H_0: \theta_1 \geq \theta_0$

$H_1: \theta_1 < \theta_0$

（2）对于高优指标：

$H_0: \theta_1 \leq \theta_0$

$H_1: \theta_1 > \theta_0$

在对单组目标值试验进行假设检验时，应使用单侧检验，检验水准为 α 取 0.025。当 $P \leq \alpha$ 时，拒绝 H_0，认为试验产品达到设计要求。假设检验、统计推断所使用的方法应在设计时确定，分析时还应考察是否满足应用条件。如对率的假设检验，当总体率 π 接近 0 或 100% 时，应选择 Clopper-Pearson 精确概率法。

3. 样本量估计

（1）定性指标：

需要预先指定的参数 P_T：预期的产品性能指标（如有效率、成功率、事件发生率等）

P_0：目标值

α：第 I 类错误

β：第 II 类错误

则每组样本量为：
$$n = \frac{\left[Z_{1-\alpha} \times \sqrt{P_0 \times (1-P_0)} + Z_{1-\beta} \times \sqrt{P_T \times (1-P_T)} \right]^2}{(P_T - P_0)^2} \tag{7-5}$$

其中 $Z_{1-\alpha}$、$Z_{1-\beta}$ 为标准正态分布的分位数。

【例 7-5】某射频消融导管临床验证研究，按照美国 FDA 射频消融导管临床试验指导原则（参见 "Cardiac Ablation Catheters Generic Arrhythmia Indications for Use; Guidance for Industry"），其中明确规定了该类产品的主要疗效评价指标为：即刻手术成功率和术后 3~6 个月随访时的成功率，且即刻手术成功率必须达到 95%，其 95% 置信区间下限必须大于 85%；术后 3~6 个月随访时的成功率必须达到 90%，其 95% 置信区间下限必须大于 80%；当显著性水平取 0.05、检验效能为 80% 时，应用定性指标的单组试验样本量计算公式。

以即刻手术成功率计算：
$$n = \frac{\left[1.96 \times \sqrt{0.85 \times (1-0.85)} + 0.84 \times \sqrt{0.95 \times (1-0.95)} \right]^2}{(0.95-0.85)^2} = 79$$

以术后 3 个月随访成功率计算：
$$n = \frac{\left[1.96 \times \sqrt{0.80 \times (1-0.80)} + 0.84 \times \sqrt{0.90 \times (1-0.90)} \right]^2}{(0.90-0.80)^2} = 108$$

因此，综合以上结果，对于射频消融导管的临床验证研究，至少应入选 108 例受试者。若考虑 10% 患者脱落率，则至少应入选 120 例患者。

（2）定量指标：

需要预先指定的参数 μ_T：试验组观测指标均数

μ_0：目标值

σ：标准差

$$\alpha: 第 I 类错误$$

$$\beta: 第 II 类错误$$

则每组样本量为：$n = \dfrac{(Z_{1-\alpha} + Z_{1-\beta})^2 \times \sigma^2}{(\mu_T - \mu_0)^2}$

(四) 适应性设计（adaptive design）

创新器械临床试验除了上述介绍的常见试验设计类型外，近年来适应性设计（adaptive design）因其能够加快产品研发速度、更高效地利用研发资源而逐渐受到国内外医药行业的重视。适应性设计是指试验开始后，在不破坏试验完整性和准确性的前提下，允许根据事先计划，基于前期试验已积累的数据调整后续试验方案的多阶段设计方法，能够及时发现与更正前期试验之初一些不合理的假设，从而减少研究成本、缩短研究周期。适应性设计由于其灵活性，对设计和评价的相关细节问题提出了更高的要求，本文仅针对关键概念性定义进行简要介绍，具体实践问题建议针对性参考相关文献或著作。由于并非经典、常规的设计方法，建议在试验设计阶段务必与国家法规监管部门及生物统计师进行详细沟通。

1. **特点**　适应性设计的最大特点是允许根据试验前期积累数据对试验进行调整，与传统的固定设计相比，具有更大的灵活性。适应性设计不仅允许早期有效或无效时终止临床试验，能够在更小的样本量或者更短的时间下得到足够的检验效能，还可以对后续试验进行适应性调整，增加检验出真实疗效的机会。此外，从伦理学角度考虑，适应性设计更加满足伦理学的要求。相比于传统固定设计，适应性设计允许提前终止早期试验数据显示被试产品无效的试验，同时允许适应性调整，增加患者分配到最有可能为其带来更好结局的治疗上的可能性，减少接受疗效不佳的药物的受试者。但值得注意的是，在适应性设计的试验过程中需要进行单次或多次期中分析，可能会导致 I 类错误概率膨胀，为保证试验结果的可靠性带来了挑战。

2. **类型**　适应性设计是在不破坏试验完整性和准确性的前提下，在试验进行过程中对试验设计进行调整的一大类设计方式的总称，常见以下几类：

(1) 成组序贯设计（group sequential design）：成组序贯设计允许按照预先指明的原则在试验过程中进行一次或多次期中分析，根据期中分析的结果判定，做出后续试验的决策。与固定设计相比，如果被试产品的有效性优于预期估计，成组序贯设计能够提前终止临床试验，有效降低样本量和试验成本；同时，成组序贯设计同样可以终止早期试验数据显示被试产品无效的临床试验，避免更多受试者接受无效治疗所带来的伦理问题。成组序贯设计往往需要对期中分析时的非盲态疗效数据进行统计学检验，可能会导致 I 类错误膨胀。因此，需要设置合理的期中分析及最终分析的终止界限，严格控制试验整体的 I 类错误。调整 I 类错误率的常用方法包括 Pocock 方法、O'Brien-Fleming 方法和 Lan-DeMets 方法。此外，成组序贯设计的期中分析结果通常是非盲的，可能会出现由于结果泄露导致在后续关于试验操作的决定中引入偏倚，因此建议申办方使用独立于申办者和研究者的数据监察委员会（Data Monitoring Committee，DMC）以安全和机密的方式对数据进行审查，以保证试验的完整性。

(2) 样本量再估计（sample size reassessment）：样本量再估计是依据预先设定的期中分析计划，利用累积的试验数据重新计算样本量，以保证最终的统计检验能达到预先设定的目标或修改后的目标,并同时能够控制整体Ⅰ类错误率,为在试验设计阶段因为参数估计不准确而导致样本量估计过低的试验提供了修正试验方案的机会和方法。初始样本量的估计通常取决于效应量、主要评价指标的变异程度、试验随访时间、受试者脱落率等诸多因素,并且这些指标常基于以往的研究数据。多数情况下,试验设计阶段样本量估计所需要的参数信息往往不够充分,可能会导致错估样本量,适应性设计中的样本量重新估计为此类问题提供了有效的解决方案。样本量再估计可以根据是否需要揭盲的原则,分为盲态估计和非盲态估计。样本量的盲态估计是指期中分析时不使用实际试验分组的信息,或者虽然使用了实际试验分组的信息,但未做任何涉及组间比较的分析,如在期中分析时对两个治疗组的数据合并后做的汇总分析。因期中分析时不涉及组间的疗效比较,故一般不需要调整Ⅰ类错误率。非盲态估计是指期中分析时根据累积数据和分组信息,计算样本量的重要参数(如各组的效应值),对样本量进行重新估计。由于非盲态估计在期中分析时涉及组间的疗效比较,通常需要对Ⅰ类错误率进行相应调整。非盲态样本量再估计必须预先在研究方案中阐明,同时应该特别注意,一个试验中一般建议只做一次样本量再估计。当重新估计的样本量小于初次设计的样本量时,除非有非常特别的理由,通常不接受样本量减少的调整。

(3)适应性随机化(adaptive randomization method):适应性随机化包括基于基线特征数据的比较性适应性设计,以及基于结果数据的比较性适应性设计。第一种称为协变量-适应性处理分配,是指受试者处理组的分配信息部分或者完全取决于其基线特征或者之前所纳入的受试者,可用于平衡在基线协变量上的处理分配。这种方法一般不会直接造成Ⅰ类错误率上升,但是相比于简单随机,可能会增加处理分配的可预测性。第二种是指应答-适应性随机设计,新纳入的受试者的分配随着之前纳入的受试者的结局而改变。该方法可以减小统计量的方差,进而缩短试验时间、减少样本量、提高检验效能;可以使更多受试者接受更有效的治疗;更加吸引受试者,加快并简化了受试者招募。在合适的统计分析方法下,应答-适应性随机设计不会增大Ⅰ类错误率。这种设计比较适合能较快确定结局的试验。

(4)无缝设计(stemless seamless design):两阶段无缝适应性设计是指将一个试验分为两个阶段,在第一阶段结束时进行期中分析,依据预先设定的判断标准,对第二阶段的试验进行适应性修改。无缝设计通常分为操作无缝设计和推断无缝设计。操作无缝设计是指通过独立的Ⅱ期试验设置多个试验组,最终选出合适的剂量并决定是否进行Ⅲ期试验;Ⅲ期试验是一个独立于Ⅱ期的试验,其最终分析并不包含Ⅱ期试验的数据,该方法常用于药物临床试验中。操作无缝设计可将第一阶段试验受试者排除在主要分析之外,不需要对Ⅰ类错误进行调整。推断无缝设计在主要分析中包含第一阶段试验受试者,并根据自适应的性质和假设检验策略作出相应的调整,推断无缝适应性设计的最终分析则是包含了试验的两个阶段入组的所有受试者的数据,可以缩短通常由Ⅱ期试验结束时到Ⅲ期试验开始时的时间间隔、减少试验总样本量、缩短试验时长、减少试验费用、增加最终分析的样本量等。同时,因第一阶段入组的受试者有更长的随访时间,或能更早地观察到被试产品的长期安全性。

(5)适应性富集设计(adaptive enrichment design):以两阶段无缝适应性设计为背景,适应性富集设计是指试验第一阶段结束后,根据期中分析的结果、依据预先设定的标准对目标人群进行适应性调整,以决定第二阶段的目标人群。试验的第二阶段可能加大样本量继续在全人群中进行,或者仅入组亚组人群并可能进行一些相应的适应性调整。试验的最终分析目标可能仅是全人群,或可能仅是亚组人群,或可能同时是全人群和亚组人群,其侧重点则由 α 的分配比例来决定。试验的最终分析将包含试验的两个阶段入组的所有受试者的数据,并有相应的调整方法以控制整体 I 类错误率。因为适应性设计中目标人群的选择涉及全人群和亚组人群,如果第一阶段的期中分析采用非盲态下的组间比较,需要考虑控制整体 I 类错误率。

(6)多重适应性设计:在一个试验中可以同时考虑以上所涉及的多种适应性设计,但是此时在对 I 类错误的控制以及操作方面都较为复杂,需要通过一系列统计模拟为试验设计的选择(如期中分析的次数和时间点、统计显著性的判断标准)提供有效证据。

3. 关键原则 适应性设计中需要进行多次假设检验,因此需要设置严格的 α 分配原则,以控制试验的整体 I 类错误概率;在估计处理效应时,需要考虑如何减少偏倚,并应在试验方案中提前写明设计方法,且适应性设计的细节应在试验开始前便在试验方案中进行说明,如应包括期中分析的时间、分析次数、适应性设计的类型、统计推断的方法等。

为了保持试验的完整性,防止期中分析的结果被泄露,从而导致影响研究者的后续操作以及受试者的入组等,可以通过设立独立于申办方的数据安全监察委员会(DSMB/DMC)来达到上述目的。

四、结语

随着国家法规监管部门对创新医疗器械临床试验的科学化、规范化要求不断提高,申办方、临床专家和工程师想要“单枪匹马”地收集到被公认为客观、安全、有效的数据,进行合理的筛选与分析,做出令人信服的结论,已经很难实现了。符合生物统计学原则的临床试验是创新器械顺利转化、获批上市的基础,任何创新医疗器械临床试验,只有当研究结果既有临床意义又有统计学意义(代表真实临床实践中的适应证人群意义)时,才能够获批上市、造福广大患者。

(李 卫)

参考文献 ●●

[1] CAMPBELL G, YUE L Q. Statistical innovations in the medical device world sparked by the FDA [J]. J Biopharm Stat, 2016, 26 (1): 3-16.

[2] CAMPBELL G. The Role of Biostatistics in Medical Devices: Making a Difference in People's Lives Every Day [R]. Ohio: University of Dayton, 2006.

[3] MORAN D K. Role of Biostatistics and Responsibilities of Biostatisticians in Clinical Medical Research [EB/OL].(2019-10-23)[2024-01-20]. https://pubrica. com/academy/statistical/role-of-biostatistics-and-responsibilities-of-biostatisticians-in-clinical-medical-research/.

[4] 中国临床试验生物统计学组 (CCTS). 单组目标值临床试验的统计学考虑 [J]. 中国卫生统计, 2017, 34 (3): 505-508.

[5] 李卫. 医疗器械临床试验统计方法 [M]. 3 版. 北京: 科学出版社, 2023.

第四节 医院临床研究管理规范

一、临床研究的立项管理

(一) 概述

为加强由研究者发起的临床研究的立项管理,规范立项流程,确保项目的科学性和可行性,提高临床研究质量,国家卫生健康委于 2021 年 9 月发布的《医疗卫生机构开展研究者发起的临床研究项目管理办法(试行)》明确要求加强临床研究的立项管理。

临床研究中心(Clincial Research Unit,CRU)是医疗机构内临床研究的主管部门,负责临床研究的立项审查工作,经 CRU 批准立项的项目方可在该医院内实施。

主要研究者(principal investigator,PI)负责研究方案、研究文件的制定和研究团队的组建。研究团队中可能接触受试者的相关人员均应具有 GCP 培训证书。

立项审核按照形式审查、科学性审查、伦理审查和注册备案审查依次进行。

(二) 形式审查

研究相关文件定稿后,项目组需准备如下立项资料,至少包括:①立项申请表;②项目组成员表;③研究方案及其修正案;④研究相关药品 / 器械 / 试剂说明书;⑤合同预审或经费来源及预算说明。

《立项申请表》需由所在科室主任签字确认同意开展,《项目组成员表》《经费来源及预算说明》需由 PI 签字确认。签字版需扫描成电子文档提交至 CTMS,纸质签字版提交到临床研究项目管理办公室。

立项材料一经递交,CRU 审批意见下达前,不得修改。

形式审查流程包括立项材料初审、统计学评估、项目风险评估、经费预算评估等。

项目风险评估按照高、中、低三级进行等级分类,高风险研究为干预性研究,干预措施为超适应证用药、新术式或创伤性检查等;低风险研究一般指观察性研究;中等风险研究为介于高风险和低风险之间。

经费预算评估按照研究风险等级,评估其经费是否能够满足临床研究需求,例如购买保险、试验用药、试验所需的额外实验室检查等,经费不足时不予立项。

统计学评估主要涵盖临床研究设计及统计分析方法。

CRU 项目管理员及生物统计师负责立项材料形式审查,形式审查通过后,给予项目受理号。

(三) 科学性审查

CRU 定期组织科学审查,对申请立项的项目进行评审。根据申请项目的具体情况,可以采用快速审查、通讯函审、现场评审等多种方式进行。

1. **快速审查** 对于已经获得立项批准的纵向项目,或者样本量小于 500 例的回顾性研究,适用快速审查。

2. **通讯函审**　适用于大部分申请项目。一般邀请 3~5 位专家进行函审,如为干预性研究,其中至少 1 位为外部专家。根据项目方案具体情况,专家包含临床专家、流行病学专家及统计专家。如 3~5 位专家判定为"建议立项"或"修改后立项",则项目通过科学性审查;如有超过半数专家判断"不建议立项",则判定为不通过;对于高风险的研究,需通过立项评审会评定。修改后立项的项目,需按照修改意见逐条回复,并完成方案修改,经 CRU 审核通过,方可通过科学性审查。

3. **现场评审**　对于中、高风险项目或者重大项目,需要进行现场评审。现场评审会一般每半个月召开一次,可根据项目数量酌情调整。根据项目方案具体情况,邀请 5~7 位专家开会讨论,专家包含临床专家、流行病学专家及统计专家,受邀专家进行现场投票。专家的意见可以是:①准予立项;②修改后立项;③不予立项。如超过 2/3 数量专家判定为"建议立项"或"修改后立项",则项目通过科学性审查。修改后立项的项目,须按照修改意见逐条回复,并完成方案修改,经 CRU 审核通过,方可正式立项。

通过科学性审查的项目,才可提交伦理审查申请。

(四) 伦理审查

各家医院均应成立伦理审查委员会,对本单位牵头或者参与的临床研究进行伦理方面的审查。伦理审查委员会的职责是保护受试者合法权益,维护受试者尊严,避免公共利益受损,促进涉及人的生命科学和医学研究规范开展;对本机构或委托机构开展的涉及人的生命科学和医学研究项目进行伦理审查,包括初始审查、跟踪审查和复审等。

申请开展的临床研究必须符合以下原则:

1. **合法合规原则**　研究活动必须严格遵守国家和地方相关法律法规及伦理指导原则。

2. **知情同意原则**　尊重和保障受试者的知情权和参加研究的自主决定权,严格履行知情同意程序,不允许使用欺骗、利诱、胁迫等手段使受试者同意参加研究,允许受试者在任何阶段无条件退出研究。

3. **控制风险原则**　将受试者人身安全、健康权益放在优先地位,其次才是科学和社会利益。研究受益 / 风险比应合理,尽最大努力使受试者接受风险最小化的研究,力求避免受试者受到伤害。

4. **公平合理原则**　应公平、合理地选择受试者,入选与排除标准具有明确的生命科学和医学依据。应公平、合理地分配研究受益、风险和负担。

5. **免费和补偿、赔偿原则**　对受试者参加研究不得收取任何研究相关的费用,对于受试者在研究过程中支出的合理费用应给予适当补偿。受试者受到研究相关损害时,应得到及时、免费的治疗,并依据法律法规及双方约定得到补偿或者赔偿。

6. **保护隐私原则**　切实保护受试者的隐私,如实将受试者个人信息的储存、使用及保密措施情况告知受试者并得到许可,未经授权不得将受试者个人信息向第三方透露。

7. **特殊保护原则**　对儿童、孕妇、老年人、智力低下者、精神障碍患者等特殊人群的受试者,以及受精卵、胚胎、胎儿或其他辅助生殖技术涉及的潜在受试者,应予以特别保护。

8. **公共利益原则**　个人利益和公共利益存在冲突时,应经过严格论证。

在条件成熟的地区,目前可以尝试区域内的伦理审查互认机制,有助于提高工作效率和保证伦理审查内容的一致性。

(五) 注册备案审查

临床研究项目在完成科学性审查和伦理审查之后,还需要完成以下几项登记备案:

1. 研究方案须在"中国临床研究试验注册中心"网站或者国外的 ClinicalTrials.gov 完成注册,获取注册号,并及时更新研究的进展。

2. 在国家卫生健康委员会科技教育司主办的"国家全民健康保障信息平台医学研究登记备案信息系统"网站中完成备案。

3. 在科技部主办的"人类遗传资源信息管理备份平台"网站上进行登记备案。

完成以上各项环节后,CRU 给予统一的立项编号。至此,临床研究方可开始进行。

在笔者所在单位,每年申请立项的心血管疾病领域的临床研究约 150 多项,最终获得批准立项约 130 项,批准时间在 2~8 周(平均时间 4 周)。

二、临床研究的过程管理

(一) 概述

临床研究立项、正式开展后,依托单位的管理部门需要进行过程管理,贯穿临床研究的全流程。

(二) 过程管理要点

1. 强调 PI 负责制 PI 是整个临床研究的第一责任人,对临床研究的实施、质量、风险、受试者权益保护、不良事件的上报和处置等各个环节全面负责,应加强对其他研究者的培训和管理,对研究对象履行恰当的关注义务并在必要时给予妥善处置。PI 带领下的研究团队应遵守科研诚信,不得捏造、篡改数据,不得剽窃他人成果。根据有关法律法规、部门规章、规范性文件、技术准则、伦理规范及机构制定的规章制度要求,加强对临床研究过程的自查,及时如实报告有关事项。

2. 加强研究人员的能力培训 临床研究立项后需要召开项目启动会,PI 应该组织对于项目实施人员的能力培训。尤其是多中心临床研究项目,更应该注意加强培训以保证方案实施的同质性。

3. 严守知情同意原则 临床研究实施过程中,对于患者的知情同意过程应遵循规范、充分告知的原则。要结合受试者的年龄、知识、病情等情况,使其充分了解未来可能要参加的临床研究;知情过程中强调保护性原则,既要向受试者解释病情及各种治疗措施的利弊,又不使受试者受到巨大刺激,更不能使知情同意成为受试者心理上的负担。

知情同意过程的原始记录是知情同意过程的再现,应遵循真实、完整、客观的原则。知情同意过程应记录在医疗病历或合法的源文件中。知情同意过程的原始记录内容应包括但不限于知情同意的时间(地点),知情同意过程的描述(特殊风险强调),充分的时间来考虑,疑问解答,受试者表示充分理解、同意参加临床试验并签署知情同意书,以及执行知情告知的研究者姓名等内容。

对于无行为能力、限制行为能力、昏迷和文盲等无法知情同意的受试者,则需要在伦理委员会审核同意下,由法定监护人或法定代理人进行代理签署知情同意书;受试者或者其监护人无阅读能力时,由受试者或者其监护人口头同意后,见证人在知情同意书上签名并注明日期。

4. 注意资料记录的规范性　研究团队须保证所有研究资料的完整性、统一性,使文件管理工作规范化、制度化、科学化,有效提高临床研究质量和文件管理水平,确保临床研究的顺利进行。数据记录及存储必须使用 EDC 系统(临床试验电子数据采集系统 / 数据管理系统),以确保资料信息的准确性、可溯源性,随时接受上级部门的监查。

5. 定期监查要求整改　CRU 需对临床研究实施全过程监管,定期组织开展核查。主要研究者应对负责的临床研究定期自查,确保临床研究规范、顺利地进行。

6. 定期 / 中期 / 结题汇报　临床研究实施过程中应定期安排总结汇报,通常按照半年或者年度进行,至少应安排中期汇报和结题汇报。向 CRU 提交进展 / 结题报告,必要时由 CRU 组织专家评估。逾期不交或计划执行不力,又无具体改进措施者,管理部门有权暂停研究进行。

7. 方案变更　研究者需要对已立项开展的临床研究项目修改研究方案的,须及时上报 CRU。CRU 需组织评估,对于发生涉及研究目的、研究方法、主要研究终点、统计方法以及研究对象等实质修改的内容,重新进行科学性审查和伦理审查,再次通过后需在各个登记系统中完成更新,之后方可继续进行临床研究。

8. 自行终止和叫停机制　PI 可以根据实际情况申请暂停或终止临床研究,须向 CRU 报告并出具书面材料说明原因。CRU 将上报管理委员会,由管理委员会决定是否延迟预期的临床研究或者暂停正在进行的临床研究。暂停或终止的干预性临床研究,已经有受试者入组的,机构及研究者应制定方案,妥善保障已经入组受试者的权益。

临床研究过程中出现如下情形之一,CRU 将上报临床研究管理委员会后暂停或者终止研究项目:①存在违反法律法规、规章的行为;②存在违背伦理原则或科研诚信原则的行为;③研究过程中发现相关药品、医疗器械可能存在严重质量缺陷;④发现临床研究存在严重安全风险或者发生严重不良事件;⑤存在商业贿赂或其他不当利益关系;⑥违规使用研究经费的行为;⑦其他应禁止研究的情形。

9. 药品器械管理　药品包括研究用新药、标准品、对照药品和安慰剂,以及免费用于临床研究的应急处理药物和基础治疗药物。药品及器械的接收、保存、分发、回收、退还、销毁应严格遵守《药物临床试验质量管理规范》(GCP)。项目启动前,研究器械由提供者交与项目组保管,按照方案要求进行药品管理。研究药品 / 器械的接收、保存、分发、回收、退还、销毁应由专人负责,并保持记录规范、完整。

10. 生物样本管理　生物样本的获取、转运、存储、使用和共享等活动应严格遵守《中华人民共和国生物安全法》《中华人民共和国人类遗传资源管理条例》《病原微生物实验室生物安全管理条例》《医疗废物管理条例》等有关法律法规。具体参见《关于医疗卫生机构科研用人类生物样本管理暂行办法》。由专人负责,并保持记录规范、完整。

11. 不良事件上报与处置　除试验方案或者其他文件(如研究者手册)中规定不需立即报告的严重不良事件外,如果受试者发生严重不良事件(SAE),研究者应立即(一般为获知24 小时内)报告伦理办公室,同时报告 CRU,并按照国家药品监督管理部门相关要求配合资助方上报。

12. 受试者合法权益保护　项目组应严格执行相关的医疗护理等常规,保护受试者的合法权益,如出现不良事件,应立即采取措施,给予及时、恰当的医疗处置。如 SAE 涉及医疗纠纷,研究者应立即上报伦理办公室、CRU、医院医务处等部门,妥善解决。

临床研究的申办方应充分保障受试者权益,需根据研究风险,为受试者购买相应的责任保险,并需负责保险未覆盖部分。受试者损害处理基本原则是及时救治,并及时赔付。对研究性干预措施、额外的非研究性措施造成的非预期损害,应对受试者或研究对象给予适当的补偿或赔偿;对研究性干预措施、额外的非研究性措施造成的预期损害,应按照约定对受试者或者研究对象给予补偿或赔偿;对其他原因造成的损害,按照有关管理规定处理。

在笔者所在单位,日常开展的心血管疾病领域的临床研究保持在 300 项/年左右,每年开展中期检查汇报、年度检查汇报,并对少数开展不规范的项目限期整改,个别项目勒令停止。

三、临床研究的质量控制管理

(一) 概述

临床研究质量控制的目的是在保护受试者安全和权益的前提下,获得真实、可靠的研究数据和结果。临床研究质量控制管理应贯穿各方执行研究的全过程,包括方案设计、组织实施、监查、稽查、记录、分析、结题。质量是临床研究的关键所在,质控是临床研究管理中的核心内容。

(二) 质控体系构建

为保证临床研究质量和受试者的安全,对临床研究的质量控制,建立三级质控体系,即项目组质控、专业组质控和 CRU 质控。

项目组是实施临床研究的主体,由研究者、药物管理员、研究协调员(clinical research coordinator,CRC)等组成。在研究进行过程中,项目组负责对整个临床研究质量进行把关。项目组质控是临床研究质量控制体系中的一级质控。

专业组质控是指临床专业科室对临床研究项目开展的质量检查,一般由专业组的负责人以及质控秘书承担。专业组质控是临床研究质量控制体系中的二级质控。

CRU 对临床研究进行质量管理,质控人员由 CRU 质量控制小组设定专职人员担任。CRU 质控是临床研究质量控制体系中的三级质控。

同时,建议各级质控科引入外部第三方的监查、检查或核查,以确保临床研究高质量运行。

(三) 质控的组织管理

项目组质控员由 PI 指定授权,在立项前需明确,对临床研究项目的各环节进行检查和监督,并提出改进意见,接受专业组和 CRU 的监督。PI 应对临床研究的科学性、伦理合规性负责,对研究对象履行恰当的关注义务并在必要时给予妥善处置。

专业组质控对专业组内临床研究检查、监督,并接受 CRU 质控部门监督。专业组应加强对 PI 及其他研究者的培训和管理,督促项目组质控员加强对临床研究过程的自查,及时如实报告有关事项。

CRU 是负责临床研究的管理部门和质控部门。保证开展临床研究应遵守有关法律法规、部门规章、规范性文件、技术准则、伦理规范的要求,制定切实有效的临床研究实施细则,建立健全保障科学、规范、有序开展临床研究的组织体系、质量体系、利益冲突防范机制和研究对象权益保护机制,加强对临床研究的核查和全过程管理。

(四) 质控中的人员职责

项目 PI 作为承担研究的质量控制和质量保证的主要责任人,主要负责:①把握临床研究的总体进展;②检查和监督研究者执行研究方案、SOP 的情况,及时纠正任何偏离研究方案的情况;③及时处理与掌握 SAE 的全部情况;④对原始数据负责,对 CRF 及时审核并签字。项目组质控员应具有相应的专业技术职称和执业资格,熟悉临床研究的有关法律法规、部门规章、规范性文件、技术准则、伦理规范的要求等,并定期参加临床研究的各项培训,能熟练掌握研究方案及有关的标准操作流程。其主要职责包括:①核对、溯源原始记录和 CRF;②将自查结果及时反馈至 PI、专业组和 CRU 质控员,对自查中发现的重大偏离问题,应及时向 PI 和 CRU 报告。

项目组质控员对临床研究过程进行自查,自查频率应与研究进度相匹配,受试者入组前 3 例、中期、结题前应开展自查,另可根据项目的风险、难易程度、随访时间、计划入组数等内容加强自查频次。

专业组负责人负责监督专业组内所承担研究的质量控制和质量保证。专业组负责人和质控秘书的主要职责包括:①加强对 PI 及其他研究者的培训和管理;②制定适应各专业组的标准化操作方案(SOP);③定期开展专业组内研究项目的统一核查,并向 CRU 报告核查的结果和改进措施。

专业组质控对临床研究过程进行核查,检查频率应与研究进度相匹配,每研究项目至少保证开展 1 次检查,另可根据项目的风险、难易程度、随访时间、计划入组数等内容加强自查频次。

CRU 应配备质控专管员,具体对临床研究进行全程的监督和质控。其主要职责包括:①协助项目组研究前准备与培训;②定期监查项目进展情况,抽查原始病历、检查项目、CRF、知情同意等记录并溯源;③督促和协助研究者及时上报 AE 和 SAE,并完成随访;④定期监查临床研究药物、器械的接收、发放、使用、回收和药品保存是否按照 GCP 和研究方案执行;⑤定期监查临床研究生物样本管理流程是否按照研究方案执行;⑥定期抽查相关科室仪器设备的使用、保养、维修是否按已制定的 SOP 执行;⑦监督研究档案及时归档。

质控专管员质控频率:观察性研究,质控专管员对项目进行至少一次质控;干预性研究,入组前 3 例、最后一例受试者随访结束后,质控专管员监督项目组及时对项目进行至少 2 次质控。根据团队经验、研究风险、难易程度、随访时间、计划入组数等情况,质控员可相应增加质控次数。

(五) 质控要点

1. 临床研究准备阶段

(1)学术审查:涉及入选、排除、主要疗效指标、临床干预等内容的变更,项目应及时重新提交 CRU 进行学术审查,获得批准后方可继续开展。

(2)伦理审查:伦理委员会按照工作制度,对临床研究独立开展伦理审查和持续审查,确保临床研究符合伦理规范,取得正式伦理批件后方可开展临床研究。

(3)临床研究注册:临床研究在入组第一例前须在国内外临床研究登记备案信息系统中进行项目注册,并根据项目进展进行信息更新。

（4）中国人类遗传资源管理办公室申请：如涉及采集、保藏、利用、国际合作、对外提供我国人类遗传资源审批，研究者需向医院管理部门申请备案，并通过科技部中国人类遗传资源相关审批或备案。

（5）协议审核签署：如研究涉及与外院或第三方公司合作/协作，需签署合作协议，审批通过后开展合作。

（6）召开启动会：要求有会议记录、签到、授权分工表等。项目负责人每年召开课题组成员工作会议2次以上，要求有会议记录与人员签到，并提交CRU部门备案。

2. 临床研究实施阶段

（1）临床研究方案：关注修改后的临床研究方案是否重新获得伦理委员会批准，研究者是否得到了更新版本的培训并按照最新的研究方案执行。

（2）知情同意书：应监督知情同意书使用前或后是否得到伦理委员会批准，研究者是否得到了更新版本的培训、受试者是否签署了正确的版本。

（3）项目实施中：可重点关注研究者是否严格遵循现行的临床研究方案，包括入选标准、排除标准、剔除标准，临床研究的主要终点指标、次要终点指标、安全性指标、给药方案、相关医疗记录等。

（4）研究中还应关注临床研究原始病历与EDC数据的一致性、研究记录的规范性、原始记录的可溯源性、原始资料保存的完整性。

（5）研究药品、器械：研究药物、器械的接收、贮存、分发、回收、退还或销毁等文件及记录应符合要求。

（6）临床研究生物样本的采集、处理、保存及使用等流程按照研究方案执行，并符合要求。

（7）源文件：临床研究的源文件是指研究过程中原始记录的文件和数据，包括纸质和电子文件。重点关注研究者是否及时、准确、完整、规范、真实地采集信息，并记录在病历中或其他临床医疗信息系统、纸质文件中。

（六）质控反馈与整改

1. 临床研究项目整改　由CRU质控后发布质控报告，书面告知项目质控员和专业组质控秘书，对于叫停研究以外的问题督促项目组进行整改，并上报整改报告，整改时限为项目组接收到报告后1个月内。

2. 临床研究叫停　由CRU质控后发布质控报告，书面告知研究者。CRU质控小组将质控中出现的问题定期上报临床研究管理委员会，由管理委员会决定是否延迟预期的临床研究或者暂停正在进行的临床研究。临床研究叫停适用情况：①未报告严重的或者威胁生命的不良事件；②严重违反方案：比如招募不符合纳入标准的受试者，因为他们的状况将会增加由研究药物带来的风险，或者未进行关键的安全性评价；③多次或者故意未取得知情同意，包括篡改知情同意书，在取得知情同意书的过程中多次或者故意隐瞒严重风险；④篡改研究的安全性数据；⑤未获得审查和方案变更批准，以及由于监管不当造成受试者暴露在不合理的、有安全隐患的处境中；⑥多次或者故意不保存准确的研究记录或者篡改、隐瞒研究记录。

在笔者所在单位，每半年对心血管疾病领域的临床研究进行三级质控，对开展不规范的项目限期整改。

四、临床研究的数据管理

1. 概述　数据质量是评价临床试验结果的基础。数据管理是指对数据进行采集、分类、组织、编码、存储、检索和维护的系统性工作,以及保证数据质量所采取的各种办法、措施的综合。数据管理过程包括采集/管理系统建立、CRF 及数据库的设计、数据接收与录入、数据核查与质疑、医学编码、外部数据管理、盲态审核、数据库锁定、数据导出及传输、数据及数据管理文档的归档等。高质量的数据才能产生高质量的证据,建立完善的数据管理制度,有助于确保数据管理工作的规范化实施。

为了符合临床研究数据准确性、可溯源的管理要求,临床研究必须使用 EDC 系统(即临床试验电子数据采集系统,Electronic Data Capture System),并随时接受上级部门的监查。

2. EDC 系统的建立与使用　可以由研究者自行建立 EDC 系统。近年来,越来越多的医院开始统一建立 EDC 系统,并设置专人帮助建库以及进行维护。

研究者首先基于 CRF 表设计 EDC 系统需要采集的条目,然后在数据库审核员帮助下搭建数据库。在建库过程中尽可能采用逻辑核查功能,有助于提高录入数据的质量。研究者可根据项目需要制定数据管理计划(data management plan,DMP),内容包括数据采集、核查以及数据管理过程,同时对数据管理过程中包含的角色和职责、数据点流程及时间进度安排进行描述。数据管理流程必须严格遵循 DMP。

初步搭建后进行反复测试和优化,最终形成一个完善的数据库。

使用过程中,需对不同使用者设置不同的角色和权限,保证数据库的安全性。

在笔者所在单位,所有心血管疾病领域的临床研究均要求建立 EDC 系统,并由 CRU 的专业工作人员指导项目组建库,从而保证了数据录入的质量。

五、临床研究的进展管理与和结题管理

CRU 应定期(通常为每年度)组织研究进展汇报,由各项目组提交《进展报告》纸质版和电子版,并存档;重要的临床研究项目应组织现场问答。另外,根据研究进展汇报给予整改意见(包括要求暂停、要求整改、追加资助等奖惩措施)。

在临床研究结束时,CRU 应组织结题考评。同时对结果进行分级,并将其作为今后新的临床研究项目申请审查中的参考。

结题清单应至少包括临床研究总结报告[内容包括题目、提要、概述、一般资料与论断标注(纳入、排除标准)、观察方法、疗效标准、治疗方法、疗效结果(包括图表和典型病例)、讨论与结论等],各临床负责人员的姓名、专业、职称,以及课题负责人签字、各临床研究单位盖章等。结题报告应在医学研究登记备案信息系统上传。

重大临床研究项目结题还应包括审计报告。

在笔者所在单位,对所有心血管疾病领域的临床研究结题报告组织专家进行评估,提出评价意见。对于开展规范的项目组予以表彰,并在今后该项目组申请各类课题基金时予以优先考虑。

六、临床研究的档案管理

临床研究的档案管理需确保研究资料的规范性、完整性、安全性与保密性。必须严格遵守国家保密法规,对于研究者提供的临床研究资料要严格保密,不得擅自对外泄露。临床研究资料不得随意查阅、复印,不得私自带走、撕毁、修改。

由 CRU 组织负责临床研究档案的管理,切实做好研究资料的收集、整理、保存、归档工作。研究资料保存地点应满足防火、防水、防盗的要求。依据《医疗卫生机构开展研究者发起的临床研究管理办法(试行)》,临床研究资料自研究结束之日起,档案保存年限不少于 10 年。在确保安全的前提下,可以实行电子归档。

(程蕾蕾　汪 灏)

参考文献 ···

国家卫生健康委办公厅. 医疗卫生机构开展研究者发起的临床研究管理办法(试行)［EB/OL］.(2021-07-22)［2024-01-20］.http://www.ncrc-dd.org.cn/Sites/Uploaded/File/2022/11/18638044012651180197 3708411.pdf.

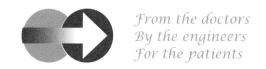
From the doctors
By the engineers
For the patients

第八章
创新医疗器械注册法规

第一节　概　　述

一、创新政策背景

创新是一个国家、一个民族不懈发展的源泉,更是医疗器械发展的源动力。党的十八大以来,党中央、国务院高度重视科技创新,实施创新驱动发展战略,加快推进以科技创新为核心的全面创新。药品监督管理部门持续深化审评审批制度改革,积极推进医疗器械监管科学研究,创新医疗器械和临床急需医疗器械注册上市明显加快。医疗器械企业创新发展高度活跃,研发投入、发明专利数量、高新技术企业数量和上市企业创新竞争力等均呈现出阶梯向上的发展特征,中国医疗器械产业创新发展能力和水平快速提高。

2014年5月,习近平总书记视察某医疗器械企业时指出,加快现代医疗设备国产化步伐,降低成本,推动民族品牌企业不断发展,使我们自己的先进产品能推得开、用得上、有效益,让我们的民族品牌大放光彩。2017年7月,习近平总书记主持召开中央全面深化改革领导小组第37次会议指出,要改革完善审评审批制度,加快推进仿制药质量和疗效一致性评价,推动企业提高创新和研发能力,早日实现药品医疗器械质量达到国际先进水平。2017年10月8日,中共中央办公厅和国务院办公厅联合印发《关于深化审评审批制度改革鼓励药品医疗器械创新的意见》。2018年11月,国家药监局修订发布《创新医疗器械特别审查程序》《医疗器械技术审评中心创新医疗器械特别审查申请审查操作规范》和《创新优先医疗器械注册技术审评沟通交流操作规范》,鼓励推动医疗器械创新。

2019年4月,国家药监局正式启动实施中国药品监管科学行动计划,联合各大专院校、科研机构,设立了一批国家医疗器械监管科学研究基地,开展监管科学合作研究。同时,设立了29家医疗器械相关的重点实验室,覆盖了体外诊断、人工智能、医学影像、植入器械、医用生物防护器械、医用增材制造(3D打印)器械、创新生物材料、口腔、眼科等多个医疗器械行业细分领域(表8-1)。同时,积极参与国际医疗器械监管者论坛(IMDRF)、全球医疗器械法规协调会(GHWP)等国际医疗器械工作小组,通过制定和转化医疗器械安全性及有效性评价新工具、新标准和新方法,加快推进医疗器械产业创新和产品上市进程。

表 8-1　国家药监局医疗器械相关重点实验室名单

序号	实验室名称	依托单位
第一批		
1	医用电气设备重点实验室	上海市医疗器械检测所
2	体外循环器械重点实验室	广东省医疗器械质量监督检验所
3	医疗器械质量研究与评价重点实验室	中国食品药品检定研究院
4	呼吸麻醉设备重点实验室	上海市医疗器械检测所
5	生物医学光学重点实验室	浙江省医疗器械检验研究院
6	生物材料器械安全性评价重点实验室	山东省医疗器械产品质量检验中心
7	口腔材料重点实验室	北京大学
8	医用数学成像设备重点实验室	辽宁省检验检测认证中心
第二批		
1	智能化医疗器械研究与评价重点实验室	中国信息通信研究院
2	创新生物材料医疗器械研究与评价重点实验室	华南理工大学
3	体外诊断试剂质量研究与评价重点实验室	中国食品药品检定研究院
4	医用增材制造器械研究与评价重点实验室	西安交通大学
5	人工智能医疗器械研究与评价重点实验室	中国人民解放军总医院
6	传染性疾病检测技术研究与评价重点实验室	厦门大学
7	医用卫生材料及生物防护器械质量评价重点实验室	山东省医疗器械产品质量检验中心
8	体外诊断试剂质量控制重点实验室	河南省医疗器械检验所
9	体外诊断试剂质量控制重点实验室	首都医科大学附属北京天坛医院
10	组织再生生物材料质量研究与控制重点实验室	四川大学
11	体外诊断试剂质量评价重点实验室	北京市医疗器械检验所
12	超声手术设备质量评价重点实验室	湖北省医疗器械质量监督检验研究院
13	医用生物防护及植入器械质量评价重点实验室	河南省医疗器械检验所
14	无源植入器械质量评价重点实验室	天津市医疗器械质量监督检验中心
15	医学成像设备质量评价重点实验室	北京大学
16	放疗设备监测与评价重点实验室	北京市医疗器械检验所
17	超声手术设备质量评价重点实验室	江苏省医疗器械检验所
18	体外快速诊断试剂技术转化与控制重点实验室	中国检验检疫科学研究院
19	眼科疾病医疗器械和药物临床研究与评价重点实验室	温州医科大学附属眼视光医院
20	全军药品和医疗器械质量控制重点实验室	联勤保障部队药品仪器监督检验总站
21	海南真实世界数据研究与评价重点实验室	四川大学华西医院

2020 年 4 月,国家在医疗器械领域设立的国家高性能医疗器械创新中心落户深圳,聚焦医疗器械关键技术和核心部件,围绕医疗健康领域高端医疗设备的重大需求,致力于突破制约医疗行业发展的共性核心关键技术,打造贯穿创新链、产业链和资金链的高性能医疗器械产业创新生态系统。

2020 年底,国家药品监督管理局医疗器械技术审评检查长三角分中心与大湾区分中心陆续成立并高效投入运转,为进一步深化药品医疗器械审评审批制度改革,鼓励医疗器械创新,提高我国医疗器械产业国际竞争力,推进长三角地区、粤港澳大湾区医疗器械创新成果转化、产业聚集和创新发展提供有力支撑。

2021 年以来,国家密集出台了《中华人民共和国国民经济和社会发展第十四个五年规划和 2035 年远景目标纲要》《"十四五"国家药品安全及促进高质量发展规划》《"十四五"医疗装备产业发展规划》《"十四五"医药工业发展规划》《"十四五"市场监管现代化规划》等一系列政策,为医疗器械的创新发展指明了方向。

在鼓励扶持措施上,各级政府及相关部门加大对创新产品的资助扶持力度,支持创新成果转化;对创新产品进入医保、集采、推广等方面给予优先政策;在激励企业加大研发投入上,实施极大力度的普惠性税收优惠政策,完善激励创新的税收优惠政策,这对鼓励医疗器械的研究与创新、推动医疗器械产业高质量发展起到了积极作用。

二、创新政策制定

2014 年 2 月 7 日,国家食品药品监督管理总局发布《创新医疗器械特别审批程序(试行)》(食药监械管〔2014〕13 号),针对具有我国发明专利,技术上具有国内首创、国际领先水平,并且具有显著临床应用价值的医疗器械设置特别审批通道。主要目的:加快创新医疗器械审评审批;重点发展具备重大临床价值产品;突破自主创新,加速医疗器械国产化。自《创新医疗器械特别审批程序(试行)》实施以来,我国加速推进了创新性强、技术含量高、临床需求迫切的医疗器械产品上市,同时加快了高端医疗器械进口替代步伐。

2014 年 7 月 30 日,国家食品药品监督管理总局发布《医疗器械注册管理办法》(总局令第 4 号),其中第八条规定:国家鼓励医疗器械的研究与创新,对创新医疗器械实行特别审批,促进医疗器械新技术的推广与应用,推动医疗器械产业的发展。

2017 年 10 月 8 日,中共中央办公厅和国务院办公厅联合印发《关于深化审评审批制度改革鼓励药品医疗器械创新的意见》。鼓励新药和创新医疗器械研发,对国家科技重大专项和国家重点研发计划支持以及由国家临床医学研究中心开展临床试验并经中心管理部门认可的新药和创新医疗器械,给予优先审评审批。

2018 年 11 月 2 日,国家药监局修订发布《创新医疗器械特别审查程序》(公告 2018 年第 83 号),自 2018 年 12 月 1 日起施行,原国家食品药品监督管理总局印发的《创新医疗器械特别审批程序(试行)》(食药监械管〔2014〕13 号)同时废止。

2018 年 11 月 29 日,国家药品监督管理局医疗器械技术审评中心按照国家药监局《创新医疗器械特别审查程序》要求及工作实际需求,修订发布《医疗器械技术审评中心创新医疗器械特别审查申请审查操作规范》(通告 2018 年第 11 号)。

2018 年 12 月 12 日,国家药监局修订发布《创新医疗器械特别审查申报资料编写指南》

(通告 2018 年第 127 号),原国家食品药品监督管理总局印发的《创新医疗器械特别审批申报资料编写指南》(通告 2016 年第 166 号)同时废止。

《创新医疗器械特别审查程序》《医疗器械技术审评中心创新医疗器械特别审查申请审查操作规范》和《创新医疗器械特别审查申报资料编写指南》这三份文件,从贯彻落实《关于深化审评审批制度改革鼓励药品医疗器械创新的意见》到深入推进审评审批制度改革,鼓励医疗器械创新的高度,进一步完善和细化创新医疗器械特别审查程序、规范创新医疗器械申报资料编写、保证创新医疗器械技术审查工作的质量,是继 2017 年 10 月 8 日《关于深化审评审批制度改革鼓励药品医疗器械创新的意见》之后,深化医疗器械审评审批制度改革的重要文件,有力地推动了医疗器械产业高质量发展。

《创新医疗器械特别审查程序》实施以来,按照标准不降低、程序不减少的原则,以专人负责、全程指导、优先审批方式,有力地加快了创新产品上市。截至 2023 年底,已经有 486 个医疗器械产品进入创新医疗器械特别审查程序,277 个创新医疗器械获批上市,其中国产创新医疗器械产品就超过了 187 个。行业普遍认为《创新医疗器械特别审查程序》提高了创新医疗器械产品上市效率,进一步激发了创新热情,推动了我国医疗器械行业创新发展,提高了我国医疗器械行业的整体国际竞争力,更好地满足了人民群众使用高端医疗器械的需要。

2021 年 6 月 1 日,实施新版《医疗器械监督管理条例》,明确将医疗器械创新纳入发展重点,提出对创新医疗器械予以优先审评审批。《医疗器械监督管理条例》提出:国家制定医疗器械产业规划和政策,将医疗器械创新纳入发展重点,对创新医疗器械予以优先审评审批,支持创新医疗器械临床推广和使用,推动医疗器械产业高质量发展。国务院药品监督管理部门应当配合国务院有关部门,贯彻实施国家医疗器械产业规划和引导政策。这些制度规定,体现了国家药监局"保质量安全底线,促产业发展高线"的新理念,适应了近年来医疗器械产业高质量发展的新形势,从制度层面巩固了医疗器械审评审批制度改革和"放管服"改革成果,有力地推动了医疗器械产业的创新发展。

三、创新政策收益

《创新医疗器械特别审查程序》第三条规定,药品监督管理部门及相关技术机构,根据各自职责和本程序规定,按照早期介入、专人负责、科学审查的原则,在标准不降低、程序不减少的前提下,对创新医疗器械予以优先办理,并加强与申请人的沟通交流。

创新审查通过后申请人享有的优先办理权包括:①质量管理体系核查工作中的优先;②医疗器械检验机构的优先注册检验;③国家药品监督管理局医疗器械技术审评中心的优先技术审评和国家药品监督管理局优先行政审批。

创新审查通过后申请人享有的沟通交流权见《创新医疗器械特别审查程序》第十八条,包括申请人在注册申请受理前以及技术审评过程中可就下列问题与国家药品监督管理局医疗器械技术审评中心沟通交流:①重大技术问题;②重大安全性问题;③临床试验方案;④阶段性临床试验结果的总结与评价;⑤其他需要沟通交流的重要问题。

比较一般审批程序通道,通过特别审查程序的医疗器械因为优先权和沟通交流权可以大大加快医疗器械的审评审批进程。但是,由于创新医疗器械产品的首创性,审评关注的安全性和有效性论证更加复杂,其需要的整体审批时间无法预先估算。因此,不能简单认为通过创新医疗器械特别审查程序就可以缩短上市审评时间。据统计,创新医疗器械产品的审评审批时间较其他普通三类首次注册产品平均缩短 83 天。

四、创新政策效果

《创新医疗器械特别审查程序》[2017 年以前为《创新医疗器械特别审批程序(试行)》]实施以来,截至 2022 年 9 月 28 日,根据国家药监局发布的医疗器械注册数据统计,我国已有 420 个产品进入创新医疗器械特别审批通道,同期 167 个创新医疗器械产品通过特别审查程序上市。这些产品多为国内首创或国际原创,具有创新性强、技术含量高、临床价值显著等特点,填补了相关领域的空白(图 8-1)。

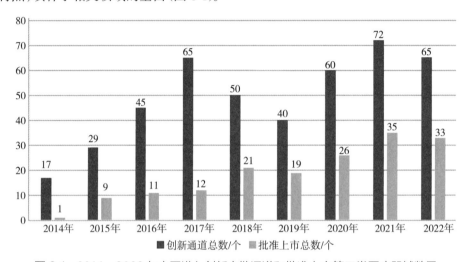

图 8-1   2014—2022 年中国进入创新审批通道和批准上市第三类医疗器械数量

从进入创新医疗器械特别审批通道的产品数量分析,2014—2022 年累计有 443 件医疗器械产品进入了创新医疗器械特别审查程序,年均复合增长率为 18.25%,我国医疗器械创新处于高度活跃状态(图 8-2)。

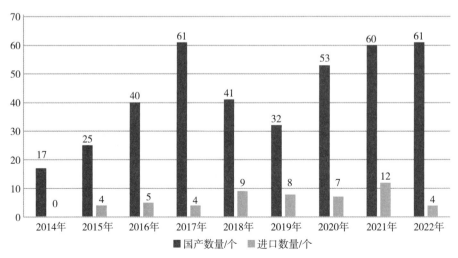

图 8-2   2014—2022 年中国进入创新审批通道的第三类医疗器械数量

从 2014—2022 年中国进入创新审批通道的第三类医疗器械类别分析,无源植入器械占比为 29%(其中大部分为心血管类医疗器械,占比为 21%),有源手术器械占比为 13%,体外诊断试剂占比为 11%,医用成像器械占比为 10%,神经和心血管手术器械占比为 8%(图8-3)。在全球医疗器械市场中,心血管领域是仅次于 IVD 的细分领域,当前跨国企业在中国心血管介入器械市场仍占据主导的市场份额。在创新推动下,目前这一领域正成为国产器械创新主阵地之一。

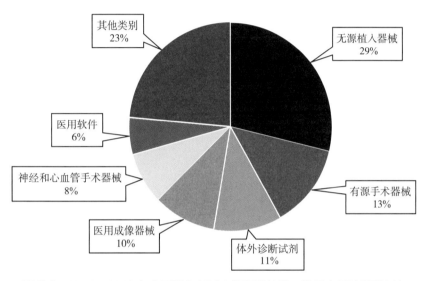

图 8-3 2014—2022 年中国进入创新审批通道的第三类医疗器械类别占比

2014—2022 年 9 月,共有 167 个国家三类创新医疗器械产品上市,其中,国产产品 159 个,进口产品 8 个。创新医疗器械产品每年上市数量由 2014 年的 1 件增长至 2021 年的 35 件。截至 2022 年 9 月,有 33 款创新医疗器械获批上市,预计 2022 年创新产品获批数量将创新高(图 8-4)。

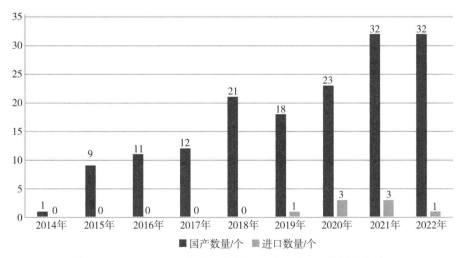

图 8-4 2014—2022 年第三类创新医疗器械产品获批上市数量

分析 2014—2022 年获批上市的国产创新医疗器械,按照企业所在的地域分布分析,北京、上海、广东、江苏四个产业大省(市)为领跑第一梯队,其中北京有 48 个,高居首位,上海有 28 个,广东有 25 个,江苏有 24 个(图 8-5)。按照企业所在地区分类,长三角地区占比最高,获批上市的国产创新医疗器械数量合计 65 个,占历年审批总量的 39%;京津冀地区位列第二,合计 53 个,占比为 32%;粤港澳大湾区排名第三,合计 25 个,占比为 15%。

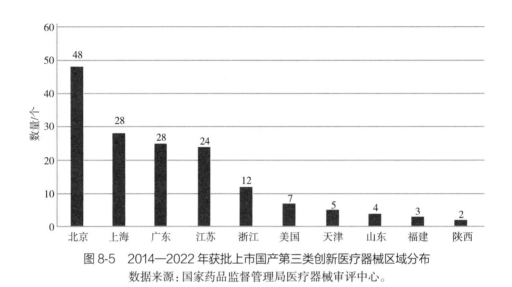

图 8-5   2014—2022 年获批上市国产第三类创新医疗器械区域分布
数据来源:国家药品监督管理局医疗器械审评中心。

从产品类型上看,创新医疗器械获批产品以植 / 介入性医疗器械等高值耗材为主的产品占比最高,尤其是血管介入类产品中的血管支架,目前国产产品市场份额已超过 80%,是高端医疗器械领域进口替代进展最快的细分领域之一。其他细分领域如心脏瓣膜、射频消融、球囊类等也陆续涌现优质的国产创新产品。比较典型的有上海微创医疗器械(集团)有限公司的分支型主动脉覆膜支架及输送系统、北京华脉泰科医疗器械有限公司的腹主动脉覆膜支架系统、乐普(北京)医疗器械股份有限公司的生物可吸收冠状动脉雷帕霉素洗脱支架系统、上海微创心脉医疗科技股份有限公司的腹主动脉覆膜支架及输送系统、山东华安生物科技有限公司的生物可吸收冠状动脉雷帕霉素洗脱支架系统、先健科技(深圳)有限公司的左心耳封堵器系统和植入式心脏起搏器等。另外,体外诊断、医学成像等领域的创新产品也不断获批,填补了国内该领域的空白,在众多高端医疗器械中有望最先实现进口替代。

第二节   中国《创新医疗器械特别审查程序》

为鼓励医疗器械研发创新,2014 年国家食品药品监督管理总局发布《创新医疗器械特别审批程序(试行)》。2015 年国务院印发《关于改革药品医疗器械审评审批制度的意见》,2017 年中共中央办公厅、国务院办公厅印发《关于深化审评审批制度改革鼓励药品医疗器械创新的意见》。为深入推进审评审批制度改革,鼓励医疗器械创新,深化供给侧结构性改革和"放管服"改革要求,激励产业创新高质量发展,2018年国家药品监督管理局修订发布《创新医疗器械特别审查程序》,加快创新医疗器械上市。

一、创新产品认定的基本原则

创新医疗器械是具有我国发明专利,技术上属于国内首创、国际领先,具有显著临床应用价值的医疗器械。符合以下情形的医疗器械可申请创新医疗器械特别审查:

1. 申请人通过其主导的技术创新活动　在中国依法拥有产品核心技术发明专利权,或者依法通过受让取得在中国发明专利权或其使用权,创新医疗器械特别审查申请时间距专利授权公告日不超过5年;或者核心技术发明专利的申请已由国务院专利行政部门公开,并由国家知识产权局专利检索咨询中心出具检索报告,报告载明产品核心技术方案具备新颖性和创造性。

2. 申请人已完成产品的前期研究并具有基本定型产品,研究过程真实和受控,研究数据完整和可溯源。

3. 产品主要工作原理或者作用机制为国内首创,产品性能或者安全性与同类产品比较有根本性改进,技术上处于国际领先水平,且具有显著的临床应用价值。

二、注册程序

1. 创新医疗器械特别审查　创新医疗器械特别审查在首次注册前申请,提交《创新医疗器械特别审查程序》要求的资料,包括《创新医疗器械特别审查申请表》、申请人企业资质证明文件、产品知识产权情况及证明文件、产品研发过程及结果综述、产品技术文件、产品创新的证明性文件、产品风险分析资料、产品说明书(样稿)、所提交资料真实性的自我保证声明等。

境内申请人向其所在地的省级药品监督管理部门提出创新医疗器械特别审查申请,省级药品监督管理部门对申报项目进行初审,并于20个工作日内出具初审意见。初审符合要求的,省级药品监督管理部门将申报资料和初审意见一并报送国家药品监督管理局行政事项受理服务和投诉举报中心。境外申请人直接向国家药品监督管理局提出创新医疗器械特别审查申请。国家药品监督管理局行政事项受理服务和投诉举报中心对申报资料进行形式审查,5个工作日出具形式审查意见,符合要求的予以受理,并给予受理编号CQTS×××××1×××2。

创新医疗器械审查办公室(设立在国家药品监督管理局医疗器械技术审评中心)收到创新医疗器械特别审查申请后,于60个工作日出具审查意见。

经审查拟同意进入特别审查程序的项目在国家药品监督管理局医疗器械技术审评中心网址公示至少10个工作日。创新医疗器械审查办公室作出审查决定后,将审查结果通过国家药品监督管理局医疗器械技术审评中心网站告知申请人。

2. 创新医疗器械沟通交流　为进一步加强对创新医疗器械的早期介入,提高沟通交流质量,国家药品监督管理局医疗器械技术审评中心发布了《创新优先医疗器械注册技术审评沟通交流管理操作规范》。境内第三类和进口第二、三类创新医疗器械在审查结果公示结束后 5 个工作日内,由国家药品监督管理局医疗器械技术审评中心确认审评小组人员,审评小组收到审查结果后 10 个工作日内组织开展与申请人的首次沟通交流工作。首次沟通交流会议内容包括:了解产品研发进度;了解申请人在现阶段遇到的重大技术问题;了解申请人注册申报工作安排;拟定下一步沟通交流工作计划和双方的工作任务。

在产品提出注册申请前,审评小组每年与申请人主动沟通不少于 1 次,了解产品进展情况。在创新医疗器械注册申请受理前、技术审评阶段,申请人需要对相关技术问题进行沟通交流时,均可进行沟通交流。沟通交流问题包括研制中的重大技术问题、重大安全性问题、临床试验方案、阶段性临床试验结果的总结与评价等。

3. 创新医疗器械临床试验审批　根据《需进行临床试验审批的第三类医疗器械目录(2020 年修订版)》,人工心脏瓣膜和血管内支架等 6 类产品在开展临床试验前须考虑是否需要进行临床试验审批,原则为"与境内外已上市产品相比,采用全新设计、材料或机制,和 / 或适用于全新适用范围,且对人体具有较高风险的医疗器械,应经临床试验审批后,方可在中国开展临床试验"。

临床试验审批是对拟开展临床试验的医疗器械的风险程度、临床试验方案、临床受益与风险对比分析报告等进行综合分析,以决定是否同意开展临床试验的过程。申请人按照《关于公布医疗器械注册申报资料要求和批准证明文件格式的公告》要求,提交综述资料、研究资料、临床资料、产品说明书和标签样稿等申请资料。注意在申请表中勾选创新产品,并填写通过创新审查的申请受理号 CQTS×××1×××2。国家药品监督管理局医疗器械技术审评中心对受理的临床试验审批申请进行审评,自受理申请之日起 60 个工作日内作出是否同意的决定,并通过国家药品监督管理局医疗器械技术审评中心网站通知申请人。逾期未通知的,视为同意。

4. 创新医疗器械注册　医疗器械注册是指医疗器械注册申请人依照法定程序和要求提出医疗器械注册申请,药品监督管理部门依据法律法规,基于科学认知,进行安全性、有效性和质量可控性等审查,决定是否同意其申请的活动。

对于境内第三类和进口第二、三类创新医疗器械,医疗器械注册申请人按照《关于公布医疗器械注册申报资料要求和批准证明文件格式的公告》要求,提交产品风险分析资料、产品技术要求、产品检验报告、临床评价资料、产品说明书以及标签样稿、与产品研制生产有关的质量管理体系文件、证明产品安全和有效所需的其他资料。创新医疗器械注册申请受理后,将被标记为"创新医疗器械",国家药品监督管理局医疗器械技术审评中心优先进行技术审评。技术审评结束后,国家药品监督管理局优先进行行政审批。

三、注意事项

1. 创新医疗器械特别审查　创新医疗器械特别审查形式为组织专家进行审查,若申请资料存在以下问题之一,将不组织专家进行审查:申请资料虚假;申请资料内容混乱、矛盾;申请资料的内容与申报项目明显不符;申请资料中产品知识产权证明文件不完整、专利权不清晰;前次审查意见已明确指出产品主要工作原理或者作用机制非国内首创,且再次申请时产品设计未发生改变。

经审查拟同意进行特别审查的申请项目,创新医疗器械审查办公室在出具审查意见时一并对医疗器械管理类别进行界定。所申请创新医疗器械的管理属性存在疑问时,申请人应先进行属性界定后再提出创新医疗器械特别审查申请。对于境内企业申请,如产品被界定为第二类医疗器械,相应的省级药品监督管理部门可参照本程序进行审查。

审查结果告知后 5 年内,未申报注册的创新医疗器械,不再按照《创新医疗器械特别审查程序》实施审查。5 年后,医疗器械注册申请人可重新申请创新医疗器械特别审查。

进入创新审查程序不代表已认定产品具备可获准注册的安全性和有效性,医疗器械注册申请人仍需按照有关要求开展研发及提出注册申请,药品监督管理部门及相关技术机构将按照早期介入、专人负责、科学审查的原则,在标准不降低、程序不减少的前提下进行审评审批。

2. 创新医疗器械临床试验审批　注意在申请表中勾选创新产品,并填写通过创新审查的申请受理号 CQTS×××1×××2。国家药品监督管理局医疗器械技术审评中心审评小组成员原则上仍为创新医疗器械在审查结果公示结束后确认的审评小组人员。

需进行临床试验审批的第三类医疗器械临床试验应在符合要求的三级甲等医疗机构开展。医疗器械临床试验应在批准后 3 年内实施;自批准之日起,3 年内未有受试者签署知情同意书的,临床试验许可自行失效。仍需进行临床试验的,应重新申请。

3. 创新医疗器械注册　在提交注册申请时,注意在申请表中勾选创新产品,并填写通过创新审查的申请受理号 CQTS×××1×××2。国家药品监督管理局医疗器械技术审评中心审评小组成员原则上仍为创新医疗器械在审查结果公示结束后确认的审评小组人员。获准注册的创新医疗器械申请变更时,也予以优先办理。

4. 已经通过创新医疗器械审查的创新医疗器械,如果主要工作原理或者作用机制发生变化,需要重新申请。

第三节　美国创新医疗器械注册及审批

突破性器械项目(Breakthrough Devices Program)是美国食品药品监督管理局(Food and Drug Administration,FDA)致力于推动公众健康和器械创新的重要举措,它将授予临床上具有迫切需求或有效性和安全性更优于现有治疗手段的医疗器械。被授予此资质的制造商在上市前审查阶段可以与 FDA 频繁沟通以获得及时反馈,并有望在提交资料后被优先评审以加速相关产品在美国的上市。

FDA 在 2018 年启动了突破性器械项目,该项目取代了医疗器械加速途径(Expedited Access Pathway)和优先审查(Priority Review),在该项目之前获得加速途径指定的医疗器械被自动归为突破性器械项目。

一、突破性医疗器械认定的基本原则

突破性器械程序是一项针对治疗或诊断危害生命或不可逆转的使人衰弱的疾病的医疗

急需医疗器械和以器械为主导的组合产品的自愿性项目。在产品符合上市前批准、510k 和 De Novo 的法定标准的同时，通过加快开发、评估和审查，为患者和医疗保健提供者提供及时获得这些器械产品的机会。

突破性器械的认定需同时符合以下两个标准：第一条，该器械为危及生命或不可逆的衰竭性人类疾病或病症提供更有效的治疗或诊断。第二条，该器械应至少满足以下一项，包括代表突破性技术、无已批上市替代产品、与现有或已批准的替代产品相比具有显著优势、器械可及性符合患者最大利益。

对突破性器械的认定来说，第一条标准是必须满足的。首先，需考虑该器械所应用的病症是否是危及生命或不可逆的严重影响生活质量的衰竭性疾病或病症；其次，需考虑相对于美国现行治疗标准而言，是否有合理预期认为该器械可以提供更有效的治疗或诊断。这种"合理预期"的论证，临床数据不是必需的，可考虑早期的非临床数据（实验室研究、动物研究）、文献、科学依据等；从产品是如何为患者利益着想的角度，论证产品能够为患者提供更有效的治疗或诊断。

将第二条标准进行更细致的分析，该器械只要满足以下至少一条即可：①标准 2A：代表一项突破性技术，可考虑技术进步或现有技术的新用途，或考虑可能导致的临床改善；②标准 2B：无已批准或许可的替代器械，可考虑是否存在与标准治疗一致的用于相同适应证的获批药物、生物制剂或器械（假设存在其他制造商拥有类似产品获得突破性器械认定，那么只要同类产品还没有获得上市批准，制造商都可以申请突破性器械认定）；③标准 2C：与现有已批准/许可的替代器械相比具有显著优势，可考虑该器械是否可以"减少或消除住院需求、提高患者的生活质量、提高患者自我护理能力或建立长期的临床效果"，强调从患者利益考虑；④标准 2D：器械的可用性符合患者的最佳利益，可考虑其他类型的特定公共卫生获益（如器械可能解决已知失效模式，或对无法耐受现有治疗的患者有益等）。

二、注册程序

1. 突破性器械认定　制造商通过提交"突破性器械项目指定请求"Q-Submission 来申请突破性器械项目指定。FDA 会在收到申请的第 30 天之内提出补充资料要求，以告知突破性设备指定决定，并与制造商开始实质性互动；在第 45 天以内，申办方对补正问题作出回复（如适用）；FDA 将在第 60 天作出同意或拒绝的最终决定。

FDA 为器械制造商提供了与审评专家进行注册前互动的机会，制造商可以通过突破性器械快速讨论选项，与 FDA 就产品的安全性和有效性及其证明进行更有效的沟通，更及时、更有效地解决在上市前设计开发阶段出现的问题。

2. 器械研发与后续注册资料的优先审评　申请突破性器械认定的一大优势，就是制造商与 FDA 更有效地互动和及时沟通。FDA 会指定特定的审批团队来支持项目，会有比平时更多的高级管理层参与。制造商可通过多种方式与 FDA 专家交流沟通，及时、有效地解决上市前审查阶段出现的各种问题：通过冲刺会议，与审评团队可以在规定的时间内就特定的议题（如动物实验设计方案、临床试验设计方案）形成时间表，并最终达成一致意见；通过数据研发计划（data development plan，DDP），制造商与审评团队对上市前、后收集的临床使用数据进行分配，进而加强此类医疗器械的全生命周期监管。FDA 会在科学、合理的情况下,为制造商提供如数据采集的上市前/上市后平衡、灵活高效临床研究设计的应用、对需提交 PMA 的突破性器械进行加速生产和质量体系合规审评等机会。

三、注意事项

在提交注册资料过程中,FDA 也会为获得突破性器械认定的产品提供优先审评,评审时间的差异取决于注册途径(510k、De Novo 或 PMA)的不同。但需注意的是,实际审评时间可能会更慢(因为产品更创新,在过去较少类似的审评经验)。

突破性器械可以更快进入到国家覆盖的医保范围内,让医疗保险受益人及时获得最新的创新器械。

需要注意的是,在获得上市许可之前,除非申报者自愿公开相关信息,FDA 不会公开披露突破性器械项目指定申请情况和该申请的批准情况。但 FDA 计划在网页上公开获得上市许可的突破性器械项目产品清单。

第四节　日本创新医疗器械注册及审批

先驱审查认定制度是指针对一些特别关注的疾病领域,符合特定要求的创新药物等可以在开发早期即列入指定对象名单,从而在药品审批的相关咨询及审查中得到优先处理,进而整体缩短审批时间,提早投入实际应用。

日本 PMDA(Pharmaceuticals and Medical Devices Agency,全称"独立行政法人医药品医疗器械综合机构",是日本负责药品和医疗器械技术审评机构)最早在 2015 年设定先驱审查认定制度,在 2020 年正式提升到法规级别。该制度支持那些在全球具有首创性,同时在早期研究特别是在临床试验阶段即显现出显著疗效的药物、医疗器械、再生医疗产品在日本尽快上市。

一、先驱审查指定的基本原则

如果想获得先驱审查认定制度,必须满足以下 4 个条件:

1. 治疗和诊断方法的突破性与革新性。
2. 针对重大严重影响生活质量的疾病或无法根治的疾病。
3. 对无有效治疗/诊断方法,或预计其效果较已有治疗/诊断方法有改善,包括安全性的显著提高。
4. 具有先于全球、在日本尽快进行研发和申请意愿(包括同时申报)的品种。

二、注册程序

先驱审查制度认定下的注册程序有以下明显变化:

1. 位于临床试验 I/II 期之后的临床试验咨询环节,由正常流程下的 2 个月时间缩短为 1 个月。

2. 在临床试验咨询环节会首先进行先驱审查的认定,然后是事前审查环节,接着提前进入审评环节(正常流程下审评环节位于临床试验Ⅲ期之后)。根据申请后的条件,再接受临床试验Ⅲ期的数据。

3. 审评时间由正常流程下的 12 个月时间缩短为 6 个月。

三、注意事项

产品一旦获得先驱审查制度认定,PMDA 将朝着加快批准上市的目标,为企业提供全面支持。获得认定的药品、医疗器械和再生医疗产品将在 6 个月内完成审批,比没有获得认定的品种节省一半时间。PMDA 将在申请前展开初步评估,同时开展优先咨询和审评,帮助申请人提升生产和质量体系,全过程依据审评时限,保障产品顺利提供给医疗机构。

第五节　总　　结

当前,鼓励创新已经成为国际医疗器械行业发展的新动力和普遍共识。各个国家通过制定创新医疗器械政策,为创新医疗器械产品上市审批设置绿色通道,加速创新医疗器械上市,大大提高了创新医疗器械企业的研发积极性。

由于创新医疗器械产品的首创性,审评关注的安全性和有效性论证更加复杂,因此创新医疗器械的上市审批相对于一般医疗器械更加严谨、复杂,其需要的整体审批时间无法预先估算,甚至面临通不过审评无法上市的不确定性风险。这不仅是困扰国内医疗行业的"老大难"问题,在全世界也是普遍现象。

因此,我国提出的《创新医疗器械特别审查程序》是一种创新。通过创新审查的医疗器械产品获得优先办理权和沟通交流权,可以在上市审批过程中少走弯路,减少不确定性风险。同时,在未上市之前通过创新审查的医疗器械产品更有利于获得资本投资,从而助力产品的最终上市。

(李丹荣)

参考文献 ···

[1] 国家药监局. 医疗器械安全和性能的基本原则 [S/OL].(2020-03-10)[2024-01-20]. https://www. nmpa. gov. cn/xxgk/ggtg/ylqxggtg/ylqxqtggtg/202003101172701477. html.

[2] 国家药品监督管理局. 2021 年度医疗器械注册工作报告 [R/OL].(2022-01-27)[2024-01-20]. https://www. nmpa. gov. cn/yaowen/ypjgyw/ylqxyw/20220127090648139. html.

[3] 国家药品监督管理局. 创新药品、医疗器械 [EB/OL].[2024-01-20]. https://www. nmpa. gov. cn/zhuanti/cxylqx/index. html.

[4] 国家药品监督管理局. 药物球囊扩张导管产品获批上市 [EB/OL].(2020-04-29)[2024-01-20].

https://www. nmpa. gov. cn/zhuanti/cxylqx/cxylqxlm/20200429100601299. html.

［5］国家药品监督管理局医疗器械技术审评中心. 药物球囊扩张导管 (CQZ1800451) [EB/OL].(2020-04-26)[2024-01-20]. https://www. cmde. org. cn//xwdt/shpbg/ 20200609173200717. html.

［6］国家药监局. 创新医疗器械特别审查程序 [S/OL].(2018-11-02)[2024-01-20]. https://www. nmpa. gov. cn/xxgk/ggtg/ylqxggtg/ylqxqtggtg/20181105160001106. html.

［7］国家药品监督管理局, 医疗器械技术审评中心. 创新优先医疗器械注册技术审评沟通交流操作规范 [S/OL].(2021-12-02)[2024-01-20]. https://www. camdi. org/news/10482.

［8］国家药监局. 需进行临床试验审批的第三类医疗器械目录 (2020 年修订版)[S/OL]. (2020-09-14)[2024-01-20]. https://www. nmpa. gov. cn/xxgk/ggtg/ylqxggtg/ylqx-qtggtg/20200918103742111. html.

［9］国家市场监督管理总局. 医疗器械注册与备案管理办法 [S/OL].(2021-08-26)[2024-01-20]. https://www. gov. cn/gongbao/content/2021/content_5654783. htm.

［10］国家药监局. 关于公布医疗器械注册申报资料要求和批准证明文件格式的公告 (2021 年第 121 号)[EB/OL].(2021-09-30)[2024-01-20]. https://www. nmpa. gov. cn/ylqx/ylqxggtg/ 20210930155134148. html

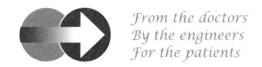

From the doctors
By the engineers
For the patients

第九章
市场战略

第一节 概要总览:三阶段一览图

市场战略,是指企业在复杂的市场环境中,为达到一定的商业成长目标,对市场上已经发生以及可能发生的情况和问题所作的全局性策划,确保自身能够可持续发展。对于创新医疗器械公司而言,其产品的市场化战略可以分为三个阶段(图9-1)。

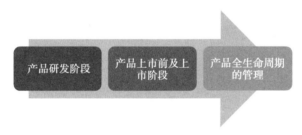

图9-1 市场化战略三阶段

1. **产品研发阶段** 这个阶段是确定整个产品研发的方向。方向定位清晰、准确,对最终成为一款成功的产品意义巨大。对于创始人是研发背景的初创公司而言,往往会陷入过度关注技术与研发,而忽略市场真正需求的情景。因此,需要对产品在研发方向就有清晰的未来市场定位。

2. **产品上市前及上市阶段** 这个阶段包含了产品定型验证注册阶段的早期布局,以及上市阶段的品牌打造。通过积极的市场调研与行业咨询,深入了解业态,从而在产品未上市阶段就积极布局未来的目标客户,会对产品拿证上市初期的品牌打造及技术推广起到事半功倍的效果。

3. **产品全生命周期的管理** 这个阶段会经历产品进入市场后的全生命周期。医疗器械的生命周期通常是5~7年。如何在这段时期充分发掘产品的市场潜力,为企业带来最大的效益,则需要充分制定合理的产品市场战略并不遗余力地贯彻执行。

下文便对这三个阶段进行详细分析。

第二节　选择大于努力：产品研发阶段的市场潜力分析

做创新产品研发所需投资量大、风险高、时间周期长，如果选择不当，最后失败的代价巨大。因此，选择合适的赛道非常重要。寻找需求明确、潜力大、竞争小的领域比在需求不确认、潜力小或者竞争激烈的领域有更高的成功概率。

评估一个产品的市场潜力，需反复问自己两个问题：①谁是我们的客户？②产品能带给客户的价值是什么？以需求为中心的定位，能帮我们实现产品从设计之初就落地生根。

因此，在产品定型前就需寻找到准确的应用领域。尤其是器械，尽量找到不同适应证，也就是不同疾病中的应用。根据疾病诊疗漏斗，寻找到器械在疾病诊疗过程中的哪个阶段发挥什么样的作用。

以介入左心耳封堵器为例，这是用于非瓣膜性心房颤动患者脑卒中预防的一款器械。2022年，武汉大学人民医院院长黄从新团队在 *Lancet* 子刊发布中国心房颤动患者横断面流行病学研究表明年龄标准化后的心房颤动总体患病率为1.6%，如果按照这样计算的话，中国有2 000万例以上心房颤动患者；其中医院心血管内科就诊率约为50%，非瓣膜性心房颤动占96.1%，高危符合手术指征者占85%，手术接受度目前只有1/5，约160万例。因此，不考虑产品定价和覆盖等可及度，这才是这款器械真正的目标潜力市场。

再以心脏收缩力调节器为例，这是用于心力衰竭患者治疗的一款器械。目前国内1 210万例心力衰竭患者，其中40%~50%是射血分数下降的患者，这部分患者中1/3是宽QRS波心电图，适合心脏再同步化治疗（CRT）而且是1A级推荐，但剩下的近70%不适合CRT，因此他们在接受了药物疗法后，依然缺少可以改善症状的器械疗法。另外，射血分数中度下降的患者也缺乏药物治疗以外的方案。如图9-2所示，这才是这款器械真正的目标潜力市场，有近500万例患者。

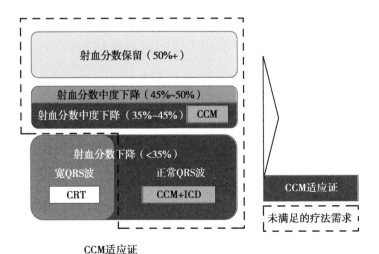

图9-2　心脏收缩力调节器目标潜力市场

找准产品定位的诊疗需求环节后预估市场大小,需对产品所处阶段有清醒的认知。任何产品生命周期都可以分为导入期、增长期、成熟期和衰退期。

创新产品的导入期相较于其他产品和本产品的其他阶段都长,需要大量时间去教育市场,对于新技术、新疗法,临床客户需要循证依据支持其安全性和有效性。因此,在导入期,通常这时仅有少数创新产品进入市场,领头羊企业会邀请对应领域的专家对于产品进行仔细评估后,有些勇于尝试新产品的临床客户会根据专家意见开始小范围使用,并需要厂家的人配合进行适应证和使用方法的严谨总结和不断推广。这个阶段的中后期,大量仿制产品会看到市场机遇,并快速跟进产品模仿和上市。随着临床验证的进行,使用方法和适应证、禁忌证都更加明确后,创新产品才会进入第二个阶段——增长期。

增长期产品会吸引大量新客户,快速迭代使用方法,并吸引大量同行进入市场竞争,产品销量也快速增加。此阶段产品的增长速度仍保持至少两位数的高速。通常细分领域的市场格局在导入期后期到增长期,会逐渐形成并清晰。

创新产品进入成熟期,增速变缓,通常领域里竞争格局已定,头部 3 家和后面大量同类品差距拉开。此时,头部产品形成的竞争优势是大量客户基础和准入门槛。产品价格会随着激烈的市场竞争而稳步下行。

随着时间的推移,当本领域更新的技术或者产品形成替代原本的创新产品时,产品正式进入衰退期。在新产品的替代中,该产品逐渐退出市场。

不同阶段的产品能为企业带来的商业价值有显著差异。研发时评估的产品通常在前三个阶段。对于导入期的产品,产品的投入大,产出小,竞争可能相对小,产品以特性差异化吸引客户。增长期产品相对产出增多,竞争也日趋激烈,市场格局在形成中。在成熟期,市场逐渐饱和,市场竞争格局已经难以改变。再进入的厂家主要靠低价竞争获得份额。

迈克尔·波特(Michael Porter)的五力模型是市场战略规划中常用的工具模型。该模型阐述了行业中决定竞争规模和程度的五种力量分别为:①同行业内现有竞争者的竞争能力;②潜在竞争者进入的能力;③替代品的替代能力;④供应商的议价能力;⑤购买者的议价能力。这五种力量综合起来影响着产业的吸引力以及现有企业的竞争战略决策,也是对于所选市场进一步验证的工具。

【案例 1】以介入左心耳封堵器在 2022 年的市场现状为例

- 竞争对手:目前有两家外企的产品在国内获批上市,两家进口产品都已有不同程度的更新迭代,最新一代产品也同步进入国内市场;国内企业陆续有 4 家已经获批上市。随后还有 5~6 款产品已经完成上市前临床试验,正等待拿证上市,更有很多企业专利也已经申请完毕,行业布局已经异常拥挤。
- 潜在竞争者进入的能力:目前相似品直接进入已经为时已晚。目前仅有全可降解类似产品,但安全性缺乏证据,所以是否可替代仍待观察。
- 替代品的替代能力:药物治疗与介入手术治疗常是互为替代的治疗方案;随着新型口服抗凝药的不断迭代更新并有望进入市场,使得一部分心房颤动患者从抗凝禁忌证需要进行左心耳封堵术到改服新型抗凝药即能得到有效预防。

因此,研究到这里就能看到,这个赛道如果研发同类产品可以不用再评估。

【案例2】以心脏收缩力调节器为例

- 竞争对手：目前全球仅一款产品获批，并有非常全面的专利布局。国内有2家产品在布局中，但还未正式进入临床试验验证阶段。
- 潜在竞争者进入的能力：这个产品作为有源器械，有一定的技术壁垒；且循证证据也在积累阶段，需要相当的前期产品验证的投入，也提升了竞争壁垒。
- 替代品的替代能力：目前国际上有多款心力衰竭治疗器械也都处于尝试阶段，作用方式略有不同，均处在循证证据积累阶段。目前心脏收缩力调节器适应证完全相同，且操作便捷的器械仍未出现。
- 供应商的技术壁垒与议价能力：这类器械目前全球销量仍不高，但技术要求高，所以选择有品牌、合作稳定且质量有保障的供应商是现阶段企业考量的重点，因此企业对于其上游而言缺乏议价能力。
- 购买者的议价能力：这类器械目前处于创新实践的卖方市场阶段，除了政府医保政策干预外，医疗机构尚缺乏议价能力。

　　综合判断下来，心脏收缩力调节器类相关产品应该是可以走产品差异化赛道的优选产品。

　　以上都是两类已经上市经过一定市场验证的有先行者的产品。中国的产品创新正逐步从 me-too 产品向创新产品过渡。其中不乏全球领先的产品，国际上仍在验证阶段。选择这类产品通常都是市场潜力巨大。在选择这类产品进行研发时，需仔细研究已有的循证证据和基础研究证据，基于产品设计的定位疾病领域谨慎选择和慎重投入。扎实的研发技术沉淀和研究基础，加上雄厚的财力推进临床不断验证疗效，才可能将全新产品顺利上市，并在国内真正做到潜力市场的高渗透。

　　在医疗器械研发这个长期赛道上，选择大于努力。选择一家企业能够形成牢固竞争优势的创新产品赛道，成为一个领域的领头羊企业，可能远好于在激烈竞争的同质化市场中争夺末位份额。

第三节　从临床需求出发：产品定型验证注册阶段的早期布局

　　当我们结合自己的创新概念和市场潜力分析，做出产品初步形态后，紧接着就开始进入产品验证、检测以及注册过程。在此过程中的每一步，其实都可以通过自我验证以及交叉验证来评估产品未来商业化的方向。

　　在过往的历史见证中，我们已经多次见到因为产品名、适应证的限制或者目录不一致，导致产品不能正常进入医保目录，产生各种收费困难，从而患者及医院无法正常使用的情况。

　　因此，从产品定型开始，就要开始做好市场战略以及初步分析，避免后续再调整，从而浪费大量时间和精力进行注册变更。

一、产品适用范围（适应证的选择）

新产品注册获取国家药品监督管理局审批通过是一个复杂且长周期的工程。在做产品上市前临床前，或产品属于免临床目录范围内的，首先要确认该产品的使用场景以及针对哪种或哪些疾病具有临床意义。与此同时，我们可通过以下几种方式来同步验证并评估，最后也会根据产品性能及产品特色，由国家药品监督管理局医疗器械技术审评中心进行适用范围反馈及确认。

1. 同类产品对比　通过与同类产品技术参数、产品性能对比，来评估和确认产品适应证。

2. 适应证扩增可行性及空白领域探索　通过同类领域的延展以及对新领域内的临床和市场调研，来评估相似领域使用的可能性。但基于疾病风险和方法不同，产品在新领域的应用往往伴随着的上市前研究结果，同时也代表着新的市场机遇及拓展产品生命周期。

二、产品型号

产品型号往往在临床真正应用过程中起着巨大作用。回顾我们从 me-too 逐步往 me-better 的道路上，往往主要通过同类产品（尤其以进口产品为主）直接进行产品型号的确认，但若再思考一层，其实各地区的人格特征及血管特征都有差异，与此同时，各地区的手术习惯、医疗资源与环境也大不相同，因此，若直接参考已有产品的型号或功能，最后在商业化的推广过程中大概率会遇到许多困难。

对于型号或功能，我们一定要通过多方验证，才能确保产品对临床使用的实际意义。

1. 同类产品对比　通过与同类产品技术参数、产品性能对比，来评估和确认产品使用范围。

2. 临床验证　在同类产品对比后，最后还须始于需求，终于需求：通过与临床专家反复沟通，来确认当前同类产品或当前诊断/治疗的临床痛点，找到没有被满足的需求来进行产品验证及型号调整。

3. 边缘型号特征及市场意义探寻　型号的扩增以及边缘型号虽然对生产型企业在生产管理和库存管理上具有一定挑战，但是往往在临床对特殊病变的满足以及医院准入方面具有战略性意义。成功者通常都是抓住市场上隐性的痛点来进行挖掘与打造，产品的打磨以及一款医疗产品的上市，往往代表着又有更多患者可能受益于此，而得到改善或被治疗。

三、产品名

过往，企业根据自己对产品的理解以及产品的特色，对自己研发出的产品进行命名。因此，市场上往往一款同类产品，具有 7~8 种甚至更多类的名字，造成了国家药监局和国家医保局管理上的困难。

在 2016 年，食品药品监督管理总局发布了实施《医疗器械通用名称命名规则》有关事项的通知，开始建立一套以"规则—术语—数据库"为架构的医疗器械命名体系，针对医疗器械产品结构组成、技术特性和预期目的等，结合医疗器械分类目录，组织研究医疗器械产品核心词和特征词，制定发布命名术语指南，搭建通用名称数据库，逐步推进医疗器械通用名称的实施,并且基于这套命名规则也为近几年的带量采购奠定了良好基础。

1. 医疗器械通用名称命名规则与同类产品对比　为贯彻实施《医疗器械监督管理条例》和《国务院关于改革药品医疗器械审评审批制度的意见》(国发〔2015〕44 号)的要求,2017 年国家食品药品监督管理总局组织修订了《医疗器械分类目录》,将 2002 年版目录的43 个子目录整合精简为 22 个子目录;将 260 个产品类别细化扩充为 206 个一级产品类别和 1 157 个二级产品类别;增加了产品预期用途和产品描述;在原 1 008 个产品名称举例的基础上,扩充到 6 609 个典型产品名称举例。

2. 产品说明书　产品说明书中产品性能及针对临床应用的说明也可以作为辅助材料,在申请产品医保、术式类别或产品目录选择过程中作为材料证明。

3. 国家药品监督管理局医疗器械技术审评中心沟通　在注册递交及后续发补过程中,国家药品监督管理局医疗器械技术审评中心会给到相应产品名建议。

四、医保目录预设

基于产品应用的方式与方法,一款产品往往可以应用在不同领域。许多公司在初期做产品过程中,往往会把所有尺寸、型号都于都集中于一张证进行注册,但等到产品注册证拿到,打算开始推向市场时,才发现新的挑战才刚刚开始。

虽然产品将申报在哪个一级、二级、三级目录下是在产品获证后才进行选择,但更优的注册策略则需要在产品注册证申请之前就将市场准入的路径了然于胸,避免后续重复调整及注册证变更。具体内容可参考本章第四节。

综上所述,厂家在新产品定型验证注册阶段的早期布局对产品拿证后的市场推广意义重大。良好的前期布局,可以在新产品医保目录选择、产品分类等方面最大可能地避免红海竞争,或在竞争中取得一定的先期优势,为未来的产品成功进入市场打下扎实的基础。

第四节　明星产品养成之路

一、STP 及 4P 理论

(一) STP 理论

什么是 STP？美国营销学家温德尔·史密斯(Wended Smith)最早在 1956 年提出"市场细分"的概念。此后,另一位营销学家菲利浦·科特勒(Phillip Kotler)进一步发展和完善并最终形成了成熟的 STP 理论,即市场细分(segmentation)、目标市场选择(targeting)和市场定位(positioning)。STP 已经成为全球战略营销的核心理论和方法论。

STP 理论的核心是准确地选择目标客户,或者说是准确的市场目标客户定位。根据STP 理论,整个市场是一个错综复杂的汇聚客户消费需求的集合体,没有一家企业或者产品能够满足所有的客户需求。因此,企业必须根据不同的客户特点、需求、购买力等众多因素,把市场分为若干个群体,也就是子市场,这就是市场细分。然后企业需要根据自身的企业战略、能力、产品特点等因素,在若干个子市场内选择符合公司业务目标及能力的子市场作为目标市场。最后,企业需要进行自己产品的准确定位,并通过一系列市场推广,把产品信息准确地传递给目标市场的客户,使他们接受自己的产品。

1. **市场细分**(segment) 是指通过科学方法的市场调研,依据客户的需要和欲望、购买行为和购买习惯等差异,把某一产品的市场整体划分为若干客户群的市场分类过程。每一个客户群就是一个细分市场,每一个细分市场都是具有类似需求倾向的客户构成的群体。市场细分的步骤一般分为调研、分析及完成细分三大阶段。消费品的市场细分常用维度包括但不限于:

(1)地理细分:国家、地区、城市、农村、气候、地形。

(2)人口细分:年龄、性别、职业、收入、教育、家庭人口、家庭类型、家庭生命周期、国籍、民族、宗教、社会阶层。

(3)心理细分:社会阶层、生活方式、个性。

(4)行为细分:时机、追求利益、使用者地位、产品使用率、忠诚程度、购买准备阶段、态度。

精准的市场细分首要原则是基于现实的客户需求。针对医疗器械领域,由于行业特殊性,进行市场细分时,除了需要考虑产品适用的疾病领域、患者需求外,临床医生(作为产品实际使用者)的需求也是需要重点关注和调研的方面。例如前述提到的左心耳封堵产品案例,从疾病领域细分是针对心房颤动患者中的脑卒中高风险人群,而从临床客户维度细分,患者可能触及心血管内科、心血管外科甚至神经科医生,心血管内科医生群还可以细分冠状动脉、心电生理、结构等不同专业方向的心内介入医生,不同专业方向医生由于手术习惯的不同构成不同的细分市场。

2. **目标市场选择**(targeting) 完成市场细分后,企业以目标产品和服务选择进入其中一个或多个细分市场。做出选择前需要回答以下几方面问题:

(1)市场生命周期:所选的目标市场未来前景有多大? 这类需求未来可能增加还是消减?

(2)产品特点:自身产品的性能是否能满足目标市场客户的需求,尤其是未被满足的需求?

(3)竞争格局:市场上同类产品有哪些? 客户满意度如何? 自身产品综合对比之下有多少竞争力?

(4)企业自身资源:对于选择的目标市场,企业自身是否熟悉? 有哪些资源可以帮助快速进入市场?

在医疗领域,目标市场的选择还需要参考患者流模型(patient flow model)。患者从发现不适、医院首诊、诊断—确诊—选定治疗方案—完成治疗—后期管理,往往历经数个科室甚至多家医院。产品目标市场(客户)的选择,即在整个患者流中找准产品使用的核心决策者(decision maker)以及相关影响者(influencer),围绕目标人群制定推广策略与方案。例如左心耳封堵技术,在上市伊始有一种观点认为目标市场应聚焦在心电生理,因为心电生理专业医生临床上诊治的心房颤动患者比例最高,全球每年有数十万例心房颤动射频消融手术,已经是一个可量化的成熟市场。但通过患者流模型分析,可以发现其实还有大量心房颤动患者分流到冠状动脉与结构专业医生,临床上存在大量未被关注的、潜在需要左心耳封堵技术来预防脑卒中风险的心房颤动患者。通过同时覆盖冠状动脉、心电生理、结构多领域发展,左心耳封堵技术在全球迅速成长为一个上亿美元的新市场。

3. **市场定位**(positioning) 是为自己的产品创立鲜明的个性特点,塑造出独特的市场形象,从而占据目标客户的心智。成功的市场定位是一系列以客户为基础的价值主张,即为什么目标市场应该使用这种产品或服务的一个令人信服的理由,以及由此给客户带来怎样的价值获益。

医疗器械产品的市场定位,不仅要简明扼要、直击痛点,还需要言之有据。尤其对于一些创新性 me-first 产品,基于最新临床证据的产品定位是最恰当的,也是最合规的。随着临床证据的积累,主推的适应证可以相应拓展,例如 TAVR 术式 2002 年问世初期仅向重度主动脉瓣狭窄患者推荐,而随着 PARTNER 3 试验和 Evolut 试验结果发布,提示 TAVR 对低风险患者的疗效优于或不劣于外科手术,爱德华与美敦力已经将 TAVR 产品定位向中低风险患者拓展适应证。通常担任行业领导者的品牌需要前期大量投入,开拓市场,积累证据并教育医生,更多产品品牌选择的是跟随策略,即推出 me-too 或 me-better 产品。过去几年的国内市场,不少国产品牌选择精准定价的低价策略,也能够快速成功渗透市场,赢得份额。

(二)营销4P理论

如果说 STP 旨在明确产品营销的战略高度,4P 理论可以理解为战略落地的作战行动方案。4P 理论最早出现在 1960 年美国杰罗姆·麦卡锡教授的《基础营销》。1967 年,菲利普·科特勒教授在其畅销书《营销管理:分析、规划与控制》第 1 版进一步确认强调以 4Ps 为核心的营销组合方法,即 product(产品)、price(价格)、place(渠道)、promotion(推广)。

1. **product(产品)** 对于任何领域,产品的功能诉求始终是产品的灵魂。医疗器械领域需要结合产品生命周期(图 9-3),不断迭代更新维持品牌在市场上的生命力和竞争力。通常创新性越强的产品,前期导入时间越久,而一旦通过持续耕耘市场形成客户使用习惯和技术壁垒,产品有机会获得更持久的生命周期,在市场上形成品牌优势。1887 年,强生成功研制出世界上第一批能够实现大规模生产的无菌缝线。此后近 130 年,通过持续不断的材料与工艺创新,强生爱惜康推陈出新,始终是全球伤口缝合领域的先行者,行业地位无法撼动。

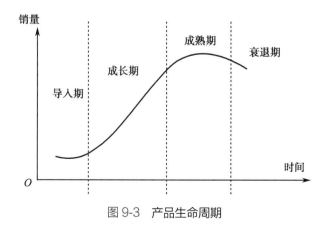

图 9-3 产品生命周期

2. price（价格） 产品定价必须与产品定位相匹配。而医疗器械由于行业本身特殊性，每个产品都有一套复杂的价格体系，除了最关键的产品出厂价与医院价外，还需要测算并管理挂网价、医保报销、DRG 结算价等，并依据产品生命周期、行业政策、市场竞争进行动态调整。随着国家集采的推进，可以看到未来趋势是传统渠道推广部分的利润空间被大幅度压缩，但我们仍然呼吁和建议，对于医疗器械，不能单纯把生产成本等同于产品成本。尤其对于创新的器械产品，上市前的研发成本、上市后的技术推广与专业教育成本都需要考虑，留给厂家合理的利润空间，让市场可持续发展。

3. place（渠道） 所谓"渠道为王"，对于医疗器械行业，渠道伙伴是产品推广成功与否至关重要的组成部分。如何设计"聪明的"渠道策略，实现 1+1＞2 的效果？需要综合考虑产品定位、目标客户需求、团队现有资源，并且精准找到合作伙伴。优质的渠道伙伴能够有效加速产品入院，提升市场渗透，助力产品推广并维持市场份额。

4. promotion（推广） 医疗器械产品推广包括与产品定位、定价、渠道策略相适配的一系列营销行为，具有行业特殊的合规性和复杂性，更需要一支具备专业背景与行业能力的营销团队来落地执行。

医疗器械推广的合规性不仅需要遵循法律法规，还有行业规范要求、尊重学术、符合行业伦理。过度激进的推广策略可能换来短期的业务增长，但对于企业绝不是可持续发展之计。2013 年国内爆出的 GSK 合规事件，不仅导致 GSK 公司承担巨额罚款，更在传统优势领域大量丢失市场份额，而被竞争对手一举反超。

医疗器械推广的复杂性则体现在其目标受众的复杂度。一套专业的推广需要覆盖：

（1）面向临床医生的学术推广，部分产品还涉及专业教育培训。

（2）面向监管／医保部门的卫生经济学推广，尤其一些新产品如果还没有相匹配的术式编码或医保目录，相关准入工作是相当耗时耗力的系统性工程。

（3）面向合作伙伴的商务推广，如何找到合适的渠道合作伙伴，如何打动渠道伙伴与你的产品合作，甚至协助一起主推产品，都需要一套精心设计的推广策略。

（4）最后，面向患者的沟通推广，虽然受限于广告法，医疗器械并不能直接面向患者做广告，但对于一些新产品、新技术，有必要设计合规且有效的患者导流模式，快速开拓市场。

二、市场准入策略

产品获证只是万里征程的第一步，后续如果想延展创新产品的生命周期，加速在市场上进行推广及商业化销售，市场准入这一步一定要迈得坚实且准确，否则后续所有产品策略都将成为空中楼阁。

基于耗材和设备的收费方式以及产品属性不同，在市场准入过程中也有非常大的区别和路径，下面我们将着重来拆解耗材和设备两大类的准入方法。

（一）耗材准入

1. 准入第一步：国家医保编码 2019 年 6 月，国家医疗保障局发布《关于开展医保药品、医用耗材产品信息维护的通知》。为贯彻落实党中央、国务院重大决策部署，加快推进新时代医疗保障事业高质量发展，国家医疗保障局大力推进标准化和信息化建设工作，以制定全国统一医保信息业务编码标准为突破口,率先完成了疾病诊断和手术操作、药品、医疗服务项目、医用耗材四项信息业务编码制定工作,开放数据信息采集渠道,以实现信息业务编码标准的动态维护,推动形成全国统一的医保信息数据通用语言。对国家药品监督管理部门批准上市的药品和各级药品监督管理部门注册、备案的单独收费医用耗材,都要进行国家医保编码的申请。

医用耗材生产企业及进口产品的国内注册代理人都须登录"国家医保信息业务编码标准数据库动态维护"网站进行产品的注册申报工作。

在申报过程中,公司会遇到产品的分类以及目录选择,并且该选择会同步影响后续医保支付标准及疾病诊断相关组的统计,可谓牵一发而动全身。因此,针对市场准入的话题,也成为企业商业化首要面临的关卡。

2. 准入第二步:省级/市级挂网　当前,各省级的产品挂网还需单独来申请,针对具有联盟属性的省份,会在一定周期内进行定向联动,但作为企业还需在产品获证后拥有自己的省级/市级准入路线来确保快速的省级/市级准入,从而后续再推动医院准入。

各省级的挂网条件及准入方式会因为区域医疗保障局的要求及文件不同而不同。通常情况,我们主要分为:①省级自主报价;②当地或所列出省份内的医院,对该产品使用的开票记录申报;③其他省市的挂网成功记录。

每个省份挂网的条件有时会变动,企业需有专业招标准入人员或外部咨询专业企业来进行省市级的准入路径流程搭建及规划,找到省市级准入的内在逻辑以及准入难易程度,确保高效进行当地医院准入推动及产品商业化推广(例如江苏省挂网条件变化)。

3. 准入第三步:医院准入　通常情况下,产品在省/市级挂网成功后,才能继续推动当地医院的准入。公立医院的准入会根据科室术式发展方向、临床需求度、产品特色、收费价格及生产和供应等多个维度来考量,推动医院准入流程。

通常每家医院都会有自己的产品招标或上会周期,且由多个医师、多个部门进行评估和评审,最终获得医院准入资格。

(二)设备准入

设备通常作为医院的固定资产,与一次性耗材有着完全不同的准入流程。由医院或高校等机构作为采购方来进行设备采购。在医疗设备实际采购中,公立医院资金来源具有多样性。在公立医院设备采购的资金中,除了医院的自筹资金以外,政府财政为推进医院建设和医疗改革也会有专项设备采购的资金拨款。公立医院政府采购的主要方式有公开招标、邀请招标、竞争性谈判、询价和单一来源采购等。

大致设备采购流程主要分为四个阶段,即意向阶段、谈判阶段、招标阶段和装机阶段(包含后续服务)。

设备准入的流程基于预算的限制、医院规定的程序和标准、论证考察、开标时间等原因,往往整个流程都比器械准入时间会更长,需要及时并长期跟进,且对产品参数、产品性能、后续服务等都具有更深的理解。

第五节　推陈出新、经久不衰之经典塑造

现代营销之父菲利普·科特勒说:"产品是市场营销组合中最重要的因素。没有产品,就没有可以进行交换的基础,当然也谈不上满足市场的需求。"

一、产品层次

通常情况下,现代营销学的产品整体包含三个层次(图9-4)。第一层次是核心产品,凸显产品的核心效用,是消费者真正购买的实质性内容,也是三个层次中最为基本的需求和层次。第二层次是有形产品,又称形式产品,有五个标志,即品质、特征、形态、品牌和包装,核心产品借此来实现的形式。第三层次是外延产品,又称附加产品,类似售后服务等,是在产品销售后所衍生出的服务或利益。这三个层次结合起来,便是完整的整体产品。

除产品整体包含的三个层次外,在20世纪80年代,西奥多·莱维特(Theodore Levitt)提出了产品五大层次理论(图9-5)。

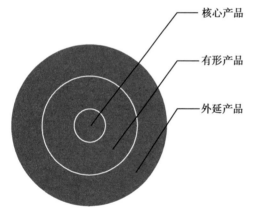

图9-4　产品整体的三个层次

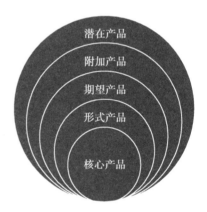

图9-5　产品五大层次理论

第一层次为核心产品,第一层次其实提出了一个最为核心的问题,用户到底需要什么?当购买者决定买下并使用产品,主要是为了满足某种特定的需求,而并非出于产品本身。运用在医疗场景中,这里核心问题是临床医生的需求是什么?那么,作为医疗企业,在研发设计产品时,必须首先确定产品为临床带来什么核心利益,解决了什么痛点。

第二层次是形式产品,基于核心产品的利益转化为基础产品,企业围绕核心产品打造出真实产品,这类产品所具备的五大特征是质量水平、特色、款式、品牌名称和包装。

第三层次是期望产品,这类产品通常具备基本属性,同时也能达到使用者的期望值。比如在PCI手术中的微导管使用,临床医生期望产品的顺应性强等。

第四层次是附加产品,这是指产品所衍生的附加服务和利益,能让购买者或使用者超出原本的预期,带来更高的满意度。譬如,OCT设备在PCI手术中的运用,其不仅能提升手术

的精准度,而且企业的售后服务和软件升级等一系列外延产品提高了临床的满意度。

第五层次是潜在产品,这主要是产品在未来迭代中的发展前景,其涵盖了产品之后的性能升级、设计改良等演进和延伸。这也能给企业带来更多发展的空间去创新和提升产品。

从当今的医疗行业竞争格局来看,比较集中的是在第四层次附加产品,尤其是外资医疗企业,从产品上市后的市场教育、术者培养、推动学术研究、品牌推广等多维度、多方面提升产品的附加值。但是,这里值得注意几点,第一,附加利益和服务会给企业增加成本,从而导致产品的额外费用,这将由谁来买单? 毋庸置疑是使用者。因此,这里需要考虑的是,使用者也就是患者是否愿意为其支付买单。第二,附加利益会有降维风险,其会转变为期望产品,那么企业需要在降维之前找到更具有差异化的附加利益。第三,在竞争格局较为激烈的赛道,如果竞争对手反其道而行,剔除附加利益,降低成本和产品价格,主攻临床的基本痛点和需求,那么对于投入高价值的附加利益的企业将是非常大的风险和挑战。

上文中提到产品三大层次和五大层次理论背后其实暗藏一个矛盾点,那就是同质化 *vs.* 差异化。一般医疗企业首要想到的是打造产品的差异化,提升其产品在市场中的核心竞争力,在近几年中无法有企业能复刻或超越,因此,企业会投入大量研发资金来推陈出新,使公司产品在竞争格局中能脱颖而出。但是,我们不难发现,一旦有一个创新产品上市,竞争企业或新入局者均会蜂拥而至,推出 me-too 或 me-better 产品,这一赛道的产品便会趋于同质化,然后企业再去开拓创新,当一款产品已经无法再迭代更新时,这个产品的概念也将开始走下坡路,层层递减到最底层的需求,这一点将会在后文"产品市场生命周期理论"和"产品迭代升级策略"中详细分析。我们可以得出一个结论,若同质化和差异化这一对矛盾点无法解决,那么产品的层次会不断延伸,这也是促使企业不断去创新和迭代的内驱力。

二、产品市场生命周期理论

1. **产品生命周期理论**　弗农(Raymond Vernon)在 1966 年提出了产品生命周期理论(图 9-6),其标明了产品生命周期的四个不同阶段,分别为引入期、成长期、成熟期、衰退期。现在也有一批优秀的企业在这一理论的基础上扩展到五个不同阶段,其在引入期前增加了产品研发期。产品的市场生命周期是一进入市场后便开始了,对于企业而言,针对产品处于不同生命周期,应该运用不同市场策略,这一点需要提前规划和做出专业的市场布局。企业在上市一款新产品后,一定希望自家产品能够经久不衰,那么,其需要结合市场动态和格局,在产品生命周期内多次修改其市场营销策略,以此来适应大环境和竞争的需求,让产品能够不断提升使用者的产品层次,使产品在市场上的生命周期延长。

产品生命周期理论可用来分析三个点,分别为产品大类、产品形式和产品品牌。一般情况下,产品大类的生命周期是最长的,尤其是在成熟期这一阶段停留的时间特别长,比如口罩、纱布、创可贴等大类产品。但与其恰恰相反的是产品形式,产品形式在整个生命周期中会逐步发展为一套标准模式。比如传统的纱布口罩等产品形式,随着 N-95 型口罩、医用口罩的面世,传统的纱布口罩很快便进入了衰退期。转变最快的是产品品牌,因为激烈的市场竞争,其生命周期无形中会被迫加快。比如口罩这一产品大类有相当长的生命周期,具体的口罩品牌的生命周期却尤为短暂。但是,这里也要提及能够做到经久不衰的品牌,比如我们提到口罩会想到 3M。有时候,是一款产品造就了一个著名的品牌,而有时候是一个著名的品牌推出了一款经久不衰的产品,后文案例 2 将会深入研究分析。

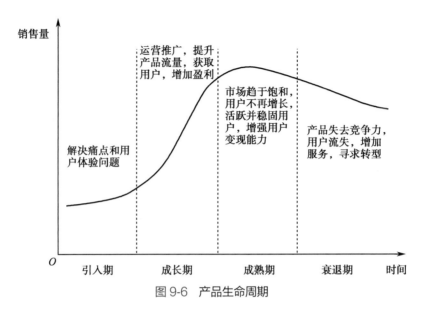

图 9-6 产品生命周期

2. 产品生命周期特征及其营销策略   产品处于不同的生命周期,具有不同的特征,同时我们也需要推出不同的营销策略(表 9-1)。

表 9-1 产品生命周期特征及其营销策略

	引入期	成长期	成熟期	衰退期
特征				
销售	低销售	销售快速上升	销售高峰	销售衰退
成本	人均顾客成本高	人均顾客成本一般	人均顾客成本低	人均顾客成本低
利润	亏本	利润增长	利润高	利润下降
顾客	创新者	早期采用者	中间多数	落后者
竞争者	很少	逐渐增多	稳定,开始衰退	衰减
营销目标	创建产品知名度和试用	最大限度占有市场份额	守住市场份额,争取利润最大化	削减产品支出和挤取利润
策略				
战略	短	快	改	换
产品	基本产品	产品扩展、服务	品牌和样式多样化	逐渐淘汰疲软产品
价格	成本加成法	市场渗透价格	较量或击败竞争对手	降价
分销	选择性分销	密集广泛分销	更密集广泛分销	选择淘汰无利渠道
广告	在早期使用者和经销商中建立品牌	在大量市场中建立知名度和激发兴趣	强调品牌差异和利益	减少到保持坚定忠诚者水平
促销	加强促销以吸引试用	利用大量消费者需求,适当减少促销	增加对品牌转换的鼓励	降低到最低水平

三、产品迭代升级策略

1. 新产品类型及特征　从市场营销学的角度来看,所谓新产品,是与现有产品进行对比,在产品的功能、特征、结构和用途四个方面上的革新和迭代,以此来满足消费者的需求,主要分为以下几大类型:①全新产品(10% 左右的革新颠覆性产品);②革新产品(改变试用习惯和方式);③改进新产品(性能改良);④新品牌产品(换汤不换药,提升普及率);⑤市场重定位产品(重新定位产品,开拓新目标市场);⑥成本减少的新产品(收购企业、专利、产品生产许可证;自行研发低成本产品)。

2. 新产品开发(图 9-7)

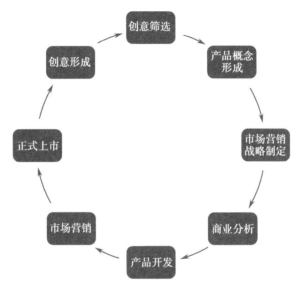

图 9-7　新产品开发的 8 个步骤

四、案例研究

【案例 1】强生爱惜康缝线

强生的缝线是个普适性产品,通俗描述是持续不断地提供现金流保底的产品,强生一进中国市场,就拿缝线产品作为主打的"主食"产品,持续不断投入市场,维护客户、品牌和渠道,最终靠规模取胜,可以说,是先有"强生"品牌,再有缝线的销售规模。

案例分析:强生爱惜康(Ethicon)缝线在中国市场取得销售成功的经验可以归结为多个方面的综合努力。

1. 产品质量和技术不断推陈出新　强生爱惜康在缝线产品的质量和技术创新方面一直处于领先地位。在早期普通缝线进入市场,面临不断的本土企业竞争之后,通过不断推出先进的缝线产品,如吸收性缝线、非吸收性缝线以及特定手术需求的专用缝线,满足了中国市场对高品质医疗器械的需求。同时,也打造了爱惜康品牌缝线领域领导者的品牌形象。

2. 本土化策略   为了更好地适应中国市场的政策与准入需求,强生爱惜康实施了本土化策略,包括在中国设立生产基地和研发中心。这不仅降低了生产成本,还能够更快速地响应来自中国医生的需求,并且把这些需求融入产品迭代的设计中,提升了竞争力。

3. 教育和培训   医疗器械与药品不同,即使是最基础的外科缝线,仍然需要通过操作培训来正确使用产品。爱惜康注重对中国医疗从业人员的教育和培训。通过组织各种形式的培训活动,如手术技巧培训班、学术研讨会和实操工作坊,帮助医生熟练掌握新产品和新技术的使用,从而提升其产品的应用率和认可度。

4. 战略合作   强生爱惜康积极与中国本地的医院、医疗机构和学术组织建立战略合作关系。这种合作不仅有助于增强品牌影响力,还能推动产品的临床试验和应用,进一步提高产品的接受度。

5. 营销和品牌建设   在市场营销方面,大力开拓渠道合作。通过参与医疗器械展会、行业学术会议等宣传机会,在进入市场的初期就吸引了大量优质渠道进行合作。此外,利用术者教育培训、医疗及学术机构战略合作以及循证医学的证据积累,强化了其品牌在中国市场的影响力。

【案例2】惠泰医疗在医疗器械领域的成功

深圳惠泰医疗器械股份有限公司(简称惠泰医疗)在医疗器械领域,特别是在心电生理和血管内介入医疗器械领域有着非常成功的品牌影响力及销售数字。据弗若斯特沙利文数据显示,2020年,惠泰医疗以约3.1%的市场份额在国产心电生理厂商中位列第一名。2024年初,迈瑞医疗通过其全资子公司深圳迈瑞科技控股有限责任公司(简称深迈控)以66.52亿元收购了惠泰医疗21.12%的股权,并计划通过一系列交易成为惠泰医疗的控股股东。这一举措不仅标志着迈瑞医疗进军心血管领域,也意味着惠泰医疗将获得迈瑞医疗在战略、营销和研发方面的赋能,有望进一步巩固和提升其市场地位。

案例分析:

1. 选择能力所及、值得突破的高增长潜力赛道   惠泰医疗专注于心电生理与血管介入医疗器械领域。这两个领域具有高增长潜力,符合中国社会老龄化心血管疾病趋势,市场增长迅速。另外,在进入初期集中资源投入研发基础手术器械,比如心电生理诊断和普通射频消融导管,以及血管介入领域的导管、导丝等产品,成功达成了国产替代。

2. 产品技术不断迭代   惠泰医疗凭借在心电生理和血管介入医疗器械领域的技术突破,成功填补了国产产品的空白,形成了明显的先发优势。公司在心电生理电极导管、可控射频消融电极导管、漂浮临时起搏电极导管等产品上获得国内首张注册证,打破了国外产品在该领域的垄断。后续又迅速投入研发国产三维标测系统,以及脉冲消融系统(PFA),预计2025年第一季度进入市场。

3. 以客户为中心的企业运营理念   惠泰医疗利用本土企业的特色,积极与客户合作开发最符合中国特色的医疗器械产品,解决实际的临床治疗需求。比如子公司湖南埃普特医疗器械有限公司与葛均波院士联合开发的AGT(active greeting technique)技术器械TransportGe导管就是医工融合代表性的产品,打破了波士顿科学Guidezilla导管在中国冠状动脉介入市场的垄断。另外,其心电生理部门也有多个产品与客户进行深入医工合作,完成开发与迭代,确保产品能符合中国医生的操作习惯以及中国患者的疾病治疗特点。

【案例3】可口可乐是如何做到经久不衰的?

当提及"经久不衰"的产品,第一个联想到的会是可口可乐。历经一个多世纪,可口可乐凭借其 Spencerian 文字标识和独特的腰带式瓶形保持了其品牌领导地位。早在社交媒体出现之前,可口可乐就通过培养"与家人和朋友分享饮料"的社交理念,建立了一个持久的品牌。可口可乐拥有 7 320 万个 Facebook 粉丝,这个数字远超于 Google 的 1 510 万和苹果的 980 万。2015年,可口可乐在全球最具价值的全球品牌中排名第三,企业品牌价值估计为 784 亿美元。

可口可乐是如何造就其长达一个多世纪的惊人品牌价值的?

1886 年,可口可乐开始推广一种治疗头痛的药用饮料。有些人怀疑其秘密成分可能是可卡因植物科的一种麻醉剂。该公司通过以低价将灌装许可授权给他人,实现了浓缩糖浆销量指数级的增长。1984 年,随着更甜的百事可乐品牌对市场的威胁迅速蔓延,可口可乐董事长罗伯特·伍德拉夫批准其继任首席执行官罗伯特·戈伊苏埃塔推出"新可乐"品牌,这基于他们广泛的"盲目"市场调查。可口可乐的忠实粉丝被激怒了,并强烈反对撤回他们最喜欢的饮料。3 个月后,旧配方很快被改回,并重新命名为经典可乐。在可口可乐的理念中,顾客永远是第一位的。

可口可乐的品牌实力建立在公司对客户愉快体验的共情之上。他们的广告活动,如"The real thing"和"Enjoy"成为美国文化的标志性组成部分。1923 年,公司推出"Pause and refresh yourself"。1929 年,当大萧条开始时,它被改为"The pause that refreshes"。然后是1963 年的"Things better with Coke"、1969 年的"It's the real thing"等,直到 2009 年的"Open happiness"。可口可乐的品牌和口号在全世界都象征着美国。

可口可乐经常通过宣传公司的企业社会和环境责任使命来强化其企业品牌。首席执行官罗伯特·伍德拉夫支持公民权利,并向可口可乐全球总部所在的亚特兰大埃默里大学捐赠了大笔资金。即使在他退休后,伍德拉夫基金会仍然是支持艺术、教育和医学研究的主要慈善机构。

可口可乐的新企业优先事项是"女性、水和福祉",以实现"我、我们、世界"。"我"是为了提高个人幸福感,"我们"是为了社区发展,而"世界"是为了保护环境。2010 年底,可口可乐发起了一项"5by20 计划",旨在到 2020 年为全球 500 万女性赋权。可口可乐指出,虽然其近 50% 的员工是女性,但很少有经销商是女性。公司接触了巴西的女企业家,使她们获得了卡车执照和数字计算技术,成为公司的第一代经销商。在贫穷国家,可口可乐为女店主提供太阳能冷却器,帮助她们使用太阳能灯笼,让她们的商店营业时间更长。

在印度,可口可乐有一款非常受欢迎的芒果饮料 Mazza,占有 80% 的市场份额。需求增长如此之快,以至可口可乐无法跟上不断增长的需求。该公司与 30 000 名小型芒果种植者合作,使他们能够种植比以前多 2~3 倍的芒果。这种双赢的模式帮助公司获得了更多的供应,同时农民赚了更多的钱,国家提高了 GDP。

可口可乐还大力采用水资源管理。水是可口可乐业务的关键原材料。这也符合联合国的千年目标,即为世界上数百万贫困人口提供基本的水和卫生设施。

可口可乐还专注于重新设计和创新其包装,以实现可持续发展。在 20 世纪 60 年代,可口可乐品牌的罐头和瓶子随处可见。该公司调动其增值资源,如研发、工程和制造,共同合作,重新设计更具可持续性的下一代交付包装。设计师在引入新思维方面发挥了关键作用。首先是使用回收的聚对苯二甲酸乙二醇酯(PET)。制造过程被改变以包含一些回收的 PET。最近,推出了更具戏剧性的创新,例如可生物降解的瓶子,以增强企业品牌价值。

案例分析:①通过可口可乐的案例,我们了解其百年的发展史后不难发现,其品牌定位、企业战略与全球趋势和国家的大方向保持高度一致,与国家、传统和家庭紧密捆绑,顺应时代的浪潮,紧跟全球的可持续发展理念,这一系列举措直接提升了其企业品牌的高度、深度和广度。②另外,可口可乐继成为可乐"一哥"后,还培养了可乐"二弟"——零度可口可乐,主要面向那些希望减少糖分摄入但又喜欢传统可乐味道的消费者,直接把竞争对手百事可乐打压到屈居第三。可口可乐这样的知名企业品牌,光有传统是不够的,必须具备不断创新和产品迭代的能力,而这样的能力不仅在快速消费品行业中普及,在医疗行业的市场竞争格局同样适用。③最后,是设计思维和用户同理心,这里也验证了上文所提及的需求生命周期理论,对用户体验的同理心、与他们的情感共鸣以及尊重客户的感受是设计驱动型创新企业的王牌。

第六节　总结与展望

国内医疗器械市场快速扩容,未来会有越来越多的国产创新医疗器械进入市场,但若要达到完全的国产替代,仍然需要一段时间。其中,除了需要自身的研发实力不断进步之外,还需要科学、合理地制定产品市场战略,使产品上市前一系列工作能为拿证后的市场推广起到铺垫,在上市后通过合理的客户细分,精确地选择目标客户进行全方位推广,使产品能够在其生命周期内充分发掘市场潜力,才能使中国本土的创新产品造福更多患者,达到真正的国产替代。

第七节　海外市场拓展之路

一、海外医疗器械市场规模与前景

近年来,伴随国内医疗行业大环境及政策的调整(如医疗器械的多省市集中采购、DRG/DIP 的逐步推进实施),一些长期存在的问题,比如同质化严重造成的价格战及恶性竞争等,逐渐暴露了出来。随之而来的是国产器械厂商在国内市场的盈利能力下降。有鉴于此,开拓海外市场成为国产器械厂家的另一项选择。实际上,我国已成为医疗器械的出口大国,在全球各主要国家和地区均有产品覆盖。从规模上看,2021 年全球医疗器械的产值约为5 500 亿美元,至 2030 年预期将达到 8 500 亿美元,年均复合增长率为 5.5%(图 9-8)。

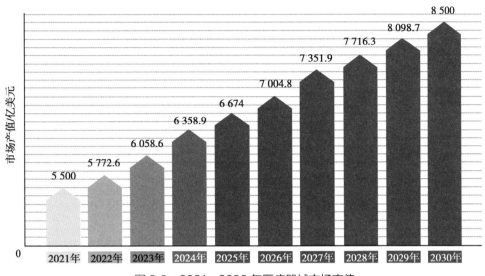

图 9-8 2021—2030 年医疗器械市场产值

2021 年我国医疗器械对外贸易总额已经达到 1 349.4 亿美元,其中出口额 847.3 亿美元。

可圈可点的是,2021 年上半年我国医疗器械出口占比达 53.53%,打破了以往西药类产品长期占据医药产品出口半壁江山的局面。具体到国家和地区,美国仍是我国最大的医疗器械出口市场,其次为英国、德国和日本,共占总出口额约一半(表 9-2)。此外,共建"一带一路"国家这一新兴市场也是我国医疗器械出口的重要区域,占比约为 1/3(表 9-3)。

表 9-2 2021 年我国医疗器械出口情况

出口市场	出口金额 / 亿美元	同比增长	占比
美国	260.36	209.60%	25.70%
英国	80.77	659.70%	8.00%
德国	73.92	319.40%	7.30%
日本	63.39	208.50%	6.30%
法国	48.57	755.50%	4.80%
意大利	36.44	633.90%	3.60%
加拿大	33.04	637.80%	3.30%
荷兰	25.25	202.60%	2.50%
西班牙	22.66	591.80%	2.20%

表 9-3   2021 年我国向共建"一带一路"国家主要市场出口情况

排名	来源地	出口金额 / 亿美元	同比增长	占比
1	韩国	17.0	−17.30%	7.10%
2	意大利	14.8	−62.40%	6.10%
3	印度尼西亚	14.2	38.60%	5.90%
4	泰国	13.4	74.00%	5.50%
5	越南	13.3	27.90%	5.50%

注: 数据来源为中国海关总署、总成数科。

借助国家双循环(以国内大循环为主体、国内国际双循环相互促进)等政策的鼓励,企业开始往发展中国家发力已成为趋势。

二、国产医疗器械出海策略与注意事项

国产器械要顺利出海,需要从多个角度充分考量与规划,做好万全的准备。首先对于目标国家市场的选择,需要通过各种途径了解当地市场规模与增长潜力,做出符合企业体量的决定,否则投入与产出不匹配,反而会影响企业整体的发展。盲目投入美国等成熟大市场,会面临注册流程冗长、人力成本高等负面因素,不少企业因此"败走麦城"。例如在美国设立办事处,除了要考虑人员的薪资外,还有各种商业保险的费用,结合注册的成本,会造成巨大资金压力。根据不同地区的市场规模的差异,医疗器械厂家也需要探索不同的合作模式,如采用代理模式或厂家直销等。

另一项很重要的因素,是全面了解当地的法律法规与政策。作为特殊类型的商品,医疗器械受到各个国家和地区政府的严格管控,并设置专门的政府机构进行监管,比如美国食品药品监督管理局(FDA)等。一般按照医疗器械的风险,监管机构会有不同的等级划分,风险越大,相应的上市注册流程就会越长。对于大多数国家和地区的监管机构来说,如已经拥有美国或者欧洲的注册证,可以作为本国注册的重要参考依据。因此,提前做出布局,在产品研发阶段就考虑到欧美的注册要求,对上市前临床研究的设计进行合理规划,就能够节省大量时间。

此外,在目标市场选择恰当的合作伙伴,也是成功的重要因素。当地的伙伴可以是渠道经销商等身份。甚至在日本等国家,按照法规采取专门的医疗器械上市许可持有人制度,要求进口器械厂家在当地设置实体企业,承担注册、销售、质量管理等职责。基于对当地市场的熟悉,良好的合作伙伴除了能够在一定程度上加速产品注册流程外,也能够协助厂家拓展在当地的业务,快速建立品牌与一线临床的联系,更重要的是能够避免一些不可预料的境况,比如能够对当地法规政策的变化在第一时间做出反应等。

对于创新性医疗器械,除了考虑以上因素外,还需要从长远考虑,在研发阶段就进行专利布局,甚至可以向出海的药企学习,将国内的新技术进行 license-out 海外授权,也可通过收购或者合资的方式在当地建立研发和生产体系,进一步实现本土化。从一些国产器械出

海的成功案例来看,在国外有较大份额的公司与产品,除自身产品的品质优秀之外,更多的是得益于当地化的推进和企业质量体系的贯彻。

产品的注册与本地化推广是出海中最常遇到的问题。近年来涌现出许多专业性的公司,专门针对这一类问题提供咨询与服务,甚至能够为医疗产品的全生命周期进行管理,能够最大限度为厂家节省成本,助力出海。

三、案例研究

作为国产医疗器械及体外诊断的龙头企业,迈瑞自21世纪初起就开始产品出海的布局与征程。借助收购多个全球性企业,迈瑞将业务拓展至欧美等主要市场,并扩展到全球190多个国家和地区,2021年实现营收252.7亿元,同比增长20.18%。尤其引人注意的是,海外业务在总营收的占比已经接近50%,未来计划提升至70%。总结迈瑞的成功经验,以下几点特别具备借鉴意义:

1. 注重研发与创新　持续多年研发投入超过营收额的10%,拥有近3 500名研发工程师,积累7 400多项专利。

2. 收购优质资产　自启动出海项目以来,迈瑞多年来已收购多家国外医疗企业,既获取了专利与技术,也得到了平台与渠道。

3. 提升运营效率　对于不同国家与地区,通过数字化转型,提出针对性的解决方案,满足本地的发展和需求。

4. 拓展高端客户　持续在不同地域瞄准头部医院与临床中心,建立与顶级专家的联系,进而推动产品的知名度。

5. 深度本地化　在北美、欧洲、亚洲、非洲、拉美等地区的32个国家拥有子公司,全球雇员近7 600名,在欧洲市场的本地员工占比达80%。

四、国产医疗器械出海的挑战

从目前的数据来看,虽然我国医疗器械的出口已有可观的增长,但是高端产品仍然偏少。2020年,我国口罩与防护服类低值耗材商品出口总额达到645.0亿美元,占总出口额的63.5%。

未来随着新型冠状病毒感染疫情的消退,防护类低值耗材的出口随即会遭遇瓶颈,况且高利润的产生还要看高附加值的耗材。限制高端产品的主要因素还是国产产品创新不足。究其成因,长久以来,国产器械的研发与国际水平差距颇大,为了尽快弥补短板,模仿成了一众厂家的习惯,形成惰性后,反而不易突破舒适区,使得出海直面国际巨头竞争时产品力不足。同时,由于国际大厂在全球范围内的专利布局,导致国产产品在海外遇到较多法律方面的阻碍。业内比较闻名的案例,如澳大利亚瑞思迈公司(ResMed)诉北京怡和嘉业的RESmart无创呼吸机产品侵犯其8项专利,向美国国际贸易委员会提起了"337调查"(指进口产品侵犯美国知识产权的行为以及进口贸易中的其他不公平竞争),同步向美国南加州地方法院提起了专利侵权诉讼。除在美国外,这场专利官司也在德国和中国延伸。

除此之外,国际局势的变化也会深刻影响到国产器械的出海。自2018年7月起,美国对中国加征关税,其中部分医疗器械与设备的关税被加征了25%。2021年12月1日起,欧盟成员国、英国、加拿大等32个国家对中国取消了普惠制关税政策。以上举动无疑会对厂家的利润造成较大冲击,但从另一个角度出发,反而会倒逼国内企业将资源集中在高附加值产品的创新与研发上,增强竞争力。

当然,国产器械在一些领域仍是具备优势的,最为突出的是产品的成本与价格因素。另外,国内大数据、互联网、人工智能等领域近些年蓬勃发展,与供应链、渠道深度结合后,能够为医疗器械的出海提供网络平台,进一步增强成本优势。

2021年底,工业和信息化部等十部委联合印发了《"十四五"医疗装备产业发展规划》,在政策层面鼓励医疗产品创新升级和出海,为产业发展营造了环境。如何利用现有的优势并扩大化,在当今充满不稳定因素的国际形势下拼出一条路,是众多有出海意愿的企业需要深度考虑的问题。

【附】医保支付与定价策略

以《"十四五"全民医疗保障发展规划》引导行业改革与发展：2022年5月20日,国务院办公厅印发《"十四五"国民健康规划》,其中对健全全民医保制度,开展按疾病诊断相关分组、按病种分值付费做了详细要求。"十四五"期间医保制度改革持续深化,药品、医用高值耗材集中招标采购、医保支付方式改革、医疗服务价格改革等对医疗产业结构和市场发展走向有巨大影响。2021年11月国家医疗保障局发布《DRG/DIP支付方式改革三年行动计划》,加快推进DRG/DIP改革向纵深发展,明确到2022年不少于40%的地区开展DRG/DIP改革,到2024年底全国所有统筹地区全部开展DRG/DIP付费方式改革工作,到2025年底DRG/DIP支付方式覆盖所有符合条件的开展住院服务的医疗机构,基本实现病种、医保基金全覆盖。同时,2025年医保统筹基金DRG/DIP付费医保基金支出占统筹区内住院医保基金支出达到70%;鼓励入组率达到90%以上。

1. 什么是DRG分组付费?

按疾病诊断相关分组(diagnosis-related group,DRG)是一种病例组合分类方案,即根据年龄、疾病诊断、合并症、并发症、治疗方式、病症严重程度及转归和资源消耗等因素,将患者分入若干诊断组进行管理的体系(图9-9)。在DRG付费方式下,依据诊断、治疗手段和患者特征的不同,每个病例会对应进入不同的诊断相关组(图9-10)。在此基础上,保险机构不再是按照患者在院的实际费用(即按服务项目)支付给医疗机构,而是按照病例所进入的诊断相关组的付费标准进行支付。

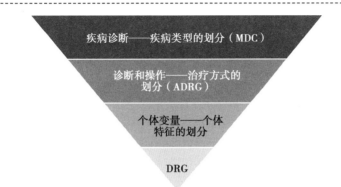

图 9-9　DRG 分组采用病例组合思想

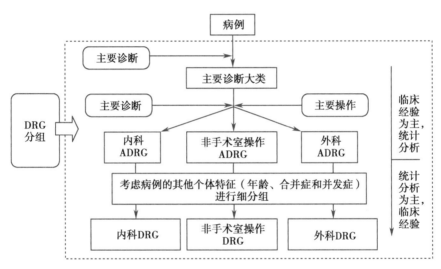

图 9-10　DRG 分组由诊断、操作、个体特征等确定

2. 什么是按病种分值付费（DIP）？

按病种分值付费（diagnosis-intervention packet,DIP）是利用大数据所建立的完整管理体系,发掘"疾病诊断 + 治疗方式"的共性特征对病案数据进行客观分类,在全样本病例数据中形成每一种疾病与治疗方式组合,通过组合反映疾病严重程度、治疗复杂状态、资源消耗水平与临床行为规范。基于资源消耗及结构合理的 DIP 支付标准,能促进医保、医疗、医药协同联动,激发医疗服务供给侧治理动能,促使医疗机构以适宜的方法、合理的成本满足社会需求,提升医保基金使用效率,实现医保基金监管规范化、精细化和科学化。

病种分值是依据每一个病种组合的资源消耗程度所赋予的权值,反映的是疾病的严重程度、治疗方式的复杂与疑难程度。病组支付标准是在 DIP 目录库、分值点值的基础上所形成的可用于对定点医疗机构进行清算的医保费用标准,每一个病种组合均有对应的病组支付标准,依据 DIP 分值计算并结算费用（图 9-11）。

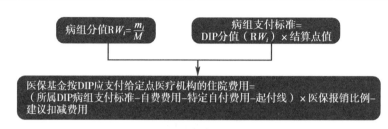

图 9-11　DIP 需按病组支付标准结算住院费用

资料来源：国家医疗保障局、开源证券研究所。M，全部病例平均住院费用；m_i，第 i 类病种组合内病例的平均住院费用。自费费用，为医疗保险药品目录、诊疗项目和医疗服务设施范围外的医疗费用；特定自付费用，指某些高值材料或项目，按照当地医保政策规定，须先个人支付一部分（一般为 10%），其他部分才计入医保支付范围；起付线，指当地医保政策规定政策范围内先应由个人支付的部分；医保报销比例，当地医保规定的政策范围内的支付比例；建议扣减费用，指基于违规行为监管辅助目录所发现的异常费用。

3. 按《DRG/DIP 支付方式改革三年行动计划》完善机制、全面覆盖　2021 年 11 月国家医疗保障局印发《DRG/DIP 支付方式改革三年行动计划》，提出分期分批加快推进，从 2022 年到 2024 年，全面完成 DRG/DIP 付费方式改革任务；到 2024 年底，全国所有统筹地区全部开展 DRG/DIP 付费方式改革工作；到 2025 年底，DRG/DIP 支付方式覆盖所有符合条件的开展住院服务的医疗机构（表 9-4）。

表 9-4　DRG/DIP 支付方式改革行动计划

工作方向	内容	详述
抓扩面：实现四个全面覆盖	抓统筹地区全面覆盖	以省（自治区、直辖市）为单位，分别启动不少于 40%、30%、30% 的统筹地区开展 DRG/DIP 支付方式改革并实际付费。鼓励以省（自治区、直辖市）为单位提前完成统筹地区全覆盖任务
	抓医疗机构全面覆盖	统筹地区启动 DRG/DIP 付费改革工作后，按三年安排实现符合条件的开展住院服务的医疗机构全面覆盖，每年进度应分别不低于 40%、30%、30%，2024 年启动地区须于两年内完成
	抓病种全面覆盖（原则上达到 90%）	统筹地区启动 DRG/DIP 付费改革工作后，按三年安排实现 DRG/DIP 付费医疗机构病种全面覆盖，每年进度应分别不低于 70%、80%、90%，2024 年启动地区须于两年内完成。鼓励入组率达到 90% 以上
	抓医保基金全面覆盖（原则上达到 70%）	统筹地区启动 DRG/DIP 付费改革工作后，按三年安排实现 DRG/DIP 付费医保基金支出占统筹区内住院医保基金支出达到 70%，每年进度应分别不低于 30%、50%、70%，2024 年启动地区须于两年内完成。鼓励超过 70% 的基金总额预算覆盖率

续表

工作方向	内容	详述
建机制:建立完善四个工作机制	完善核心要素管理与调整机制	突出病组(病种)、权重(分值)和系数三个核心要素,建立完善管理和动态调整机制,并不断完善各项技术标准和流程规范
	健全绩效管理与运行监测机制	加强医保基金使用效率效果评价考核,不断提高有限医保基金使用绩效
	形成多方参与的评价与争议处理机制	
	建立相关改革的协同推进机制	各地要相应完善总额预算管理机制,大力推进病种分值付费等区域总额预算管理,减少直至取消具体医疗机构年度绝对总额管理方式;要协同推进按床日付费、按人头付费机制改革,加强各种支付方式的针对性、适应性、系统性;在 DRG/DIP 政策框架范围内,协同推进紧密型医疗联合体"打包"付费;探索中医药按病种支付的范围、标准和方式,支持和促进中医药传承创新发展;要建立与国家医保谈判药品"双通道"管理、药品医用耗材集中带量采购等政策措施的协同推进机制,形成正向叠加效应

4. DRG/DIP 2.0 版本分组方案的变化和意义　　DRG/DIP 2.0 版本分组方案于 2024 年 7 月 23 日公布,其对加强医保支付管理、提高医保基金结算水平、推动支付方式改革纵深发展有着重要的意义。国家医保局规定 2024 年新开展 DRG/DIP 付费的统筹地区直接使用 2.0 版本分组,已经开展 DRG/DIP 付费的统筹地区应在 2024 年 12 月 31 日前完成 2.0 版本分组的切换准备工作,2025 年起各统筹地区统一使用新分组版本,确保支付方式改革工作的规范性、统一性。2.0 版本分组方案相较于过去的内容,在以下几个领域做了较大的更新。

(1)分组方案的优化:新版 DRG 核心分组对重症医学、血液免疫、肿瘤、烧伤、口腔颌面外科等 13 个学科进行了优化,增加了 33 组核心分组,达到共 409 组。同时,DIP 病种库包括核心病种 9 520 组,较上一版减少 2 033 组,以更好地适应临床实际。

(2)特例单议机制:对因住院时间长、医疗费用高、新药耗新技术使用、复杂危重症或多学科联合诊疗等不适合按 DRG/DIP 标准支付的病例,医疗机构可自主申报特例单议。

1)保障合理治疗:在临床实践中,存在一些病例由于其特殊性和复杂性,难以完全适应标准化的 DRG 分组和付费标准。特例单议机制为这些病例提供了一个额外的审核和评估途径。通过特例单议,确保那些超出常规治疗范围或需要特殊医疗资源的病例能够得到充分的治疗和合理的费用补偿,避免因支付标准限制而影响患者治疗。

2）流程：医疗机构可以主动向医保经办机构申报特例单议→医保经办机构将组织专家对申报的特例病例进行单独的审核和评议，评估其是否符合特例单议的条件→对于经审核符合条件的特例病例，可以实行项目付费或调整该病例的 DRG/DIP 支付标准，以给予医疗机构合理的经济补偿。

3）总量控制：特例单议的数量原则上不超过 DRG 出院总病例的 5% 或 DIP 出院总病例的 5‰，以确保特例单议机制不会被滥用，并且能够集中资源处理真正的特例情况。

（3）减轻医疗机构资金压力：包括提升结算清算水平，要求次年 6 月底前全面完成前一年度基金清算。在月度结算方面，原则上费用结算时间自定点医疗机构申报截止次日起不超过 30 个工作日。另外，各地医保部门根据基金结余情况，向定点医疗机构预付 1 个月左右的预付金，减轻医疗机构资金压力。

（4）避免医生经济负担：明确医疗机构不得将 DRG/DIP 病组（病种）支付标准作为限额对医务人员进行考核或与绩效分配指标挂钩，确保医生能够专注于提供适宜的医疗服务，而不是担心经济负担。另外，也明确了 DRG/DIP 付费方案需要根据临床实际变化、医保政策调整、历史数据变化、临床医生意见等动态调整。

5. DRG 改革后对医疗行业的影响与变化趋势

（1）DRG 是一种支付方式，对总量和趋势影响较小。医保基金的基本原则是"以收定支、收支平衡、略有结余"，在总额增长的确定下，再通过按病种支付、总额预算、按人头付费、按项目付费、按床日付费、DRG/DIP 等多种方式提升医疗费用管理水平。例如浙江省在全省域推行 DRG 改革，对 2020 年住院医疗费用进行总额预算管理，确定医保总支出增长率为 7%。

（2）DRG 是一种支付手段，不是一种控费手段。最宽松的控费方式是按项目付费，不控制价格，也不控制数量，这会使得医院提供过度的医疗服务，典型现象是大检查、大处方。最严格的控费方式是总额限定，每月支付，年底结算，在绝对数额上对医院做限定，但这会导致医疗供给不足，典型现象是推诿重症患者。而 DRG 作为一种支付方式，只控制了价格，并没有控制数量，鼓励医疗机构发挥自身的优势（技术、成本、效率）去收治患者。

（3）DRG 支付方式的关键点：详见表 9-5。

表 9-5　DRG 支付方式的关键点

项目	关键点
支付标准	医保部门不再是按照患者在院的实际费用（即按服务项目）支付给医疗机构，而是按照病例所进入的诊断相关组的付费标准进行支付
适用范围	诊断和治疗方式对病例的资源消耗和治疗结果影响显著的病例，较适用于急性住院病例
HS-DRG 实施的基本条件	基础代码统一，病案质量达标，诊疗流程规，信息系统互联，管理队伍精干，协作机制健全

续表

项目	关键点
付费及结算特点	医保根据医院提供服务的病例诊断相关组工作量和付费标准进行打包付费与结算的,医保基金支出根据预算总额进行控制 医院获得服务病例产生的收入是固定的,且提供医疗服务项目越多,医院总成本越高。DRG 收付费变革,使医院实施管理改革,进行成本控制
DRG 支付方式改革对医院运营的影响	主要影响医院的住院收入。DRG 支付方式改革后,医保对医院补偿方式发生变化,医院住院收入和收支结余将会有影响。主要影响因素:①医生病历首页填写错误或不规范,DRG 入组错误病种 RW 值降低或部分病例不能入组,导致医保减少支付或拒付;②部分疾病组实际发生医疗费用高于医保 DRG 分组支付费用,实施 DRG 分组付费后导致该部分疾病组住院收入减少 同一医保统筹区域内的医院之间竞争加剧。按 DRG 分组付费,统筹区域医保基金实行总额预算控制,同样级别的医院,如果技术和服务水平存在较大的差距,将会面临着医保总额预算结算压力 对医院成本核算和管控能力的要求提高。DRG 收付费的特点是其定价与每个病例的临床诊断有关,与病例的实际费用无直接关系。因此,低于支付额的差价形成了医疗机构的"利润",高于支付额的部分形成了医疗机构的损失,由医院承担 给医院病案质量和信息化管理带来挑战 对医院管理提出了更高的要求

(4)DRG 模式下医院经营趋势:提高效率,控制成本,优化资源配置。

1)提高运行效率包括优化诊疗路径,提高床位周转;以及提升日间手术比例和微创手术比例。

2)加强成本控制包括降低药耗占比,以及采用性价比更高的国产替代药械。

3)优化资源配置指的是发展优势 / 潜力学科。大医院强专科思路更加明确。

4)强化公益导向。推动公立医院改革,确保公立医院的公益性的同时调动医护人员的积极性,保障可持续运营的新机制。

5)DRG 付费办法本质是引入"社会平均成本"概念,用设区市所有医疗机构的平均成本,来确定付费标准。当一家医院支出高于平均成本时就要亏本,当支出低于平均成本时就能获得收益。因此,对于特色优势专科,首先更具规模效益,其次专精特定类型疾病,不断优化诊疗路径,更具备治疗效果和成本优势。

6)病源结构优化,患者转出(转往下级或康复医院)动力更强。大医院借助专科专业优势治疗复杂疑难病变,而常见病及普通慢性病将下放到下级医院。术后的患者也可转往康复医院进行术后康复治疗。

7)DRG 支付改革后,三甲公立医院具有较强的动力提高运营管理效率,开展更符合本身成本和技术优势的项目,对于急性治疗期后患者,将有更强动力压缩住院床日,提高周转效率。

8)发挥信息技术支撑作用。在 DRG/DIP 大背景下,医疗信息化 / 供应链管理需求提升。此外,推动"互联网 + 医疗健康"深化,促进医疗机构和医保局的健康医疗大数据共享交换与保障体系建设。

(5)DRG 大背景下,医疗器械的国产化替代将进一步加速。在 DRG 付费制度下,医院需要更加关注成本控制,因为其收入被设定了封顶线。国产医疗器械通常价格低于进口产品,这使得国产耗材的渗透率有望提高,尤其是在三甲医院中。此外,随着国产医疗器械在性能和质量上不断提升,在部分领域已经能够做到对进口产品的完全替代。

(6)耗材在医疗总治疗费用为成本项,控制成本为核心,三甲医院耗材以进口为主,DRG 下成熟的国产耗材渗透率有望提高。国产耗材占比逐步成为医院耗材绩效考核指标,例如北京国产耗材占比比去年同期增长 3% 为满分。

(7)DRG 大背景下,第三方检测外包的需求会进一步提升。

1)检验检查、药品、耗材等从医院的收入变成了成本。对于二级以下医院,提高检验效率的需求可能会增加外包服务的需求,以此来控制成本。另外,第三方检测机构承担部分检验工作后,能缩短检验周期,减少不必要的重复检验,提高医疗服务的整体效率。20 世纪 80 年代开始,美国政府和商业医疗保险机构就先后开始修改医疗保险的政策,试图控制医疗支出,他们采取的措施增大了医院控制成本的压力,促使医院将更多检验项目外包给运营成本更低的独立医学实验室,美国在引入 DRG 后 ICL 份额从 20% 提升至 54%。

2)DGR 下检验费用水分被压缩,重复和不必要检验减少,原本项目打包收费,比如血常规 8 项、尿检 5 项,未来将根据临床需求检测单一项目。医院需要提升检验效率,例如首都医科大学北京宣武医院将检验科出报告的时间由原来的 3~4 天,考核修改成 4~6 小时,早上检验、下午出结果,周末检验科可开放检验。因此,对于二级以下医院检验效率提高,外包率或会提升。对于三级医院短期外包概率不大,主要是可以首先通过耗材的选择控制成本,且检验科建设存在沉没成本,与第三方共建或为中国模式,第三方医学实验室为医院提供检验科效率优化整体解决方案。

(8)DRG 大背景下,器械发展的新机遇。

1)新的术式、新的耗材不纳入普通的 DRG 分组,一般通过给予分值的奖励或者另外算分值的方式推行,这部分项目采取申请制,需要医生申报—医保局组织专家讨论—给予奖励分值或者特定分值—临床实行。

2)以机器人手术为例,机器人手术相比于传统手术的优势在于,可以减少失血和疼痛、缩短住院时间和减少术后并发症,进一步提高手术的疗效。机器人在 DRG 下属于创新项目的分组,例如浙江省给予高倍数支出。中国手术机器人已安装数量少,截至 2020 年末,中国仅安装了 189 台腔镜手术机器人和 17 台关节置换手术机器人,而美国同期的数据则是 3 737 台与 1 060 台。过去装机量的影响一方面是进口产品价格比较贵,另一方面有牌照的限制。国产机器人陆续获批上市,DRG 下鼓励医院推广新术式,或迎来牌照放开、国产产品推广的大发展时期。

(9)DRG 大背景下,医工合作将变得更多元。

1）DRG下医疗耗材运营模式或发生质的变化,耗材厂商与医生趋向于合作共赢。

2）DRG实行后耗材厂商运营模式有所改变,及时跟进临床需求。目前DRG鼓励新技术、鼓励创新产品,新技术和产品专项DRG需要医生申请、专家审核,产品上市后需要厂商做新产品/新术式的带教销售,包括教学、跟台等。厂商与医生的关系不再是一款产品的销售,更多的是合作研发新技术、新术式。

（施纯敏）

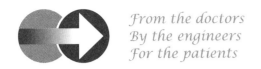
From the doctors
By the engineers
For the patients

第十章
创新转化路径选择

第一节　医学科技成果转化的主要方式及路径选择

医学科技成果转化是一个技术壁垒高、投入成本大、转化周期长且成功率低的复杂系统工程。合法、合规、合适的成果转化方式选择对于医学科技成果的成功转化和保障成果转化完成人的权益至关重要。

本章节依据科技成果转化相关政策,结合医学科技成果的转化特点,概述医学科技成果的主要转化方式,根据医学科技成果转化实践,阐述主要转化方式的实施路径,并提出转化方式和路径选择时的考量因素和初步工具。

一、医学科技成果转化的主要方式

《中华人民共和国促进科技成果转化法》(2015 年修订)第十六条明确提出,科技成果持有者可以采用下列方式进行科技成果转化:①自行投资实施转化;②向他人转让该科技成果;③许可他人使用该科技成果;④以该科技成果作为合作条件,与他人共同实施转化;⑤以该科技成果作价投资,折算股份或者出资比例;⑥其他协商确定的方式。

在医学成果转化领域,医疗机构一般采用②③⑤三种方式,其中方式②即我们通常意义上的转让,方式③可以简称为许可,方式⑤可以简称为作价入股。而方式①和④根据医疗机构特点和目前发展阶段,目前涉及相对较少。

1. **转让**　是指科技成果持有人(医疗机构)将科技成果(一般以专利为载体)转让给科技成果受让人(企业),其中科技成果的所有权发生变化。

2. **许可**　是指科技成果持有人(医疗机构)通过与被许可人(企业)签订技术许可合同,授予被许可人实施科技成果的权利,由被许可人开展科技成果转化的活动,其中科技成果所有权未发生变化;具体形式上可分为独占许可、排他许可和普通许可(包括开放许可)。

独占许可:是指让与人在约定许可实施专利的范围内,将该专利仅许可一个受让人实施,让与人依约定不得实施该专利。

排他许可:是指让与人在约定许可实施专利的范围内,将该专利仅许可一个受让人实施,但让与人依约定可以自行实施该专利。

普通许可(包括开放许可):是指让与人在约定许可实施专利的范围内许可他人实施该专利,并且可以自行实施该专利。2022 年 5 月,国家知识产权局印发《专利开放许可试点工作方案》,组织有关省份开展专利开放许可试点工作,上海、广东、湖南等地相继出台了本地的专利开放许可试点工作方案,权利人在获得专利权后自愿向国家专利行政部门提出开放许可声明,明确许可使用费,由国家专利行政部门予以公告,在专利开放许可期内,任何人可以按照该专利开放许可的条件实施专利技术成果。

3. **作价入股**　是指科技成果持有人将科技成果评估作价或协商作价,折算股权(份)或者出资比例的成果转化方式。具体可包括出资新设公司和对已有公司进行增资两种形式。在考虑科技人员激励的情况下,作价入股的实施路径包括科技成果作价入股 + 股权奖励、科技成果赋权 + 作价入股等。

科技成果作价入股 + 股权奖励:财政部、国家税务总局《关于完善股权激励和技术入股有关所得税政策的通知》(财税〔2016〕101 号)规定,技术成果投资入股是指纳税人将技术成果所有权让渡给被投资企业、取得该企业股票(权)的行为。实践中,事业单位不便直接对外投资,而是采取将科技成果划拨至独资的资产经营公司的方式进行对外投资。教育部《关于积极发展、规范管理高校科技产业的指导意见》(教技发〔2005〕2 号)规定,高校要依法组建国有独资性质的资产经营有限公司或从现有校办企业中选择一个产权清晰、管理规范的独资企业,将学校所有经营性资产划转到高校资产公司,由其代表学校持有对企业投资所形成的股权。

科技成果赋权 + 作价入股:2020 年 2 月 14 日,中央全面深化改革委员会第十二次会议审议通过《赋予科研人员职务科技成果所有权或长期使用权试点实施方案》,于 2020 年 5 月 9 日由科技部等 9 部门正式印发。该方案首次指出,分领域选择 40 家高等院校和科研机构开展试点,探索建立赋予科研人员职务科技成果所有权或长期使用权的机制和模式,形成可复制、可推广的经验和做法,推动完善相关法律法规和政策措施,进一步激发科研人员创新积极性,促进科技成果转移转化。随后各地展开赋权改革,特别是针对医疗机构,2023 年 7 月上海市科学技术委员会、上海市卫生健康委员会等部门联合印发《上海市科技成果转化创新改革试点实施方案》,在"主要任务"中提到赋予科研人员职务科技成果所有权、赋予科研人员职务科技成果长期使用权,赋权在医院中开始广泛试点。医疗机构可行使职务科技成果的处置权,并与科技成果转化的投资人、以科技成果作价投资设立的企业不发生直接的关系。将职务科技成果转让给科技人员,由科技人员以自己的名义作价投资,进一步拓宽了科技成果作价投资的实施路径(表 10-1)。

表 10-1　成果转化方式路径及其特点

转化路径	特点	知识产权	优点	不足	适用对象
转让	• 科技成果持有人仅收取转让费用,一般不对转化效果和后续实施情况负责 • 收益与风险全部转移到成果受让方	知识产权所有权转移	• 产权切割清晰,受让人取得科技成果的所有权	• 相比其他方式,受让方前期投入较高 • 持有人对此项目的后续研发参与度低	技术成熟度和市场成熟度均比较高的科技成果

续表

转化路径	特点	知识产权	优点	不足	适用对象
许可					
独占许可	• 独一无二,被许可人完全独自占有成果使用权	知识产权所有权转移	• 程序简便,不需要做所有权变更 • 被许可人权利范围大	• 独占许可费用较高	有核心知识产权,相对成熟、有前景的科技成果
排他许可	• 仅权利人与被许可人享有成果使用权		• 程序简便,不需要做所有权变更 • 权利人仍可实施转化	• 不可再许可给其他方	
普通许可	• 权利人与被许可人可使用其专利,并可以允许第三方使用其专利		• 程序简便,不需要做所有权变更 • 被许可人支付的交易对价低,不需要一次性支付相对高额的所有权转让费用	• 若被许可人完全掌握科技成果实施技巧后,存在后期的许可费不易收回的风险	
开放许可	• 权利人自愿将专利使用权以"开放式许可"的形式许可给任何一方		• 程序简便,不需要做所有权变更 • 开放性,促进相关技术的推广应用,提高相关专利转移转化效率	• 开放知识产权范围有限,竞争较强的技术不会通过开放许可	
作价入股					
科技成果作价入股+股权奖励	• 科技成果定价投资入股,并被纳入被投方无形资产进行经营管理 • 与被投方形成利益共享、风险共担的经营实体	知识产权所有权转移	• 无须现金出资,利益与经营业绩绑定,合作关系紧密 • 降低成果转化失败风险,促进长远发展	• 涉及法律、投资等专业问题较多,流程相对较长	技术成熟度较高、比较有市场前景、突破性原创的科技成果
科技成果赋权+作价入股	• 先赋予科研人员职务科技成果所有权或长期使用权的机制和模式,再将科研人员成果所有权部分定价投资入股		• 激发科研人员创新创业热情 • 简化单位的国有资产管理、决策等流程,优化作价入股路径,利于提高单位转化职务科技成果的积极性	• 赋权入股尚未成熟,相关政策落实与实施方面存在瓶颈问题	

二、医学科技成果转化的支付方式

由于医学科技成果转化时间较为漫长,且成功率较低,应通过合理的支付方式设计,在保障医疗机构和医务人员权益的基础上合理考虑双方权益,以促进医学科技成果转化的顺利进行。在具体实践中,支付方式一般可分为一次性付款、里程碑付款、作价入股模式下以股权支付三种,同时根据项目情况会有以上几种形式的有机组合。

1. **一次性付款**　是指在合同签订后一次性支付全部价款或报酬。因其流程简单,基本无合规风险,部分估值较低的项目会选择一次性付款,一次性获得现金收益,但成果完成人无后续项目转化收益,也无法监督后续转化进程。

2. **里程碑付款**　是指在合同中约定若干个里程碑事件,并按照事件完成的先后顺序进行支付。医学成果的研发和转化极其漫长,在付款方式上,相较于一次性付款,里程碑付款因为减轻了企业资金压力,有利于科技成果的顺利转化,是转让/许可协议中首选的付款方式。

一个完整的医学领域里程碑合同应包括预付款(upfront payment)+关键里程碑付款(milestone payment)+产品上市后的销售提成(royalty)三个部分(图10-1)。

预付款(upfront payment):指的是成果转化受让方支付给转让方的小部分现金费用,对应的是医疗机构及医护人员前期的整体研发投入(智力、数据及费用),一般会在合同签订后的较短时间,或者在核心标的物所有权(知识产权)发生转移的时间支付。

里程碑付款(milestone payment):指的是项目突破/达到关键里程碑之后,受让方给予转让方的付款,以医疗器械为例,关键里程碑可以定义为动物实验取得良好结果、注册检验(型检)、获批临床、产品注册几个阶段。

产品上市后的销售提成(Royalty):是指受让方在取得销售之后给予发明者的分成。

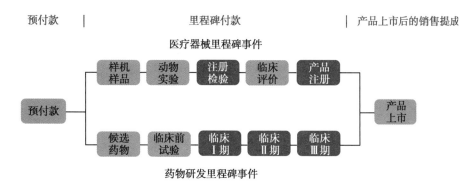

图10-1　医疗器械和药物成果转化过程中的里程碑付款

3. **作价入股模式下以股权支付**　是指在合同中将科技成果确定价格以资本形式投入企业,获得企业股份。技术作价入股将科技成果持有人的资源优势、科技成果完成人技术优势和科技成果转化的企业家/投资人的市场优势三者结合形成新的经营实体,合力实现科技成果的转化、共享科技成果转化预期丰厚收益。但是,作价入股操作流程较为复杂,其中涉及的法律和政策问题较多(表10-2)。

表 10-2   项目成果转化支付方式

支付方式	优势	风险
一次性付款	• 流程简单,基本无合规风险 • 现金形式获取收益,无贬值风险	• 成果发明人无后续项目转化收益 • 受让方获得成果后是否真正转化、如何转化用,发明人和医疗机构无法监督及干预
里程碑付款	• 减少受让方初期支付压力 • 持续参与项目转化流程,拥有长期收益可能性	• 项目关键节点不达预期导致的成果发明人收益风险 • 后期里程碑无法按期兑付的风险和销售提成核算风险 • 长周期下的受让企业经营风险,以及其导致的成果搁置风险
作价入股模式下以股权支付	• 减轻受让方前期现金支付压力,提高合作意愿,吸引更多优质受让方参与合作 • 成果发明人拥有通过股权获得超额收益的可能性 • 成果发明人作为股东运营项目,可有效吸引投资,提高项目运营成功率	• 个人精力分配和身份转换风险,技术作价入股的操作流程复杂,周期较长 • 项目运营风险,可能导致股权贬值甚至毫无收益 • 机会成本较高,较难回归纯临床及科研工作

三、医学科技成果转化路径

(一) 科技成果转让 / 许可

转让 / 许可是目前医学科技成果最常见的转化方式,包括筛选确定合作企业、价格评估、商务谈判、签署转化协议、项目付款、相关手续办理和持续跟踪等步骤。一般来说,转让 / 许可路径见表 10-3。

表 10-3   现金转让 / 许可路径

流程	内容
筛选合作企业	广泛触达目标企业,筛选确定合作意向
价格评估	对项目进行估值,必要时由第三方进行资产评估
商务谈判	与企业商务谈判,确定转化方式、合同总额、付款方式以及相关转化事项
签订转化协议	医院与合作企业签订转化协议
项目付款	企业按协议规定支付给医院转化费用
相关手续办理	医院将成果所有权转让给合作企业,完成知识产权变更和合同登记;医院根据规定比例分配项目团队相应成果转化收益,按照税收政策争取减税权益
持续跟踪	保持有效沟通,跟进项目转化情况,挖掘合作新机会

（二）科技成果作价入股

相比于其他转化方式,科技成果作价投资操作流程较为复杂,其中涉及的法律和政策问题较多,一些单位碍于此不敢或不愿采取这种方式进行成果转化。在国家的政策带动下,国内高校院所首先行动起来,不断加强体制机制创新和改革实践探索,成功完成一批作价入股转化案例;医疗机构方面,在四川大学华西医院的先行先试下,亦有一批医院成功完成路径探索。

目前,医疗机构开展科技成果作价入股和科技人员激励主要通过两种模式,即科技成果作价入股+股权奖励、科技成果赋权+作价入股。从医疗机构最终持股主体来看,上述两种模式在实操中,包括医院资产管理公司持股+个人持股、政府指定合格机构代持股+个人持股等具体方式,主要区别在于代表医疗机构持股的主体不同。此外,考虑到"科技成果赋权+作价入股"方式中可能存在部分成果份额作价入股的情形,在实操中出现了医疗机构持有的成果份额获取现金转让收益,科技人员持有的成果份额作价入股的情况。

本部分针对医院资产管理公司持股+个人持股、科技成果赋权+作价入股、政府指定合格机构代持股+个人持股三种路径进行梳理,为医疗机构技术成果实施作价投资提供参考和借鉴。

1. 医院资产管理公司+个人持股　概念解释:以科技成果作价入股是指科技成果持有人将科技成果作为资本投入到企业,由入股的企业实施转化,科技成果的所有人成为企业股东,承担相关风险,获得转化收益。科技成果作价投资完成实缴后,入股的企业变更为科技成果的新的持有人。科技成果作价投资,既可以是与相关合作方新组建企业(合作方等投入现金),也可以是投资到原本存在的企业。

实操要点:科技成果转化持有人直接成为企业股东,获得企业股东的各项权益,并以股东身份分享企业转化科技成果所取得的后续收益。医院作为院内科技成果持有人,考虑到事业单位国有资产管理、入股企业运营管理负担以及医院社会形象等因素,通常采用成立医院资产管理公司作为持股平台的方式,代表医院持有企业股份并履行相关职责。

优势特点:对于医院取得的重大技术突破、具有广泛应用前景的重点科技成果,通过作价投资方式与合作单位、社会资本等结合实施转化,能够为科技成果持有人持续获得未来长远的市场收益提供保障。

关键转化流程:①医院、医院资产管理公司与合作企业三方签订合作协议,约定科技成果交易价格和股权占比;②医院资产管理公司、项目团队和合作企业共同成立新公司;③医院将科技成果所有权转让到新公司;④新公司做股权变更,按照协议规定的作价入股比例及金额,分配医院资产管理公司及项目团队个人对应比例股权。

权属变更流程见图10-2。

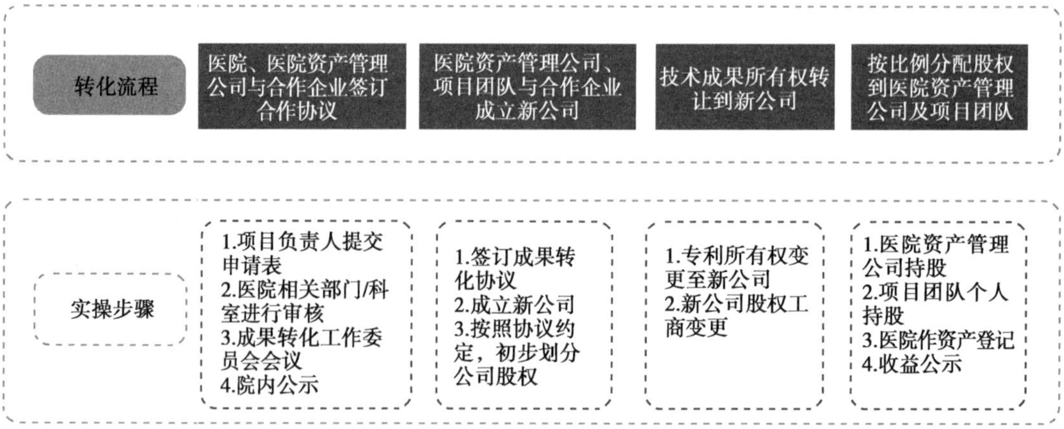

图 10-2　医院资产管理公司＋个人持股权属变更流程

【案例 1】四川大学华西医院科技成果作价股权

2018 年以来,四川大学华西医院先后出台了"华西九条"和"三十六条"等系列成果转化政策,并对科技成果作价投资进行创新性探索,打通了作价投资入股成立公司的"最后 1 公里",仅 2020 年,累计 32 项科技成果作价超过 6 亿元,投资入股成立 5 家公司,市场融资 5.2 亿元。

四川大学华西医院研发科技成果"重组新型冠状病毒蛋白疫苗"等 21 项(经第三方估值 5.116 亿元),医院资产管理公司(四川华西健康科技有限公司)与合作企业(现金投资方式)成立成都威斯克生物医药有限公司。四川大学华西医院将科技成果作价 51 160 万元转让到成都威斯克生物医药有限公司,占公司 64.76% 股份。成都威斯克生物医药有限公司做股权变更,将股权分配给医院资产管理公司及项目团队个人。其中,四川大学华西医院资产管理公司占 12.952%,成果完成人魏于全等占 51.808%。

【案例 2】南京鼓楼医院科技成果作价入股

南京鼓楼医院骨科蒋青主任"干细胞治疗骨关节炎技术"项目作价 1 500 万元,转化至南京熙立生物科技有限公司,医院持股平台南京鼓医健康科技发展有限公司与蒋青主任各持有南京熙立生物科技有限公司 7.2% 及 30.7% 的股份。

【案例 3】上海交通大学医学院附属瑞金医院科技成果作价入股

宁光院士团队曹亚南研究员小核酸药物(寡核苷酸靶向药物)用于治疗、预防或延缓代谢紊乱导致的肝病及肿瘤项目,发明人团队和上海交通大学医学院附属瑞金医院以知识产权作价,与天士力医药集团股份有限公司完成转化签约,成为上海市产医融合创新基地首批科技成果作价入股项目。项目作价总金额达 800 万元,所获得的股权中 20% 归上海交通大学医学院附属瑞金医院,由其全资子公司代为持股,另外 80% 为发明人团队持有。发明人团队在转化前已经完成内部权益分配协议的签订,协议约定发明人团队中曹亚南研究员持有 100% 股权,其他人员放弃股权分配。目前项目已完成转化签约,项目公司正在注册中。

2. 科技成果赋权 + 作价入股　概念解释: 医院科研人员完成的职务科技成果所有权属于单位, 为国有资产。在明确单位科技成果转化权益前提下, 医院可结合本单位实际, 将单位所持有的职务科技成果所有权部分赋予成果完成人, 医院与成果完成人成为共同所有权人; 也可将留存的所有权份额, 以技术转让的方式让渡给成果完成人, 科研人员获得全部所有权后, 自主转化。

实操要点: 医院应结合实际, 建立配套管理制度, 包括不同赋权方式的工作流程、决策机制, 科技成果单列管理制度、尽职免责制度等; 健全职务科技成果归属及转化收益分配、科研人员创业等机制。在项目转化之前, 医院应与项目团队签订《赋权协议》, 将部分职务科技成果所有权让渡给项目团队。

优势特点: 科技成果的职务属性和国有资产属性, 一定程度上造成了科研人员的"不愿转"和"不敢转"的困境。赋予科研人员职务科技成果所有权, 即科研人员和所在单位成为职务科技成果的共同所有权人。与医院资产管理公司 + 个人持股相比, 科技成果赋权 + 作价入股的模式不仅可以充分发挥科研人员在科技成果转化过程中的"主人翁"作用, 增强科研人员参与科技成果转化的主动性和积极性, 也可以帮助医疗机构简化科技成果转化流程, 提高科技成果转化效率。

关键转化流程: ①医院赋权项目团队代表(个人), 与医院共同持有科技成果所有权; ②医院、企业、个人三方签订转化协议, 约定科技成果整体的转化框架; ③根据医院规定的成果转化收益分配比例, 项目团队部分以科技成果作价入股至合作企业。医院部分以现金形式完成转化, 合作企业按里程碑直接付款给医院。

权属变更流程见图 10-3。

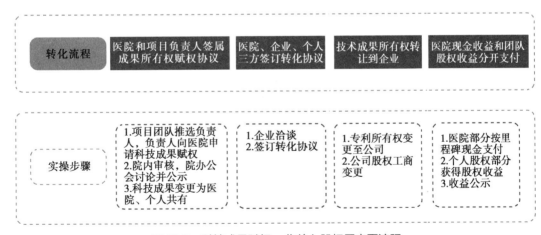

图 10-3　科技成果赋权 + 作价入股权属变更流程

【案例 1】北京积水潭医院科技成果作价入股

北京积水潭医院骨科副主任医师张昊华的科技成果"移动智能动作监测骨科康复指导仪"进行赋权试点实践, 项目以 100 万元评估价值完成转化。医院和项目团队个人作为该项职务成果的共同所有人, 按照 30%∶70% 的成果转化分配比例, 医院占 30 万元, 项目团队占 70 万元。医院、个人、企业三方签订转化协议,项目团队的 70 万元,以作价入股形式,分配对应股权;医院的 30 万元,按里程碑现金付款。

【案例 2】北京大学第一医院赋权改革

北京大学第一医院于 2023 年 11 月 23 日印发《北京大学第一医院科技成果赋权改革实施方案(试行)》,王艳教授团队与转化中心联系,有意探索知识产权作价入股的转化模式,与转化中心一同推进"自助式智能发热筛查系统及筛查方法"项目转化,医院对受让公司湖南伊鸿健康科技有限公司进行全面考察后,项目以转让 + 作价入股的方式实现转化。公司分期向北京大学第一医院和王艳教授团队合计支付科研成果转化费用 100 万元,医院现金收入 30 万元,后续由湖南伊鸿健康科技有限公司和王艳教授团队设立合资公司,合资公司中,湖南伊鸿健康科技有限公司占股 85%,王艳教授团队占股 15%,医院不占股。

【案例 3】上海交通大学医学院附属瑞金医院赋权改革

上海交通大学医学院附属瑞金医院康复医学科实验室负责人牛传欣用于 5G 远程康复的低延时康复力控系统,拟开展完成人实施,目前以 60 万元的价格与一家初创型科技小企业完成作价入股转化签约,后续工作逐步推进中。

3. 政府指定合格机构代持股 + 个人持股　为解决医疗机构作价入股股权持有难题,北京、上海等地相继探索推出由相关机构代持医疗机构作价入股/赋权所形成的股权。以北京为例,首批以首都医科大学附属北京天坛医院、首都医科大学附属北京安定医院为试点,实施医学创新和成果转化改革试点方案,以相关民非机构作为代持股平台,代表医院持有成果转化形成企业股份并履行相关职责。以上海为例,上海申康医院发展中心新设立了上海临床创新转化研究院,2024 年发布的《上海市人民政府办公厅关于支持生物医药产业全链条创新发展的若干意见》指出,发挥上海临床创新转化研究院作用,允许医院将无形资产作价入股交由研究院代持并获得相应股权收益。

四、医学科技成果转化路径选择

选择适合自己的医学科技成果转化模式需要考虑多个因素,包括市场预期、技术特性、团队构成、个人转化经验以及个人意愿和医院政策等。本文根据项目自身条件和客观因素,提出了医学科技成果转化方式选择评估体系和路径选择工具,包含了四个要素和两个变量,以供医学科技成果转化的策略和模式选择参考。

(一)医学科技成果转化方式选择评估体系

1. 成果转化模式选择的四个要素　在科技成果转化过程中,市场、技术、团队构成和个人转化经验四个要素至关重要。

(1)市场要素:市场规模是判断科技成果转化潜力的重要指标,需从两个维度进行分析。

市场总体容量:我们将市场规模简单分为千万元以下、千万到亿元、亿元以上三个等级,以衡量潜在的市场空间。

市场竞争状态：即使市场规模巨大，若竞争者众多，市场可能被过度开发，需审慎评估竞争态势。

（2）技术要素：技术评估包括三个维度。

技术先进性：评估项目技术是否国内首创或全球领先，以区分其创新级别。

技术门槛：考量技术是否易于被模仿，以保护知识产权并维持竞争优势。

项目延展性：评估技术解决方案是否具备广泛的应用前景和较低的边际成本，以适应不同领域的需求。

（3）团队构成要素：评估团队是否具备多元化的专业背景，包括医疗、工程、市场运营等，以支持项目全面推进。

（4）个人转化经验要素：个人转化经验对于是否选择以股权方式参与成果转化至关重要，建议初期可从简单的现金转化方式入手，积累经验后，逐步尝试更复杂的股权等转化模式。

2. 成果转化模式选择的两个变量　在选择成果转化模式时，还需考虑以下两个变量。

（1）个人特点：根据个人性格和意愿选择合适的转化方式，根据个人性格和意愿决定参与成果转化的角色和投入度。如果个人性格更适合科研而非商业运作，全身投入成果转化的商业化阶段可能面临较大挑战。

（2）医院政策：目前，一般医院以现金方式参与成果转化的路径较为通畅，但是否能以股权和赋权方式参与成果转化，需要依据医疗机构所在区域是否可以试行相关政策和医疗机构本身是否出台相关政策文件的实施细则。成果完成人需在政策允许的范围内寻找解决方案。

综上，科技成果转化是一个系统工程，涉及市场评估、技术评级、团队构建以及个人经验积累等多个方面，同时需考虑个人特点和医院政策等外部条件（图 10-4）。

考量因素			等级1	等级2	等级3
四个维度	市场	市场价值	千万元以下	千万到亿元	亿元以上
		竞争情况	同类企业较多（30家以上）	同类企业较少（10~30家）	同类企业极少（10家以下）
	技术	项目创新性	现有产品的模仿及优化	国内首创（防）	国际首创
		技术壁垒	技术壁垒低，非常容易模仿	技术壁垒较高，有一定专利保护	技术壁垒极高，专利保护体系严密
		项目延展性	项目针对单一问题应用领域较单一	可拓展应用到相关领域	底层技术平台，具有很好的延展性
	团队构成	团队组成	只有医护人员	医护人员+科研/工程团队	团队较完善，临床、科研/工程、产品、运营人才匹配合理
	个人转化经验	转化经验	1例以下	2~3例	3例以上
两个变量	个人意愿	个人意愿及特点	创新作为爱好，顺其自然	愿意参与创新	创新作为追求和事业
	医院政策	医院转化政策	尚未走通流程	流程基本走通、转化部门具有一定经验	熟悉成果转化，转化部门水平极高

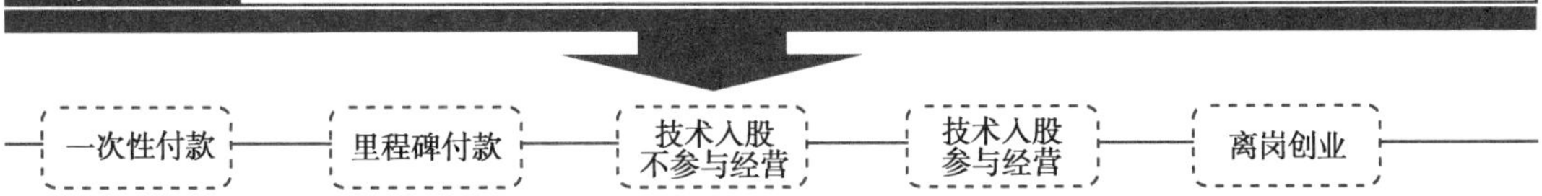

图 10-4　医学科技成果转化方式选择评估体系

(二)医学科技成果转化路径选择工具

综合上述考量因素及转化方式分类,初步探索医学创新转化选择器(图10-5)。可采用简单的"多数原则"为转化方式选择作参考,并以示例说明。

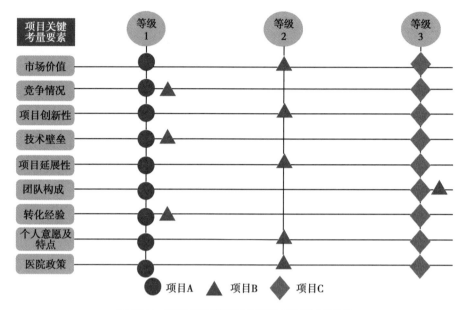

图 10-5   医学创新转化选择器(实验室 1.0 版)

两类极端项目情况:①项目 A:医生首次转化,项目各维度等级较低的极端情况,建议现金转让,实现首次突破后逐步熟悉流程,尝试其他转化方式;②项目 C:医生连续创新,解决关键临床需求、内心意愿强烈,建议探索占股参与经营,把握产品创新方向,实现个人创业理想。

普通项目情况(项目 B):项目市场价值较好,项目创新性较好,团队实力较强,尽管第一次转化,建议尝试里程碑付款或技术入股持有小部分股权的方式。

以上工具可以作为转化方式选择的参考,同时,成果转化的方式选择不是一成不变的,会根据项目、个人及外部环境的变化而变化,另外,创新转化的结果不可预测,每一位进行创新转化的医护人员和每一个项目都有独特之处,祝愿每位医护人员品尝成果转化的成功喜悦。同时也期待更多医护人员投入医学科技成果转化事业,为国家医学创新事业发展做出贡献。

(张 宁   夏 敏   王 佳)

第二节   创 立 公 司

一、创立公司路径上的关键要素与综合考量

(一)转化的岔路口:专利转让 or 成立公司?

"是否独立创业?"——这是所有创新者都会问自己的问题。站在转化的岔路口,是选

择专利转让、外部合作,还是独立创业,创新者需要对自身情况与产品相关的市场情况做全面、深入的评估,确定主观或客观条件是否支持成立一家独立的创业公司。一般具有以下情况时,可以考虑创业以外的其他路径来商业化:①创新者是体制内创新者,可能在医疗系统体制内或在公司内担任某些职能工作,基于身份或责任原因,不适合离职或全身心投入独立创业;②创新者在公司内部创新,其创新想法与公司的战略主线产品线协同性不大,无法在公司内部获得资源支持来进行创新转化(需要注意 IP 归属问题);③创新者没有足够的资源来进行创新转化;④创新者不想或无法承担创业路上的相关风险;⑤创新者的创意或概念产品化时,对应的目标市场体量不足以支撑起未来公司独立 IPO 时的估值,公司可能会在B、C、D 轮等中间阶段(相对于种子轮的初始阶段、IPO 的终末阶段而言)会面临融资困难;⑥创新者的创意或概念产品化时,产品的稀缺性、专利或技术壁垒不足以引起大型行业巨头进行并购的兴趣,或行业巨头非常容易或快速地在自己生产研发体系内进行复制而不需要并购;⑦创新者的创业或概念产品化时,在产品未来上市的时候面临严峻的市场竞争格局,产品的差异化(包括临床获益、医生使用体验、医院综合效益、生产环节的成本利润、销售环节的成本利润等方面带来的边际效益)相比竞争对手不足以打开市场局面,面临销售困境;⑧独立成立一家公司潜在需要投入的时间、资源、成本与最终的收益不成比,即机会成本问题;⑨创新者有非常多的创意或概念,形成产品时,产品之间的战略协同性不大,分散在各个细分行业或适应证领域。

其中,商业化与成本收益考量是选择创业路径的前置因素:①产品商业化的内在要素与外部条件:产品的内在要素主要是用户需求的考量。外部条件方面,创新者需要进行一些商业化的基本考量,比如沙盘推演产品上市后的销售环节,通过自下而上的市场分析,显示产品上市以后其销售环节的成本大于收入,那么产品的利润空间不足以在市场上存活。如果是已经竞争成熟的市场,增长主要靠销售规模来维持而不是靠创新,现存竞争格局里面的厂家已具有成熟的销售或渠道网络,而建立和维持这个网络需要长期、大量的资金投入。那么,一个创业公司在早期是不可能有条件和资源成立这种体量的网络的,难以和现有的巨头去抗衡。这种情况常见于低值耗材,庞大销售网络、多产品品类相辅相成,与医院渠道、代理商网络形成了稳固的长期关系。新进入者靠单产品来打开和维持长期的渠道关系需要花费大量时间和资源,即获客成本远高于对手。另外,设备耗材捆绑销售或多种耗材配件成套销售的领域也需要注意,如果创新者只是做了其中的耗材部分或成套的一个部件,那么与竞争对手的成套或者捆绑销售对比就很难打入市场。②时间、成本、资源投入和最终收益:成立一家独立的创业公司,完成一系列研发—生产—验证等环节,意味着一长段时间内巨大的资源与资金投入,在同样的时间窗内,成立或不成立公司是否能带来同等的收益、带来什么规模的收益,这是创新者本人以及未来潜在的外部投资人需要仔细考虑的关键问题。如果这家创业公司在早中期(专利阶段、临床前阶段)被并购的可能性不大,那么这家创业公司需要完成相应的业绩里程碑才能获得未来退出(并购或上市)的可能性,公司长期依靠外界融资来进行现金流输血。创新者需要充分考虑公司在早、中、晚期不同阶段融资的投资人视角所考虑的收益与风险问题,从投资人的角度来审视自己的产品或拟成立的创业公司能否持续融资到中后期。让公司成功地退出,是在公司成长历程中给予融资的投资机构获取较为满意的收益。同样,在以上过程中,创业者本人时间、精力的投入与最后的综合收益是否匹配,自己能否接受相应的投入/产出比,也是创业者在最开始要深度思考的问题。

(二)成立独立的创业公司,以终为始的思考

当创新者打算成立一个公司,需要以终为始地思考商业化全程,然后总体统筹资源配置与融资安排。简单来说,创业者先要想好公司的终点(产业维度与资本维度),然后构建路径,再配以"人""财""物"三方面的资源安排。

终点目标:①产业维度,产品最终针对什么市场、多大销售规模,公司在行业中最终想做到什么位置、做到多大;②资本维度,虽然对于公司的发展而言,上市不是终点而是起点,但大部分器械创业公司在至少3~5年内需要外部融资维持现金流,在资本介入伴随公司发展的过程中,创始人需要考虑资本的诉求,即通过IPO或并购实现超额收益。因此,产业与资本层面在公司的终点目标构建上统一,才能在实现路径上步调一致。

路径:①产业维度,确定公司的目标后,站在创业的起点规划公司的最短路径,避免弯路。以核心产品的业务发展为主线,以商业化的终极目的规划主要里程碑。建立公司业务主线上的关键里程碑以后,再逐步把每个阶段、模块进一步细化为可落地的执行计划。②资本维度,宏观战略上,创始人要始终考虑公司的资本路径,统筹公司的股权安排,以有限的股权资源匹配更大的外部资金与战略资源。实操环节,要根据里程碑进展与现金流消耗的速度,来整体规划公司的融资节奏。

资源:起点与终点状态之间的gap,从时间、人力、物力、资本等方面展开,围绕着业务主线对各个阶段业务需要的场地、设施、设备、材料、人员、外部协作等资源分别预估。

二、初创公司商业化的关键要点

(一)主要流程

一个医疗器械公司从成立到商业化,主要包括工商注册、产品设计开发、体系建立、创新产品申报、注册检测、临床试验、注册申报、生产许可申请、产品上市等必要阶段。

1. 公司成立　公司实行注册资本认缴制和三证合一登记制度,注册流程简化、费用节约与周期也缩减。在公司注册前,需认真思考经营范围,前置考虑未来产品生产范围,避免后续再变更。

2. 产品开发设计　产品设计开发可分7个阶段,即策划阶段、设计输入阶段、设计输出阶段、小试阶段、中试阶段、定型阶段、注册资料准备阶段。

研发的总体时间与资源统筹,降本增效是关键。技术层面,专业高效的研发团队是前提和基础。法规层面,专业CRO公司或引进法规团队对产品开发进行严格的风险评估,明确产品申报类型等。很多创新器械公司在产品已定型、开模后,才开始引进法规人员或寻找咨询机构,此时的干预往往急于补救,严重的可能涉及改模、重新设计等。因此,创始人要有法规前置的意识。此外,这个阶段的产品专利布局同期展开(或提前),专利申报可以委托相应机构,后期若涉及专利较多,亦可引入兼职或专职人员。

创新医疗器械申报(即绿色通道)审批标准:①产品核心技术发明专利权:审批申请人经过其技术创新活动,在中国依法拥有产品核心技术发明专利权,或者依法通过受让取得在中国发明专利权或其使用权,或者核心技术发明专利的申请已由国务院专利行政部门公开;

②国内产品：主要工作原理/作用机制为国内产品性能或者安全性与同类产品比较有根本性改进，技术上处于国际优秀水平，并且具有显著的临床应用价值；③产品基本定型：申请人已完成产品的前期研究并具有基本定型产品，研究过程真实和受控，研究数据完整和可溯源。若企业产品设计满足上述要求，则应着手申报创新。创新特别审批是申请人已完成产品的前期动物研究，并具有基本定型产品，即可申报。

3. 体系建立 医疗器械生产企业需严格按照法规要求建立质量管理体系。初创公司需要面临厂房选址和设计、建设等问题。

厂房规划：厂房需要根据产品管理类别进行考量。非无菌产品要求相对较低。若为无菌、体外诊断类产品，则应严格按照法规和标准选址，远离有污染的空气和水（如远离铁路、码头、机场、交通要道以及散发大量粉尘、屠宰场、染料等），对厂房的设计和装修，必须请专业的团队和公司来设计和施工，如行政区、生活区和辅助区不得相互妨碍影响，空气洁净级别不同的洁净室（区）之间的静压差应大于 5Pa，洁净室（区）与室外大气的静压差应大于10Pa，空气洁净度级别进行合理布局，人流、物流走向应合理，避免交叉污染，注意洁净室的水池或地漏等。虽然委托专业公司负责，但整个过程都需要专业体系人员进一步把关，避免整改，比如消防、环评等通不过等。

体系认知：质量管理体系是个系统工作，要有系统的观念和思维。下文会重点讨论。

4. 注册检验

（1）法规背景：《医疗器械注册与备案管理办法》明确规定，申请第二类、第三类医疗器械注册，应进行注册检验。医疗器械检验机构应依据产品技术要求对相关产品进行注册检验。注册检验样品的生产应符合医疗器械质量管理体系的相关要求，注册检验合格的方可进行临床试验或者申请注册。办理第一类医疗器械备案的，备案人可以提交产品自检报告。

（2）注册检验内容：医疗器械注册检验时，检验机构（必须是 NMPA 认可有资质的机构）会依据企业所提供给的医疗器械产品技术要求做相应的检验，检验内容主要包括安规性能检验、EMC 电磁兼容性检验（有源产品需要，无源产品不需要）、生物相容性检验等。

（3）检测周期：企业送检通常要在医疗器械检验机构排队，根据各地情况不同，等待 60个工作日到 200 个工作日都可能。企业可以在产品开发立项过程中引入专业法规人员把关，协助研发工程师在设计之初就能明确遵循的标准和法规要求，降低后期整改难度，并在送检前的开发阶段做好充分的验证测试，顺利提高检测通过率。

5. 临床评价 临床评价路径：临床评价的三种途径，对列入《免于进行临床试验的医疗器械目录》中的产品，有条件的免于临床试验；对于同品种医疗器械临床试验或临床使用获得的数据进行分析评价；按照《医疗器械临床试验质量管理规范》开展临床试验；产品若不在目录内，则只能通过临床试验或临床评价两个途径。对于新公司首款产品，条件允许的话，建议做临床试验。首先，免临床途径很难拿到经验数据和对比资料的授权，而且首款产品注册上市后，其他产品注册也会很快启动，便于后续产品临床工作开展。关于临床试验工作，对于初创团队而言，建议委托第三方有实力、专业的 CRO 团队，利于更快、更好地推进临床进度。

6. **产品注册申报**   撰写准备产品综述资料、研究资料、生产制造信息、临床评价资料、产品风险分析资料、产品技术要求、产品注册检验报告、说明书和标签样稿等资料清单,整理递交 NMPA。

7. **生产许可申请**   二类、三类医疗器械生产企业应向所在地省、自治区、直辖市药品监督管理部门申请生产许可,并提交其符合条例规定条件的证明资料以及所生产医疗器械的注册证。受理生产许可申请的药品监督管理部门应自受理之日起 30 个工作日内对申请资料进行审核,按照国家药品监督管理局修订发布的《医疗器械生产质量管理规范》的要求进行核查。对符合规定条件的,准予许可并发给医疗器械生产许可证;对不符合规定条件的,不予许可并书面说明理由。根据现行法规,医疗器械先注册后许可。所以新办企业会面临一个特殊时期,拿到注册证不能马上销售,需要申请生产许可证。

申请周期:生产许可申请,法规规定为 30 个工作日,即 1 个月的时间。若现场审核无重大缺陷,并整改顺利,基本上 2~3 个月即可拿到生产许可证。在此阶段,公司可提前预热,做好市场推广,参展试用,但不可销售。

生产许可证与注册证区别:医疗器械产品注册证是医疗器械产品上市销售的合格证明。一类医疗器械产品备案,向市级药品监督管理局提交备案资料。二类医疗器械产品注册,向所在地省、自治区、直辖市药品监督管理部门提交注册申请资料。三类医疗器械产品注册,注册申请人应向国家药品监督管理局(NMPA)提交注册申请资料。医疗器械生产许可证是医疗器械生产企业获得医疗器械产品生产的资质证明。从事一类医疗器械生产的,向市药品监督管理局备案。从事二类、三类医疗器械生产的,向省、自治区、直辖市药品监督管理局申请生产许可,并提交相应的证明资料以及所生产医疗器械的注册证。

(二) 规划与统筹

医疗器械的研发与商业化资源密集型的活动,创业者在开始要深度考量所需资源与条件如何落地。在考虑详细的运营规划的之前,创业者先需要思考产品商业化的一条简化后的主线——主要产品是什么,这个产品如何获批,中间需要经过什么过程。然后,逐步展开与细化过程链条上的节点,针对过程中各个步骤的投入资源横向展开:人——团队人员配置计划;物——完成研发生产销售所需要的设备、材料、场地等;财——根据前两者的需求,核算出资金需求。下一步,考虑时间维度,将上述资源需求按照时间线、互相的前置条件逻辑安排在一个总的计划表中,这就是一个创业公司运营规划的雏形。

在运营规划表进一步调整与丰富的过程中,创始人需要与研发、注册、生产、市场销售团队分别核对、校正、丰富相关部分的信息和数据,以保证公司的统筹规划始终根据公司的实际情况、外部市场环境(行业与资本市场)动态调整,对未来的预算与计划才能留出充足的资金储备。公司的整体运营计划与财务预测,从公司成立开始一直到贯穿产品研发、生产以及商业化的全程,通常在每一轮融资前,需要公司提前准备至少三年内的预算与收入预测。

运营预算基于实际业务的规模与进度,主要包括以下几方面:

1. **运营计划**   产品从研发到生产与商业化全程所需要的关键里程碑,主要的工作内容与时间点。

2. **人员配置计划**　执行业务运营计划所需要的人员配置。

3. **市场预测**　对于未来产品拿证销售以后的收入与市场份额的预测,同时也为后续市场与销售环节人员配置的预测提供了基础。

4. **成本与费用预测**　综合考虑所有费用,包括员工薪酬、场地、设备、耗材、生产与销售相关的各类成本与费用。

创业者应该从公司的主要里程碑开始规划进展,早期的主要里程碑与研发相关,中期与生产相关,后期与市场、销售相关。常见的里程碑包括概念验证、研发进度、生产的转产与量产、FIM 与临床试验、提交材料与拿证、物价与医保、销售爬坡、盈亏平衡等。

(三) 财务预测

1. **目标市场规模**　市场规模(market size)又叫市场空间、市场容量,代表市场有多大,对确定产品在市场上是否有空间至关重要。产品所处的细分市场规模、增长趋势是吸引投资人的关注的关键。

在用数据和预测来呈现市场空间时,需要收集各种数据信息,用可靠的市场推算方法,尤其是估算一个尚无销售数字的新的产品品类时。需要注意的是,市场规模需要动态调整,随着后续市场理解深度增加、调研不断展开、外部环境不断变化,市场规模的估算不断进行调整以保证尽可能准确。

2. **TAM**

(1)潜在市场总额(total addressable market,TAM):指特定产品或服务在市场中的潜在用户总数,即所有可能使用产品的用户群体,它是建立在市场中没有竞争对手、所有市场都可触达的理想条件下的。

(2)可服务市场(serviceable available market,SAM):SAM 是 TAM 的子集,指公司的产品或服务可占据、渠道可触达的市场,或者说有可能购买公司的产品或服务的用户总数。以学校为例,SAM 会对 TAM 进一步细分,比如国内的、公立的、具备独立编程实验室的学校总数。它是一个更有用的数字。

(3)可获得市场(serviceable obtainable market,SOM):指的是公司的产品或服务当前所获取或未来将要获取的 SAM 的一部分,即对产品或服务感兴趣并愿意付费的用户群体。除非公司拥有 100% 的市场份额成为垄断公司,否则 SOM 始终低于 SAM。

SOM 代表产品或服务的短期销售潜力,SAM 代表产品或服务的目标市场份额,TAM 代表产品或服务的潜在规模。

3. **自上而下和自下而上的分析方法**

(1)在计算市场规模时,有三种常见方法,即自上而下分析法、自下而上分析法以及竞品推算法。

1)自上而下分析法(top down):是指通过一些第三方市场分析和统计报告来确定一些整体数据,比如产品的目标用户总数、产品消费总额或产品总体销量等,然后再从业务角度对市场进行层层细分。缺点是缺乏和用户的沟通和验证,第三方的报告可能会对某些细节有所遗漏,往往会高估市场规模。

2)自下而上分析法(bottom up):是指先确定一定范围内符的数据,比如产品的目标用户总数、产品消费总额或产品总体销量等,然后以此为基准去推测整体市场中的对应数据。在真实的市场分析中,可以包含更多细分步骤以使分析结果更准确。

3)竞品推算法:是指使用竞争对手或强相关产品的数据来推算当前市场规模。

创新医疗器械的市场估算通常难度较大,因为大部分产品都是针对的某个细分需求,是新兴市场或小市场,目前没有公开销售数据等。为了数据尽可能准确,需要综合自上而下和自下而上两种方法来对市场规模进行综合判断。

(2)通常自下而上的一些计算方法:

1)细分市场加总法:细分市场是指不同的细分领域加总在一起。通常适用于市场内产品可穷举,并且能够获得精准的数据。

$$目标行业市场规模 = \sum 目标行业细分市场规模$$

例如,估算某年中国介入瓣膜的销售额 = 介入主动脉瓣销售额 + 介入肺动脉瓣销售额 + 介入二尖瓣销售额 + 介入三尖瓣销售额。

每个细分市场的销售额,都是销量 × 平均单价,销量可以根据目前的销量和发展趋势进行估算: $\sum$ 销售额 = $\sum$ 销量 × 平均单价 = $\sum$ 目前销量 × (1+ 增长速率) × 平均单价。

2)需求渗透率分解法:根据产品的目标人群的需求出发,来测算目标市场的规模。适用于估算大市场或者没有明显可替代品的市场。

$$目标行业市场规模 = 目标需求人群数量 × 渗透率 × 目标行业产品均价$$

在器械针对的适应证方面,通常采用患者的患病率、发病率、一线和二线治疗及治疗渗透率来计算。

(3)自上而下的一些计算方法:

1)大市场推算法:通常是确定目标市场,从目标市场更大的上一级市场往下推算的方式。上一级市场既可以是区域意义上的,也可以是行业意义上的。这样的推算通常适合上一级市场规模更易获取数据和进行估算,并且大市场和小市场份额相对稳定或者份额变动易知的情况。例如,从全球市场规模推算到亚太市场规模,再推算到中国市场规模。

2)关联数据推算法:关联数据指的是与目标市场发展的相关性较高的数据,通过与这些高相关易获得的宏观数据,进行回归分析实现预测。

3)同类对标法:在市场发展的过程中,已经存在例如美国、欧洲、日本等市场类似的发展路径时期的规模,以此为据进行估算。估算逻辑如下:目标行业市场规模 = 对标同类市场规模 / 对标同类关联数据 × 目标行业关联数据。

以上是关于"量"的计算,市场空间还需要考虑到"价",即产品的价格。对于医疗器械产品,目前市场上是否有同类产品、是否已有收费项目、招标采购方式、是否已进入国家医保,都是价格角度需要关注的问题。尤其在中国市场,国家基于医保控费的考量下的带量采购,也会影响产品未来上市后的价格。

4. 财务预测　通常在创业公司撰写商业计划书过程中、投资机构做出投资决策过程中,会对公司进行财务预测,即通过搭建财务模型来预测公司未来几年的盈利走势。创始人在预测之前,需要明确盈利预测的目的,即投资人最关注哪些问题,基于预测数据能得到什么结论,是否符合公司业务经营状况、符合行业发展趋势,是否逻辑自洽。投资人最关心的问题:①是否还需要追加投资,未来还需要多少轮融资,融多少钱才能支持产品拿证;于创新器械公司,如果是需要临床的长周期产品,早期没有收入,很长一段时间处于亏损状态,需要外部融资支持现金流。投资人要考虑未来的资金需求与拿证周期,并综合评估未来的融资难度,以免自己被"套牢"。②公司什么时候能实现盈利,盈亏平衡点是多少,公司未来3~5年的收入与利润:研发型公司短期之内都无法产生收入,需要评估产品上市时间点和未来盈亏平衡,以进一步推算企业 IPO 或并购的落地性。③收回投资成本要多久,投资收益率(IRR、DPI)如何:时间、风险与收益,是投资人始终关注的核心问题。由于现在 VC 的募资环境严峻,投资人对这个问题越来越关注,而且相对早些年关注 IRR,近年来投资人对于 DPI,也就是现金绝对值收益更关注。

针对以上核心关注点,创始人需要对于现金流预测格外关注,即销售额预测和成本费用的估算。在此基础上,投资人可以测算能否保本、多久回本、是否需要追加投资、投资回报率、投资收益率等。

财务模型三张表——资产负债表、利润表、现金流量表有相互的勾稽关系,涉及相对复杂的会计处理,在此不赘述,创始人可以借助专业财务人员的协助来共同做企业的财务预测。

(1)收入与利润的预测:主要回答的是投资人"为什么投"的问题,因为公司何时能 IPO或被并购(投资人的主要退出路径实现超额收益),很大程度上与公司未来的收入增长速率相关。

财务预测的核心是对利润表的预测,在此基础上再推出另外两张表。而在利润表的预测中,基础假设是出发点,也是财务预测合理性的关键。

(2)现金流预测:回答投资人"要花多少钱"的问题,主要与评估投资风险相关,因为研发类公司一段时间内都靠外部融资,总预算可以综合未来市场环境、竞争环境来推演融资难度,综合评估项目的投资风险。对于创始人,最重要的是做财务预算,因为大部分创新器械公司早期都在研发和临床的"花钱"阶段,3~5年内产品都是在销售前阶段无利润可言,投资人关注的主要是"花多少钱(未来总的计划融资额)""花得有多快(burn rate)""花在什么地方(预算计划)"的问题。

(四)启动中的关键问题

对创业团队来说,把概念实现为最终产品的能力非常重要。因为从早期投资角度的评估来看,产品的可行性与早期创业公司(产品为核心的医疗器械公司)的价值与风险直接相关。从创业者来说,研发相关的整体策略与统筹非常重要,应该针对以下核心目的:

1. 从根本上解决最初的临床需求。

2. 为技术提供工程框架,以解决重大的技术相关风险。

3. 为降低临床相关风险和商业化风险,研发需要始终整合终端用户的体验与反馈,不断在设计验证环节"测试—反馈",最终实现满足有效性、安全性、使用性的产品。

4. 在公司的早期资源有限的情况下,如何通过团队与综合资源的整体统筹与管理控制成本。

5. 时刻敏锐地捕捉市场动态,针对终端用户需求与竞争格局,持续地开发新产品与产品迭代,扩充公司的产品线以扩大业务板块。

三、团队

(一) 顶层设计

1. **控制权**　在公司持续发展、多轮融资直至上市中,创始团队的持股比例会逐步稀释下调,如何保障沿着公司的发展战略持续推进、保持对经营管理的掌控权成为极大挑战。创始团队保持控制权的方式多种多样,创业公司早期通常以一致行动人的方式来保证对公司的实际掌控。一致行动人在公司起步融资阶段就可设计和规划,创始人通过协议、公司章程来约定和联合创始人、经营团队、机构投资人的代表权利和权益,从而保持对公司经营的实际掌控。

在多轮融资的过程中,针对每一轮不可避免的股权稀释,创业者了解融资常规稀释比例,有助于"节省"每一轮稀释的股权,比如:①创始阶段的"415":创始阶段原则上创始股东不超过 4 人、1 个控股大股东、超过 50% 股权。创始股东过多,利益和沟通成本太高,也不利于后续投资资金的进入,超过 50% 股权可以保障从法律上对公司所有权和决策权的控制。②种子 / 天使轮:种子期和天使投资占股一般在 15%~30%,器械领域常见 20%,原则上不建议超过 40%,否则会极大削弱创始团队的动力。③早中期融资阶段:根据业务里程碑分割每一轮融资节点,通常每一轮间隔 1~1.5 年(根据资本市场冷热适当调整),A、B 轮通常每轮稀释 10%~15%、C、D 轮通常每轮稀释 5%~10%。随着每一轮融资额度不断扩大估值持续攀升,相应的股权稀释比例逐步降低。

重要的是,能够有与投资人博弈每一轮融资稀释比例的筹码,在于公司当前的实际含金量——里程碑按时兑现度(释放风险的幅度与速度、本轮估值的"实在"程度)、核心产品的市场天花板(直接与公司退出估值相关)。如果一级市场不是处于"热钱"过多、泡沫过多、通过 PR 就可以炒高估值的情况时,公司的估值相对理性,融资时在公司实际"成色"面前,谈判技巧是徒劳的。

2. **关键资源**　在公司的资源要素中,有一些是关键资源,是战略的胜负手,比如核心技术与工艺秘密、知识产权、人力资本、客户、供应链体系等。公司对外要建立壁垒构筑竞争力强的"护城河",对内要构筑对关键资源的控制。因为随着公司股权融资的推进和上市进程的启动,许多竞争已上升到资本运营层面,为保证公司利益,需要注意在公司章程和实际运作中设立层层防线,防止别有用心的公司控制与恶意收购等,比如防止公司关键资产出售增加被恶意收购的成本、关键客户资源和利益捆绑等。

3. **资本路径**　随着国内早期投资与多层次资本市场的发展,现在的创业公司可以结合自身发展阶段及资金需求有节奏地来系统安排融资进程,匹配不同类型的创业公司及资本机构。公司需要提前规范知识产权、财务审计等体系,以适应一级与二级市场(如果有上市计划)的融资需求。对于打算发展到中后期的公司,需要考虑 IPO 路径并提前进行里程碑管理与相关资源统筹。

4. **董事会**　董事会对内掌管公司事务,对外代表公司的经营决策机构。创业者应重视并努力构筑决策高效、资源广泛、能力互补的董事会,规范治理结构,为公司发展提供战略指导。建议公司在创始阶段就可尝试构建小型董事会,这样可以为公司早期战略与发展集思广益,且利于形成平衡高效的决策机制。

在公司多轮的融资过程中,在董事会中会逐步加入许多投资人代表担任公司董事。为避免未来与董事会相关的文件签署、工商变更等环节影响公司的重要发展(比如因某一机构拒绝签字而无法完成融资、现金流枯竭等恶劣情况),创始人应注意尽可能控制每一轮融资领投与跟投的数量,宜少不宜多,减少未来潜在的冲突可能与沟通成本。创始人要格外注意及时、充分地与各新老股东沟通。

(二) 治理结构与控制权

公司的治理结构非常关键,会影响到公司的成败。创业者在成立公司时需要思考以下关键问题:

1. 如何保证投资人的投资回报,即协调股东与公司的利益关系。在所有权与经营权分离的情况下,公司治理结构要从制度上保证所有者(股东)的控制与利益。

2. 公司内部各利益团体的关系协调,包括对管理层与其他员工的激励以及对管理层的制约。

3. 议事规则的制定和规范。公司的组织章程、管制架构、董事提名的程序、董监高的聘用、独立董事制度、审计/提名/薪酬委员会的议事规则、内审制度等构成了公司治理的基石和基础,决定和影响了公司的决策、运营管理风格和公司文化。公司可在引进投资的过程中,由投资机构牵头来系统构建公司的法人治理结构。

公司的治理结构又被称为"三会一层",具体是指股东会/股东大会、董事会、监事会及高级管理层。健全的组织机构、规范的治理结构可以促使公司正常、高效运转(表10-4)。

股东会作为有限责任公司的最高权力机构,股东会决议的作出将影响到股东的切身利益。因此,股东为了维护自身利益,实践中常会提出享有一票否决权的要求,并通过公司章程或者股东协议对一票否决权进行约定。享有一票否决权的股东掌握着公司重大事项的决定权,从而影响到公司股东会决议的作出。股东会由公司的全体股东组成(表10-5)。

表 10-4　公司治理结构

	股东会	董事会	监事会
人数	<50	3~13	>3*
会议	股东会会议分为定期会议和临时会议 (1)定期会议:依照公司章程的规定按时召开。事实上,定期会议的次数是有限的,公司在经营中遇到的必须由股东会进行决策的问题,多通过召开临时会议来解决 (2)临时会议:公司在必要时临时决定召开 代表>10%以上表决权的股东、>1/3(33.3%)以上的董事、监事会或者不设监事会的公司的监事提议召开临时会议的,应召开临时会议	没有强制规定有限公司董事会每年度的召开次数,董事会可依据公司章程的规定,召开定期或临时会议	监事会每年度至少召开一次会议,监事可以提议召开临时监事会会议。监事会设监事会主席1名

续表

	股东会	董事会	监事会
职权	股东会是有限公司的权利机构,《中华人民共和国公司法》规定的必须由股东会行使的职权,不可以转授给董事会或其他机构。股东会行使下列职权: (1)决定公司的经营方针和投资计划 (2)选举和更换非由职工代表担任的董事、监事,决定有关董事、监事的报酬事项 (3)审议批准董事会的报告 (4)审议批准监事会或者监事的报告 (5)审议批准公司的年度财务预算方案、决算方案 (6)审议批准公司的利润分配方案和弥补亏损方案 (7)对公司增加或者减少注册资本作出决议 (8)对发行公司债券作出决议 (9)对公司合并、分立、解散、清算或者变更公司形式作出决议 (10)修改公司章程 (11)公司章程规定的其他职权	董事会对股东会负责,行使下列职权: (1)召集股东会会议,并向股东会报告工作 (2)执行股东会的决议 (3)决定公司的经营计划和投资方案 (4)制订公司的年度财务预算方案、决算方案 (5)制订公司的利润分配方案和弥补亏损方案 (6)制订公司增加或者减少注册资本以及发行公司债券的方案 (7)制订公司合并、分立、解散或者变更公司形式的方案 (8)决定公司内部管理机构的设置 (9)决定聘任或者解聘公司经理及其报酬事项,并根据经理的提名决定聘任或者解聘公司副经理、财务负责人及其报酬事项 (10)制定公司的基本管理制度 (11)公司章程规定的其他职权	监事会、不设监事会的公司的监事行使下列职权: (1)检查公司财务 (2)对董事、高级管理人员执行公司职务的行为进行监督,对违反法律、行政法规、公司章程或者股东会决议的董事、高级管理人员提出罢免的建议 (3)当董事、高级管理人员的行为损害公司的利益时,要求董事、高级管理人员予以纠正 (4)提议召开临时股东会会议,在董事会不履行本法规定的召集和主持股东会会议职责时召集和主持股东会会议 (5)向股东会会议提出提案 (6)依法对董事、高级管理人员提起诉讼 (7)公司章程规定的其他职权

注:*股东人数较少或者规模较小的有限责任公司,可以设 1~2 名监事,不设监事会。此外,监事会应包括适当比例的公司职工代表,其中职工代表的比例不得低于 1/3,具体比例由公司章程规定。

表 10-5　股权比例与相应的股东权利

股权比例	控制权门槛	股权比例对应的股东权利
1/2	相对控制权 51%:控制线,绝对控制公司	为公司股东或者实际控制人提供担保的,必须由股东会或者股东大会决议。上述股东或者受实际控制人支配的股东,不得参加此项表决。该项表决由出席会议的其他股东所持表决权的过半数通过 创立大会应有代表股份总数过半数的发起人、认股人出席,方可举行 (多数)股东大会作出决议,必须经出席会议的股东所持表决权过半数通过

续表

股权 比例	控制权门槛	股权比例对应的股东权利
2/3	绝对控制权 67%：相当于 100% 权力，修改公司章程 / 分立、合并、变更主营项目、重大决策 安全控制权 34%：一票否决权 30% 上市公司要约收购线	股东会会议做出修改公司章程、增加或者减少注册资本的决议，以及公司合并、分立、解散或者变更公司形式的决议，必须经代表 2/3 以上表决权的股东通过
		上市公司在 1 年内购买、出售重大资产或者担保金额超过公司资产总额 30% 的，应由股东大会做出决议，并经出席会议的股东所持表决权的 2/3 以上通过
		公司期限届满或解散事由出现，公司修改公司章程使公司存续
1%	代位诉讼权 1%：派生诉讼权，可间接的调查和起诉权（提起监事会或董事会调查）	董事、监事、高级管理人员执行公司职务时违反法律、行政法规或者公司章程的规定，给公司造成损失的，有限责任公司的股东、股份有限公司连续 180 日以上单独或者合计持有公司 1% 以上股份的股东，可以书面请求监事会或者不设监事会的有限责任公司的监事向人民法院提起诉讼
3%	临时提案权 3%：提前开小会	单独或者合计持有公司 3% 以上股份的股东，可以在股东大会召开 10 日前提出临时提案并书面提交董事会
10%	临时会议权 10%：可提出质询 / 调查 / 起诉 / 清算 / 解散公司	定期会议应依照公司章程的规定按时召开。代表 1/10 以上表决权的股东、1/3 以上的董事、监事会或者不设监事会的公司的监事提议召开临时会议的，应召开临时会议 股东大会应每年召开一次年会。单独或者合计持有公司 10% 以上股份的股东请求时，应在 2 个月内召开临时股东大会 股东大会会议由董事会召集，董事长主持；董事长不能履行职务或者不履行职务的，由副董事长主持；副董事长不能履行职务或者不履行职务的，由半数以上董事共同推举一名董事主持 董事会不能履行或者不履行召集股东大会会议职责的，监事会应及时召集和主持；监事会不召集和主持的，连续 90 日以上单独或者合计持有公司 10% 以上股份的股东可以自行召集和主持 代表 1/10 以上表决权的股东、1/3 以上董事或者监事会，可以提议召开董事会临时会议 公司经营管理发生严重困难，继续存续会使股东利益受到重大损失，通过其他途径不能解决的，持有公司全部股东表决权 10% 以上的股东，可以请求人民法院解散公司

（三）股权分配与激励

合理的股权架构应保证核心创始人对公司的控制权，保证公司股权结构的稳定。此外，需从长远考虑，预留股权以吸引有能力的人才、激励核心员工，并提前约定股权兑现、创始人退出时的股权处理机制；还应考虑后续融资对股权的稀释，处理好与投资人的股权分配问题。股权分配原则一要保证核心创始人的控制权；二要通过股权分配帮助公司获取更多资源，帮助核心创始人找到有能力的创始团队成员、能为公司提供资金与资源的投资人；三要动态调整股权，吸引人才，淘汰庸才。

1. 创始团队的股权分配　创始人需要了解常规的股权分配原则,股权结构设计要简单明晰,有核心股东,资源互补,股东之间相互信任,并且要预留出股权激励的部分。其中,创始团队之间的股权分配需要注意:

(1)量化投入要素:对于创新公司,除现金、技术出资外,对于提供可落地执行创意的创始人,也应给予一定的股权。全职在公司工作的创始人,也应比兼职的创始人获得更多股权。初创公司分配股权时,可以将上述创始人对公司的投入要素,按照市场价值进行估值,对每位创始人的贡献进行量化,然后根据其在所有要素总价值的占比,进行股权比例的分配。量化要素包括资金、场地、知识产权、可落地的创意、工作时间、资源、信誉与创业经验、核心创始人身份等。其中,不可忽略的一点是,需要给予核心创始人(通常指的是 CEO)单独一份"创始人身份股",通常该份额为 20%~25%,以保证核心创始人在公司初创时对公司享有控制权。

(2)避免股权结构雷区:合理的股权架构有利于公司的稳定发展,相反,如果公司股权分散或创始人之间股权比例过于接近,则可能在创始人意见不合时无法解决分歧,拖延决策过程,甚至导致公司陷入僵局,最终错失发展良机。

1)避免五五分的股权结构:股东会决议的一般事项,持有 1/2 以上表决权的股东通过即可,但对于特定重大事项的决策,如修改公司章程、增加或减少注册资本、公司合并分立解散或变更形式等,必须由股东会超过 2/3 表决权同意才可以生效。因此,股权结构中首先必须要避免的便是平分股权 50%(或三人合伙时每人持股 33.3%)的股权比例,看似平衡,实际上是最不稳定的股权结构,这会导致任何一个决定都需要所有创始人都通过方能生效,有一个人不同意都不能生效,极大地增加了公司的决策成本,尤其是当创始人之间存在意见分歧之时,它对公司发展的伤害是致命的。

2)核心创始人的股权比例应高于其他创始人股权比例之和:在创始团队人数大于 2 名的情况下,应保证核心创始人的股权比例高于其他创始人的股权比例之和。例如,创始团队由 3 名创始人组成,那么股权结构的基本参考原则是大股东股权比例>二股东股权比例 + 三股东股权比例,可以考虑的结构有 70%:20%:10%、60%:20%:20% 或者 60%:30%:10%。

2. 团队激励　融资时常提到的"ESOP",也就是用于团队激励的员工期权池,常用于吸引、激励优秀人才,和公司共同成长、实现利益共享。常见的激励工具包括限制性股权、期权和虚拟股(表 10-6),需要注意的是,国内并没有非上市公司期权或虚拟股权的制度安排,现在市场上流行的激励工具都是模仿国外期权制度的内涵,根据中国的合同法、公司法和合伙公司法改进落地的产物。

表 10-6　团队激励

比较因素	限制性股权	期权	虚拟股
员工持有激励股权的时间点	授予时即持有	行权后才持有	一直不持有
员工的出资要求	一般授予后(一定期限内)针对全部限制性股权出资	被授予时,员工无须实际出资 一般行权后(一定期限内)针对可行权部分出资	无须出资

续表

比较因素	限制性股权	期权	虚拟股
是否享有股权分红/增值	授予后(成为股东后)针对全部被授予的部分可享受分红/增值,但一般针对未解锁部分,待解锁后支付	授予后不享有,行权后针对已行权部分可享受分红/增值	根据约定而定
绑定对象及激励效果	因员工需较早支付相应成本、承担一定风险,即较早将其实际利益与公司发展绑定、与公司共进退,故更适合用于高管,其对公司的业务发展会更了解,且有一定控制力,使其对公司的经营更具有主人翁意识	对于员工的长期绑定效果稍弱,员工可以自主选择是否行权及行权额度,相对适合激励更广泛的一般员工	员工仅享有虚拟股的分红和增值,并不会成为公司的实际股东,绑定效果最弱,相对适合风险意识较强、倾向于接受金钱激励的员工
收回难度	较难,需员工配合办理工商变更登记	较容易,未行权的可直接收回,无须员工配合	容易,不涉及工商变更登记

1. 股权激励对象　公司股权激励的对象应随公司发展阶段不同而调整。在初创期,公司重在吸引关键人才、激励创新,员工少而精,多为核心元老,更需要 pay for person,员工股权激励的覆盖面大。同时在公司早期资金紧张、基本工资和福利水平低于市场平均水平的情况下,股权激励可弥补薪酬缺口。随着公司成长发展,公司风险降低、工资水平提高、股权价值提升,员工也更多来自人才招聘和培训,可替代性强,此时股权激励的覆盖面缩小,激励对象的选择应更谨慎。

公司在选择激励对象时,可以综合考虑以下因素:①员工的工作年限、历史贡献、职位层级、业绩条件、未来潜力。②员工的个人意愿及风险偏好,看员工更愿意拿到眼前的现金激励,还是更期待未来股权的增值。③公司的业务特点和员工的岗位性质:例如对于公司的核心技术人员、营销人员、财务人员和行政人员来说,股权激励能带来的价值不同;而在研发领域,核心技术人员的可替代性和能够带来的贡献也是有差异的。

2. 股权激励的架构安排　创业公司常见的 ESOP 架构(图 10-6),员工持股的份额放在一个合伙公司平台上,被激励员工作为合伙公司的有限合伙人享有相应权益,创始人通过担任 GP 可以对整个合伙公司平台进行控制,避免了个人直接持股的弊端。

虽然该架构不节省税务成本,但创始人更需要考虑的是对 ESOP 份额的控制力,主要是因为

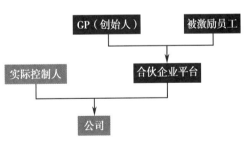

图 10-6　股权激励架构安排

国内公司在办理工商变更登记、上市前股改及未来上市时,可能需要直接股东的配合。任何小股东的不配合,都可能对公司的融资和上市造成严重不利影响。在公司法下,直接股东拥有对公司账簿等资料的查阅权甚至复制权,若一位离职的员工经常要求检查公司账簿、复制公司资料,创始人肯定难以接受。

四、融资

(一)资本对于公司的战略意义

1. **战略规划**　一名富有经验、深度了解行业的高水平投资人,可以在公司发展早期辅助创业者进行关键的顶层设计。优秀的战略规划能够帮助公司以较短的路径走向成功,尽可能避免一些不必要的风险与弯路。比如,医疗器械公司产品线的选品与优先级规划,有一开始的单品如何拓展整体产品板块与公司的顶层故事线、公司的治理结构与顶层设计、早期的战略布局与资源引入等,会直接影响到公司中后期融资的顺利与否。

2. **产业资源**　有些行业内的领先公司会进行战略投资,这一类战略投资通常会给予公司相关的行业资源,如直接的销售渠道等能在实际业务过程中给予直接的帮助,也可能是公司未来并购退出的潜在买方。

3. **资本杠杆**　在公司发展的中后期,善于运用资本作为杠杆撬动相关的资源,从而弯道超车领先于其他竞争对手。比如,通过融资的资金或并购基金,来直接并购某些产品线/产品板块、关键专利、销售团队/销售网络,相比自己发展上述业务所花费的时间与不确定性,运用资金杠杆可以快速地扩大公司体量或推动公司的进度条。

(二)不同阶段投资人的立场与预期(图 10-7)

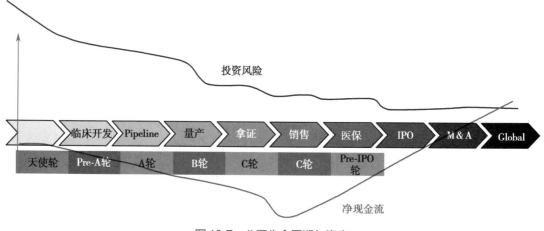

图 10-7　公司生命周期与资本

需要注意的是,即使同样是投资人,产业投资人与财务投资人关注点不同,不同投资阶段的投资人对于收益预期也不同。这与公司不同时期的投资人所承担的风险(公司研发、验证、商业化等不同环节的不确定性)以及投资的资金体量(即投资成本)有直接关系。对于天使轮(包括种子轮和天使轮)、成长期(风险投资机构或早期投资机构/各类 VC)、中后期(PE类)三个阶段的投资人所承担的风险以及收益期待完全不同:

1. **天使投资**　通常投资金额在人民币 500 万元以下(50 万元、100 万元、200 万~300 万元为常见金额),承担最大的风险。但是从投资体量来看,只要投资收益能够足够覆盖投资的本金时(未必是最终阶段的 IPO 退出,这些原始股东可在后续轮次中出售老股获得现金收益),投资人就可以获得相对满意的收益。即使创新者的产品对应的是一个细分狭窄的利基市场(市场空间不大),成立公司后以较低估值被并购,或在后续的融资过程中转让老股所获得的收益,也足够覆盖天使投资人所付出的资金成本。天使投资对于并购退出的路径上估值的门槛要求,相比后两者投资人会相对低一些。

2. **早中期或成长期** 也就是市场上绝大多数的早期投资机构,又称风险投资机构(VC)。由于他们所介入的时间阶段大多数在公司的 A、B 轮,投资的资金体量开始跨越千万级别(假设是三类高风险介入器械,A 轮通常在 1 000 万~2 000 万元,B 轮通常在 3 000 万~5 000 万元),但是风险尚未完全释放,尤其在医疗器械的 A 轮和 B 轮,对应的里程碑通常在产品的形式检验、FIM、人体临床前这些时间点,面临的风险依旧非常大,而相对天使投资这些早期投资机构所付出的资金成本却是他们的 10 倍左右,因此,早中期投资人对于公司的市场空间、产品风险会考量得更大。为了对冲以上的风险,早期投资人对于收益的倍数要求很高,通常要在 5~10 倍以上,而且对于退出的落地性可行性评估会更严格,因此,在这个阶段的融资难度要比天使轮等早期阶段高很多。很多公司在天使轮、A 轮融资相对顺利,但当面临 B、C 轮融资阶段时难度通常会增加,有的甚至因为融资不顺利现金流中断。创始人如果想顺利靠外部多轮融资支持,跨过产品上市前的无营收阶段(通常 3~5 年以上),需要在早期考虑到中后期投资人所考量的一些因素。

3. **中后期** 公司中后期、上市前阶段的融资时,PE 机构会开始参与投资。此时公司的技术可行性、生产可行性、临床有效性与安全性的验证相关风险已经大部分释放,虽然未来可能会有市场和销售环节存在未知性,但公司发展的确定性大大增高,此时公司的估值也会相对较高。PE 对于风险与确定性敏感,对于收益的要求较早期类型的投资人略低。PE 投资的资金体量通常上亿元或几亿元,通常此阶段公司在 pre-IPO 或拿证临近阶段,可能被并购或 IPO,PE 对于公司的退出确定性的要求会非常高,对公司的风险相关考察如业务、财务、合规等会更严格。

(三)融资来源

创业公司根据目前经营情况与未来发展需要对外融资,常见的融资来源包括股权融资、政府补贴、债权,主要区别在于资金的权益不同。

创业公司发展早期,通常以股权融资为主要资金来源,股权融资通过公司出让部分所有权来融资,不需向债权融资还本付息,但收益要求较债权更高。股权融资中,在公司发展的早中期以风险投资(VC)为主,中后期以产业投资者、私募基金(PE)为主。政府补贴金额较股权融资相对较小,公司在可以通过产品、技术、人才获得相应地方政府的政策支持与补贴。债权方面,包括民间借贷、银行贷款等,在部分产业园区,创业公司可以获得地方政府一些优惠政策支持的银行贷款。

PE/VC 投资创业公司,主要包括投—管—退三个阶段,投是指投资机构通过尽调、谈判、签署交易文件、交割等程序投资到创业公司,管是指投资机构参与自创业公司的经营管理和重大事项的决策,退是指投资机构从创业公司中退出(并购或 IPO 方式为主)以实现投资收益。

股权投资人类型:①股权众筹:创业者向普通投资者出让一定比例的股份,投资者通过出资入股公司。②天使投资:由有实力的个人将资金投资于风险公司,通常是有相关行业背景的资深、高净值人士或专业投资人,也有专注于天使轮的投资机构。③产业投资:传统产业集团面临着转型升级、寻找公司新的产品、板块、细分行业增长点,参控股、收购是重要路径,行业常见少数股权投资作为战略投资,未来可能会与产业集团的业务有战略协同,会嫁接产业资源,部分资源会对公司业务有直接助益,比如销售网络等。④风险投资(VC):风险投资机构都有相对成熟的投管流程、投资团队、风控体系来系统筛选与投管项目,每家机构有各自的投资偏好,在投资阶段、细分行业、投资金额等方面都有清晰、明确划分。⑤私募股权基金(PE): PE 基金相对 VC 基金的基金规模和单笔投资金额更大,但每年的投资出手频次较少,通常为个位数。PE 主要投资发展阶段在中后期的公司,于器械公司来讲,此阶段通常已经完成临床试验、拿证前后,或已经开始销售、有一定的收入利润等,关于产品的临床风险已经释放。

(四)里程碑与融资规划

融资规划通常涉及股权融资的轮次及股权稀释,以一个三类高风险器械举例,假设以未盈利方式 IPO,创业公司在 IPO 前往往需要 5~7 轮股权融资,需要注意的是,融资难度、资金量、周期会依资本市场冷暖上下浮动。医疗器械公司根据融资轮次与股权稀释的情况,可划分为以下几个阶段:①种子轮:公司刚工商注册成立,团队仅几个创始人,产品尚处于概念阶段,公司的规划可能仅处于 PPT 阶段。资金来源一般是创始人与合伙人,融资规模一般在 50 万 ~100 万元。②天使轮:公司初步发展,团队 10 人以内,但尚未完成产品开发或仅开发出原理样机。资金来源一般是创始人与合伙人、天使投资人 / 机构。融资规模一般在 100 万 ~500 万元。公司一般要出让 10%~20% 股权,20% 较常见。③ A 轮:团队包含初步研发与管理人员,通常 20~30 人以内,以研发团队为主,产品开发处于工程样机或准备送型式检验阶段。资金来源主要是 VC,融资规模在 500 万 ~2 000 万元。A 轮融资公司一般要出让 10%~20% 股权,本轮开始设立员工激励期权池(ESOP)用于未来的员工激励,创始股东通常拿出 10%~20% 股权设 ESOP。④ B、C 轮:团队包含研发、生产、注册,初步建立厂房,产品处于完成动物实验、有初步 FIM 人体数据或启动临床试验阶段。资金来源主要是 VC,融资规模在 5 000 万 ~2 亿元,公司一般要出让 10%~15% 股份。⑤ D、E 轮:团队包含市场、销售团队,公司系统建设基本完成,产品完成规模化量产,临床试验结束或药监局获批,准备商业化销售,公司为 IPO 开始作准备。资金来源以私募股权投资机构(PE)为主,融资规模在 1 亿 ~2 亿元以上,公司通常要出让 5%~10% 股份。⑥ IPO:公司系统完善,有规模化销售与盈利,开始实现销售爬坡。公司计划扩展产品线、并购等战略规划,IPO 后融资规模一般在 10 亿元以上(图 10-8)。目前根据资本市场的发展与放开,创新器械公司通常会选择以未盈利公司标准走科创板或港股 18A 上市。

融资规划的关键在于确定融资金额与估值。前者,需要创业公司明确公司产品里程碑及预算,计算未来资金缺口,并根据时间周期与风险浮动后确定融资金额,通常是资金缺口的 1.5 倍。后者决定了团队股权稀释的程度,无论估值以市盈率法(PE)还是现金流折现法(DCF),器械公司需要注意产品市场空间以及未来盈利的大小对于估值的影响至关重要,在做早期产品线布局与规划时需要提前考量。

在融资时,创始人需要了解不同类型投资人的关注点,与投资人谈判便于抓大放小,提高交易效率。

1. 投资人类型　根据投资目的,投资人分为产业投资人和财务投资人(表 10-7)。

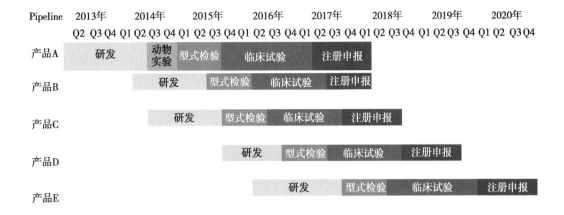

资金支出/万元	500		2 000	4 000	5 000	5 000	7 000	8 000	15 000
轮次	天使轮	Pre-A+A轮	Pre-A+A轮	A轮	B轮		C轮		preIPO
目标融资额									
估值									

图 10-8　里程碑与融资规划示意

表 10-7　产业投资人和财务投资人区别简介

	产业投资人	财务投资人
投资人所处行业	与目标公司业务相关的行业	金融业
投资目的	战略布局、延伸整合产业链、扩大业务板块	实现财务回报
是否会谋求控制权	可能性较高	可能性较低
一票否决权侧重点	公司业务和竞争关系管理	公司财务支出和投资人优先权方面的细致要求
对创业公司产生的积极作用	1. 为创业公司业务发展管理等方面提供经验 2. 成为产业投资人产业链的一部分,提高创业公司技术水平和收入利润	1. 解决公司资金需求 2. 帮助公司招募高管、物色人才 3. 完善公司治理结构,督促公司合规经营
可能给创业公司带来的风险	1. 可能谋求创业公司控制权 2. 深度介入创业公司业务,可能出现利益冲突 3. 与创业公司在业务上存在潜在竞争关系	1. 一般有严格的上市时间要求 2. 对赌、回购、经济性优先权可能对创始人和创业公司造成压力

　　根据投资阶段,投资人分为早期投资人与中后期投资人:早期投资人主要指在公司种子轮、天使轮和 A 轮融资时引进的投资人,中后期投资人主要指公司 B 轮至 Pre-IPO 融资时引进的投资人。

为股权在数轮融资中被过度稀释,创始人对每轮融资的时机、额度、稀释股权比例等需要长远规划。

2. 投资人关注点

(1)产业投资人:投资的根本目的是延伸、整合产业链。为实现前述目的,产业投资人在投资时会重点关注以下方面。

1)业务合作:通过投资锁定与目标公司的合作机会。

2)技术合作:保证 IP 权属稳定性;重视目标公司 IP 归属安排及保密措施;就 IP 等技术成果获得优先购买、独家代理等特殊权利。这在医药与生物技术领域更常见。

3)竞争关系管理:防止竞争对手取得目标公司股权;防止竞争对手与目标公司进行合作。

4)持续增资与并购权:产业投资人有权认购目标公司全部新增注册资本;产业投资人有权优先购买目标公司股东全部转让股权;产业投资人将来有权并购目标公司。

5)获取重要资质:目标公司拥有与产业投资人业务相关的重要资质;重要资质一般指申请难度较大的稀缺资质。

6)投后管理:业务交流;委派董事等管理人员,便于投后管理;监控重大风险。

7)重大方向控制权:控制目标公司业务方向;控制目标公司引入产业投资人竞争对手。产业投资人在投资时,往往要求对目标公司改变业务方向和引入产业投资人竞争对手有一票否决权。

8)创始人离任安排:更关注创始人退出后(而非在职时)的竞业限制;产业投资人享有对创始人全部转股的优先购买权。

(2)财务投资人:财务投资人的根本目的是在适当的时机退出,以取得财务回报,而早期财务投资人和中后期财务投资人侧重有不同。

1)早期财务投资人:公司早期融资时,业务刚起步甚至只有业务蓝图并未开展实际业务,公司没有足够的业务数据供早期财务投资人参考。早期投资本质上是对人(创始团队)的投资(该投资逻辑也基本适用于早期产业投资人)。因此,在谈判中,早期财务投资人特别关注的是绑定创始团队(表 10-8)。

表 10-8 早期财务投资人要求与谈判策略

早期财务投资人的要求	创始人谈判策略
未经投资人同意,创始人不得进行股权转让	争取可以自由转让一定数量的股权(例如投资后 2% 股权)
创始人持有的股权应锁定 4 年,每年兑现 25%	争取股权锁定限制只适用于创始人持有的部分股权(例如 50%);争取锁定股权按月兑现(第一年除外),而非全部按年兑现
创始人对外投资限制	将被动的小股权财务投资排除出对外投资限制的范围
创始人将全部精力投入公司经营	争取将"全部精力"修改为"主要精力"
创始人竞业限制(不竞争义务)	需关注竞业限制的时间和范围,避免过长和过宽的竞业限制

2)中后期财务投资人:中后期财务投资人更关注确定性,包括自身退出的确定性和对公司下行风险保护的确定性(图 10-9)。其中,回购权可能涉及创始人个人责任,需要创始人在谈判中特别注意。

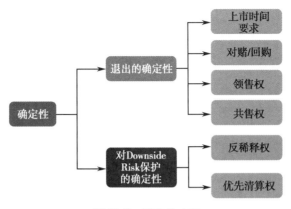

图 10-9　确定性内容

(五) 上市

公司上市直接解决了公司发展所需要的资金,为公司的持续发展获得稳定、长期的融资渠道,形成良性的资金循环,有充足资本与对手竞争取得在同行业领先的时机。上市可以规范公司原来不规范的运作和管理,完善公司的治理结构,为公司长远健康发展奠定制度基础。上市在战略角度非常重要,尤其是需要并购来加速成长的公司,上市后公司并购手段增多,可通过发行股票将上市股份作为支付手段进行并购。对于管理层和员工的中长期激励,上市后公司可以利用股票期权计划来实现。公司资产的证券化增强了资产流动性,从资本角度而言,可以给前期投资公司的投资人提供退出通道套现。

(陈　阳)

参考文献 ···

[1] 宋瑞秋, 张毅. 投资与并购丨签完 TERM SHEET 想反悔, 行不行? [EB/OL].(2019-07-23)[2024-01-20]. https://www. kwm. com/cn/zh/insights/latest-thinking/investment-and-mergers-and-acquisitions. html.

[2] 戴伟, 王楷, 王雨微. PE/VC 投资实务之主要特殊权利条款概览 [EB/OL].(2021-08-26)[2024-01-20]. http://www. dehenglaw. com/CN/tansuocontent/0008/022360/7. aspx？MID=0902.

[3] 医疗人咖啡. 医疗器械从研发到上市需要花费的时间费用 [EB/OL].(2019-05-23)[2024-01-20]. https://www. osmundacn. com/news/newsinfo/id/838. html.

[4] 聂卫东, 张涵钰. 金杜遇见独角兽丨就这样被你卖掉 [EB/OL].(2018-08-27)[2024-01-20]. https://www. chinalawinsight. com/2018/08/articles/corporate-ma/ 金杜遇见独角兽丨就这样被你卖掉/.

[5] 李华, 张之盼. 对赌协议的效力及履行 [EB/OL].(2019-12-03)[2024-01-20]. http://www. dhl. com. cn/CN/tansuocontent/0008/017320/7. aspx？ MID=0902.

[6] 杨敏, 于赓琦. 当我们在谈论"股权回购"时, 我们在谈论什么 (一)[EB/OL].(2021-07-06)[2024-01-20]. http://www. dehenglaw. com/CN/tansuocontent/0008/021956/7. aspx？

MID=0902.

［7］胡耀华, 张瑞睿. TMT 投资实践: 投资人类型及不同关注点 [EB/OL].(2021-09-09)[2024-01-20]. https://www. kwm. com/cn/zh/insights/latest-thinking/tmt-investment-investors-catagory. html.

［8］蓝驰创投. 与「Veto Right」博弈, 创业者应该知道什么? [EB/OL].(2018-12-28)[2024-01-20]. https://people. pedaily. cn/201812/439239. shtml.

［9］蔺志军. 拖售权的商业逻辑和投资人诉求 [EB/OL].(2020-08-16)[2024-01-20]. https://www. shangyexinzhi. com/article/2269541. html.

［10］邱建. 风险投资条款系列解读丨共同出售权条款 [EB/OL].(2020-02-03)[2024-01-20]. https://zhuanlan. zhihu. com/p/104870198.

［11］邱建, 鲍抒. 风险投资条款系列解读丨优先分红权条款 [EB/OL].(2019-03-24)[2024-01-20]. https://mp. weixin. qq. com/s ? __biz=MzU3MjY3MzMzOQ==&mid=2247484317 &idx=1&sn=b6ff7bc3a14679a593e52c06713a73a4&chksm=fccc1fc9cbbb96df7f106b0fa3 78c8637aa52348ddb1855a766836c75c5859b46fa38cf7cbff&token=785704861&lang=zh_CN#rd.

［12］蔺志军. 反稀释条款的商业逻辑和实操问题 [EB/OL].(2020-09-08)[2024-01-20]. https://www. shangyexinzhi. com/article/2365938. html.

［13］邱建, 刘映含. 风险投资条款系列解读丨保护性条款 [EB/OL].(2019-03-17)[2024-01-20]. https://mp. weixin. qq. com/s ? __biz=MzU3MjY3MzMzOQ==&mid=2247484303& idx=1&sn=4c9ad33bbd64cd49f38fa555d6361538&chksm=fccc1fdbcbbb96cdc1b5cebd2b 2cceb2930e94daf0ca3514bc0d7dfbf1775957f47384e359cf&token=785704861&lang=zh_CN#rd.

［14］蔺志军. 优先清算进阶篇: 创始人如何协调各方的利益诉求? [EB/OL].(2020-08-02) [2024-01-20]. https://zhuanlan. zhihu. com/p/166163798.

［15］蔺志军. 优先清算基础篇: 基本商业逻辑 [EB/OL].(2020-07-10)[2024-01-20]. https://mp. weixin. qq. com/s ? __biz=MzI4NjQ4MzkzMQ==&mid=2247484405&idx=1&sn=28accc 75846af1ca303600cff5ee2846&chksm=ebdd7741dcaafe57f5a77ba2fae7e10011800925261 48f9f7019ecfcb2774b71b82d60abbef7&scene=21#wechat_redirect.

［16］邱建, 鲍抒. 风险投资条款系列解读丨优先清算权条款 [EB/OL].(2019-05-07)[2024-01-20]. https://mp. weixin. qq. com/s ? __biz=MzU3MjY3MzMzOQ==&mid=2247484376& idx=1&sn=80e639046d659ea445ecc355b914fb87&scene=21#wechat_redirect.

［17］胡耀华, 谢岸琳. TMT 投资实践（七）——初创新经济公司如何分配股权 [EB/OL]. (2021-07-26)[2024-01-20]. https://www. chinalawinsight. com/2021/07/articles/corporate-ma/tmt.

［18］风投小虾. 财务预测模型怎么做? 你需要了解这些指标 [EB/OL].(2020-05-07)[2024-01-20]. https://zhuanlan. zhihu. com/p/138749569.

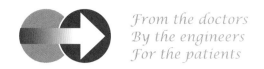

From the doctors
By the engineers
For the patients

第十一章
国际医学创新转化模式

医学创新转化是发展基础医学、促进临床诊疗发展的重要路径。加速科研成果转化,提高转化效率,面向临床需求开展有针对性的基础研究和成果转化,为临床痛点提供有效解决方案的创新模式已得到了充分论证,也取得了长足进展以及累累硕果。

然而,成果转化并不能一蹴而就。从基础研究到产业应用的转化,要经历"死亡之谷"的阵痛(图 11-1)。研发的技术、产品与产业需求存在巨大的鸿沟,使得大量成果转化折戟沉沙,资金投入有来无回。长期以来,这个"死亡之谷"让人才和投资机构畏而却步,导致支持成果转化的资金和人才团队长期匮乏,相应的配套设施和服务也严重不足,使得医学成果转化效率较低,甚至长期处于举步维艰的境况。

图 11-1 医学成果转化的"死亡之谷"

为了加速科研成果转化,帮助医学转化跨越"死亡之谷",面向临床需求开发更合适的器械产品,医院、孵化器及一些创新非常活跃的地区根据自身资源禀赋,走出了一些独特的实践之路,值得我们学习借鉴。本章主要针对海外医学转化创新的模式进行概述。

一、国际医学创新转化概述

国际医学创新转化已经实践多年,形成了一些范式。以创新医疗器械产品的转化为例,医疗器械是个多学科交叉的领域,开发一款创新性的医疗器械产品,离不开临床、工程学、生物学等专业背景的人才共同参与技术攻关;而工艺开发环节还需要工程技术、注册申报、产品检验、动物实验、临床试验等诸多环节的通力协作;在商业环节方面,销售渠道建立,产品挂网入院,售后服务,市场推广、风险投资的入场和退出等,也需要多方配合。在转器械创新化链条中,各个环节都涉及大量专业人才的参与,并且需要相应资源要素的支撑和协同(图11-2),任何一环的缺失都会给创新转化带来挑战。

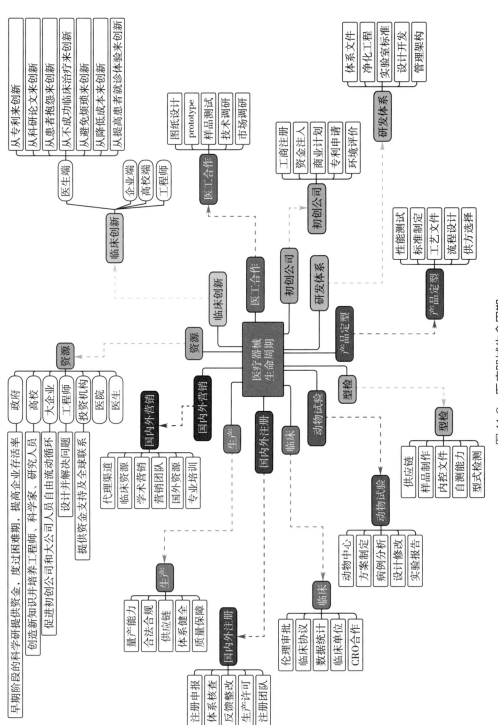

图 11-2　医疗器械生命周期

如何能够推动医学创新转化步入快车道？政府、高校、医院、企业以及投资机构等纷纷投身其中。在实践过程中,由于参与主体不同,形成了不同的特色。无论是医院、专业孵化器还是地区创新转化生态,虽然主体组织架构有差异,但医学转化创新的内在逻辑是共通的,团队、技术、产品和商业等四大要素是这些平台"助攻"的核心方向。医院主导的创新转化的最大特点是能发挥医疗机构自身优势,通过医院将创业者与终端用户直接对接,从源头上引领创新,加速产品的验证,降低初创企业的风险,缩短上市时间,从医疗生态角度支撑医疗器械产业的创新。而孵化器的模式则是汇聚创新转化所需的要素,从团队、技术、产品以及商业等角度进行多方面赋能,有些专业孵化器聚焦在核心优势上,在某些方向上集中发力,补齐企业发展的短板,助力项目快速发展。另外,以高校深度参与为核心的区域化创新也是值得我们关注的亮点。以高校为创新的源动力,政产学研医资的深度合作,带动整个地区的创新生态系统。在输出人才和技术的同时,孵化了众多初创的小微企业,其中部分企业不断发展壮大成明星企业,进而反哺整个创新系统,形成良性循环。"医院 - 孵化器 - 地区生态"的创新合作闭环正在形成,造就了创新创业活跃的生态体系。

二、创新转化模式

(一) 医院的医学创新转化模式

由于不同的主体其资源禀赋优势不同,在成果转化链条中承担的职责也不同。医院的巨大优势在于具有丰富的临床资源,医生们长期奋战在临床一线,深谙临床痛点,能够针对临床未被满足的痛点需求提出解决方案,并在工程师的配合下付诸实践。另外,医生不仅是器械创新想法的提出者,是新器械的测试者、器械产品进入临床的使用者以及行业标准制定的参与者,还是器械审评法规修订的专家顾问。医生在器械开发过程中发挥着举足轻重的作用。因此,医院在医疗器械成果转化方面具有得天独厚的优势。

1. 梅奥诊所　全球顶尖的医院或医疗机构在创新转化上几乎都采用了"临床—科研—转化"这一孵化模式,并经过验证,被认为是当前医疗机构专注创新和成果转化最高效的运作模式之一。以大量临床实践为依托,开展有针对性的科学研究及应用型产品开发,再返回临床验证,验证后再修正,如此反复,从而大大提升了成果转化的成功率。

梅奥诊所拥有 57 个研究中心和 3 800 多名专业研究人员,每年在医学创新研究上的投入高达数亿美元,并设立了专门的医学创新转化中心。医生将自己大部分的临床外时间都放在了科研项目上,每年完成了上千项科研成果。截至目前,梅奥共孵化了 10 多万项医学创新成果,并且当前还有上万项创新技术正处于研究和转化阶段。为了推进医学创新和转化,梅奥诊所建立了一个专门的多学科协作的业务发展部,在研究团队和市场之间架设了沟通的"桥梁",帮助研究团队了解最新的医疗技术和市场变化趋势,对知识产权进行评估、保护以及授权管理等,并充分调动外部资金共同参与。另外,在业务发展部里还专门成立了企业发展部,主要负责梅奥诊所的战略交易,包括新项目的评估立项、收购事项以及股权投资等,推进医学成果转化。专职团队的专业化运营,充足的资金及临床资源支撑,保障了梅奥诊所的医学创新转化得以高质量地进行。

2. Cedars-Sinai 医疗中心　Cedars-Sinai 医疗中心位于洛杉矶,成立于 1902 年,是美国西岸最大的非营利性医院,拥有超过 2 000 名医生和 10 000 名雇员,多次上榜美国十佳医院,具有支持医疗创新的优良条件。在专业孵化器公司 TechStars 的支持下,Cedars-Sinai 开展了医学加速器项目,为医疗创新初创公司提供培训与指导,加速创新项目的发展。

加速器项目每年开展 2 次,可在网上提交申请,需满足几个基本条件:① To B 业务,目标客户为医院或者医疗机构;②产品或者技术解决了一个临床痛点;③创始人必须全职,对于还在概念验证阶段或兼职创业的公司则不考虑;④已经获得过投资。在对初创项目的评估中,团队至关重要。一个强大的管理团队可以让任何产品成功。另一种常用说法是,靠谱的团队能把不靠谱的项目做得靠谱,而不靠谱的团队能把靠谱的项目做得不靠谱。在筛选出符合要求的团队后,加速器再对技术和产品进行评估,选择对市场最有影响力、最具市场潜力的产品,并且将初创公司所需要的资源与 Cedars-Sinai 可提供的医疗资源进行匹配,以确保加速器可以为入选的公司赋能,帮助其达成目标。

企业入选后,参加为期 3 个月的培训。创始人或至少 1 位联合创始人要完成培训课程。在培训期间,Cedars-Sinai 医院的资源对入选的初创企业完全开放,为它们提供产品终端用户、与公司利益相关以及决策相关人员的专业意见以及辅导。其基本流程与各大高校、医院孵化项目的过程类似,大致可以分为三个阶段:①根据创业公司想要达成的目标,分配合适的导师。导师来自医院内部或者业界专业人士。这些导师每周或定期与创业团队见面,分享自己的经验和人脉,为产品的设计提供反馈建议,帮助创业者更好地将产品功能与临床需求相匹配。②产品开发等系列培训。在这个阶段,加速器将在产品的设计、商业模式、营销策略等方面为创业者提供大量培训,邀请不同背景的专家分享经验,并帮助创业者制定企业发展的阶段性目标,并匹配相应的发展战略以及市场营销策略。在培训过程中,医院还为创业者组织交流会,大家聚在一起头脑风暴,分享经验,讨论挑战,相互支持。③举办融资洽谈会。在项目展示那天,创业者将面对投资人、潜在客户、导师和媒体展示产品,并进行集中路演。

在美国,医院或医学院主导的孵化器 / 加速器项目还有不少,例如斯坦福大学的 Biodesign、Start-X,德州医疗中心的 TMCx 孵化器等,它们的做法大同小异,目标都是为了加速医疗创新产品的上市过程,使得其能更快地应用于临床。医院加速器带来的价值在项目辅导和培训等常规流程之外,更宝贵的是为创业者带来的临床资源。创业者能近距离获得医疗中心的临床支持,并充分使用医院的医疗资源,可以花大量时间跟随医生,观察工作流程,以便更好地了解用户需求,深入了解其产品在医疗健康系统中的市场定位,快速测试和不断改良其产品,大大缩短产品开发时间。

(二) 专业孵化器模式

专业孵化器在医疗成果创新转化中发挥着重要的作用。美国企业孵化器协会认为孵化器是一种用来培养和孵化初创企业,为初创企业的生存发展提供各种服务的工具,通过整合技术、专利、人才、资金、管理运作和各种服务,扶持并促进初创企业的发展壮大的机构。作为创新基地与孵化器产业的发源地,美国具有形式丰富、成果显著、创新孵化方式不拘一格的孵化模式,也产生了一大批优秀的转化成果。

1. The Foundry　The Foundry 成立于 1998 年,是一家位于加州门洛帕克、专注于医疗器械方向的孵化器(表 11-1)。其合伙人都在医疗器械行业深耕多年,且都是业内知名人士,参与了 20 多家初创企业的管理运营。与其他孵化器一样,The Foundry 为入孵项目提供一些基本条件,包括办公与实验室空间、产品开发的公共仪器平台以及相关设备等,并且配备专职服务人员。入孵企业既可以申请独立空间和设备使用，也可以共用公共空间与设备以节约开支。

表 11-1　The Foundry 孵化的一些优秀医疗器械产品

产品图片	产品简介
	Ardian（被美敦力以 8.5 亿美元的价格收购）的 Symplicity 去肾神经术（renal denervation，RDN）系统，是行业内研发的首款 RDN 产品，用于治疗高血压
	Emphasys Medical（被 Pulmonx 收购）的 Zephyr 瓣膜，是目前美国用于治疗严重肺气肿的领先设备
	Concentric Medical（被 Stryker 以 1.35 亿美元收购）的 Merci 血栓切除术导管，用于缺血性脑卒中；急性血栓切除术目前是脑卒中的标准治疗方案，已经挽救了数万人的生命
	Evalve（被雅培以 4.1 亿美元收购）的 MitraClip，用于经腔二尖瓣修复；MitraClip 已经治疗超过 100 000 名患者

The Foundry 与其说是孵化器，更像是一家创业公司。合伙人从自主研究、外部投资者推荐以及大学合作者共同开发等项目源头进行筛选判断，引入感兴趣的创新医疗器械项目。在项目评判过程中，合伙人们充分调动自己的专业能力和人脉圈子，对项目进行非常详细的分析，从技术、临床、商业化等维度分析可行性，寻找最佳解决方案。项目入孵后，The Foundry 将会提供大量经验与资源，包括进行人事招聘、知识产权分析和布局、概念验证、寻找技术合作伙伴、对接供应商、注册辅导等，帮助产品顺利转化。

在企业发展早期，The Foundry 会利用自身广泛的专家网络，帮助该企业组建一支具有相关科学和运营背景的核心团队，包括外部科学顾问，以制定公司业务战略和产品计划等，在企业开始独自运营后，The Foundry 也会继续提供有意义的支持——利用自身的公司运作经验以及行业资源来帮助公司取得长期成功。由于专业的能力和强大的资源，The Foundry 非常成功，从成立至今，孵化了 10 余家三类医疗器械公司，且大部分公司都被 Medtronic、Abbott 等国际头部医疗器械公司收购。

2. Flagship Pioneering　Flagship Pioneering 在美国是个特殊的存在，既是投资机构，又是一家充分整合的创新企业，热衷于在"无人占领"的独特领域进行不断创新，在内部开发的知识产权体系之上创建并孵化初创企业。他们的创新并不停留在对现有技术的迭代和更新，更多的是为未来可能出现的问题和场景提供全新的解决方案。

Flagship 创建并孵化企业的过程（图 11-3）：探索（Explorations）→验证（ProtoCo）→创业（NewCo）→壮大（GrowthCo）。探索的过程中不断产生新的想法和念头，不断碰撞出新的火花；在经过验证其可行性后，再组建项目公司，不断吸纳外部融资并孵化壮大。

Flagship 将创业转变成了一种制度化的过程,通过整合学术界、企业界以及资本三方力量,不断进行项目孵化。Flagship 的内部员工都有着多重身份,既是产业人士,又是科学家;既是企业管理者,又是投资人。

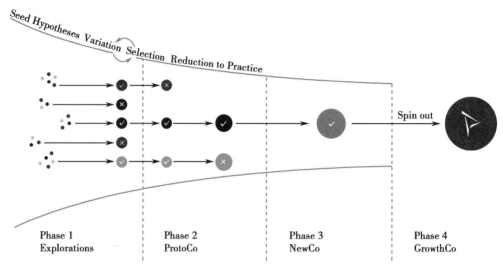

图 11-3　Flagship 创建并孵化企业的过程

从 The Foundry 到 Flagship,专业孵化器已经从早期收房租、提供申报注册等常规服务模式,发展到主动创新,孵化器主导推动创新项目的立项、团队组建、公司落地以及投融资等过程,从简单的中介服务,到创业辅导,再到如今的全方位服务,专业性和联动性越来越强。孵化器投入的资源越多,获得的回报也越丰厚。不同形态的医疗创新孵化器还有很多,政府运营、产业公司主导、高校主导、风险投资机构主导以及个人创办经营等,各有特点,有的会专注于打通入孵项目与投资人的联系,有的专注于提供技术,有的专注于提供商业资源等,对于初创企业而言,需要根据自身的需求,选择合适的孵化器;甚至根据公司的需求,在不同阶段选择入驻不同的孵化器,从而及时获取企业发展所需的支持。

(三) 地区创新转化模式

地区创新转化可以视同为大型"孵化器",是一种综合了高校、医院、企业及投资机构等创新主体的区域创新生态。

1. **美国硅谷与波士顿地区**　美国硅谷是高等教育集群与区域高新产业紧密互动的成功典范,其标志性的高校产学研合作模式受到国内外的持续关注,成为各国学习打造创新高地的榜样。以研究型机构——斯坦福大学为例,在保障教学和科研等本职工作的同时,校方积极与社会其他团体协同,推进创新创业。由学生自发成立的各种创业组织,教授推动的创新创业活动,以及院系之间的医工交叉合作等遍地开花。享誉全球的 Stanford Biodesign 项目就是由工程学院和医学院共同发起设立的创新项目,以解决临床需求为导向,引领学员们开发创新型医疗器械产品以及数字疗法等解决方案。其学员来自全球招募的各行业精英,在学校学习 1 年,其间广泛地与学校各院系、医院、硅谷的企业和投资人等交流互动,成功转化了数量和质量都相当不错的技术和项目,吸引了大量融资,并产生了巨大的社会效益。欧洲、亚洲等国家的高校纷纷引进效仿,建立了本国特色的 Biodesign 项目,在全球范围内引发了医工合作创新大实践。

硅谷地区的各类高校早在 20 世纪 70 年代就开始进行课程改革和组织机构创新,主动与政府和市场建立良好的合作互动关系,并与这一地区的其他创新主体共同引领了半导体、互联网以及医疗等产业的高速发展,其创新能力让世界瞩目。以顶尖名校为中心,吸纳全球优秀的青年人才汇聚硅谷,创新创业。高素质人才的汇聚造就了高水平的医院、社区、产业基地以及与国际良好互动的创新生态。这才是硅谷创新精神的核心所在。

波士顿在美国医疗创新集群中排名第一,在人才供给、研发投入、成果产出、风险投资等多个领域名列前茅,构建了完善、成熟的医疗创新生态系统。波士顿地区拥有全球最集中与最顶尖的医疗创新资源,包括哈佛大学、麻省理工学院等顶尖学术机构,以及哈佛大学医学院、波士顿大学医学院、塔夫茨大学医学院、麻省总医院、布列根和妇女医院、波士顿儿童医院、丹娜法伯癌症研究院等顶尖医疗机构。世界头部的制药或医疗器械企业大多集中在波士顿地区,包括诺华、辉瑞、波士顿科学等。这些医疗企业巨头与高校积极互动,形成了引领当今医疗领域创新发展的研发实践模式 "Bed-Bench-Bed"(BBB)。绝大多数头部的风险投资机构也都在这里设有办公室;即便不设办公室,波士顿地区也已经是各个投资机构必须要经常走访的地方。据估计,波士顿地区医疗领域风投资金占美国相关投资总额的 1/4,在带来数百亿元美金生产总值的同时还创造了超过 10 万个就业岗位,促使医疗产业成为波士顿地区的产业支柱之一。

作为著名的产业集聚地,在带来巨大发展机遇的同时,也为创新发展形成了一些阻碍。波士顿地区极其高昂的实验室和办公室租金让初创企业望而却步。因此,孵化器业态应运而生,可为这些企业提供相对廉价的研发与办公空间以及专业化的技术与商业服务,从而帮助它们迅速落地并有效地开展研发工作。波士顿市与剑桥市是医疗孵化器最集中的两个地区,也是医疗产业发展的核心地区。Harvard I-lab、Forsyth Entrepreneurial Science Center 等高校或研究院所创建的孵化器发挥了举足轻重的作用。这类孵化器借助高校与研究院所原有的实验室、仪器设备、物理空间等基础设施,为区域内的创业企业与本校创业大学生提供具有商业价值的创业平台,降低创业风险和成本,同时促进本校科研成果的转化。

另外,波士顿地区还有一些产业组织,作为连接各大要素的平台,发挥着积极作用。麻省技术领导委员会(MassTLC)是一个非政府性的高新技术产业促进组织,拥有超过 550 家公司的成员,并且还在不断增长,是一个充满活力的技术社群,是技术人才、企业家、投资者的重要沟通网络。其主要职能包括协助政府完善产业政策,促进新技术的宣传推广,帮助企业开拓全球市场,开展知识产权保护,帮助引进高新技术企业等,同时每年还会举办创业峰会,给创新者提供交流展示的舞台。

纵观美国硅谷与波士顿地区,其医学创新的繁荣并不是偶然。主要有以下一些核心影响因素:①高水平的科研高校和院所,为技术创新提供了保障;②高水平的临床医院,为技术实践提供了需求和验证;③各类医疗创新孵化器,为初创企业的早期顺利发展提供支持;④大量活跃的专业的 VC 机构,为创新发展提供了充足的资金;⑤集中的各类专业人才及产业生态圈的支撑;⑥灵活的创新体制以及创新创业的氛围;⑦东西海岸的天然地理位置及人口聚集效应。

高度汇集的产业资源、包容创新的城市精神、共享互助的文化氛围以及强大的资源整合和专业服务水平是这两大创新高地成功的关键。这些地区的高校、医院、企业以及孵化器等不仅扶持了区域内的初创企业,机构与机构之间还展开积极合作,对地区间创新资源的流动与高效利用也发挥着重要的作用(图 11-4)。

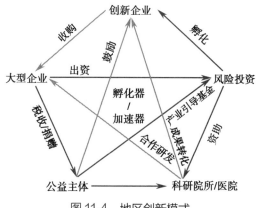

图 11-4   地区创新模式

2."中东硅谷"——以色列   以色列一直被认为是中东硅谷,国土面积不大,创新能力极强。就人均而言,以色列是全球专利申请数与科技论文发表数最多的国家。与中国、美国的医疗初创公司不同,以色列的公司们在完成产品验证后,大多数会选择将这个项目的专利或者部分国家的市场权益转让给他国公司,极少会选择依靠自身力量完成研发、临床、市场、销售等全过程。因此,以色列的医疗创新更多地集中在"0-1"的早期技术或产品创新,企业员工人数很少,并且大多数从事技术开发工作。为何企业选择将核心技术转移到其他国家来转化? 这与以色列国内市场有限、产业链不完整、周边地缘政局不稳等因素相关。

以色列的医疗器械创新能如此红火,得益于其兵役制度。为了应对恶劣的地缘政治环境,以色列实行的是义务兵役制,要求年满 18 周岁的青年服役 2~3 年。服役期满后,一律转为预备役。在预备役期间,每年仍要进行 2~4 周的军事训练,直到 45 岁。兵役制度给医疗器械创新提供了两个便利:一方面,士兵在退役后可利用其在军队中掌握的高精尖军事技能,进行民用产品的开发;另一方面,多年预备役的定期集训,给大家提供了交流的平台,为医工合作、创新创业团队的整合等提供了便利。

以色列的医疗器械创新能如此红火,得益于法律对创新的支持。早在 1985 年,以色列就颁布了《鼓励产业研究与开发法》,规定了政府鼓励和资助产业研究与开发的一般原则,并提供项目所需资金的一半以上。为了鼓励向处于初创阶段的高科技企业投资,以色列2011 年又颁布了《天使法》,投资以色列高科技企业的主体只要符合规定,可以从应纳税所得中扣除所投资的金额。同时,以色列实行了严格的知识产权保护制度,制定了《产权法》《商标条令》《版权法》等一系列法律法规。

以色列的医疗器械创新能如此红火,得益于完善的科技创新管理体制。以色列建立了完善的科技创新管理体制,保证全国科技工作有序运转。中华人民共和国成立之初,以色列就制定了科技发展的长远战略规划。由科技部、经济部等多个部门联合组成国家科技决策体系,负责制定科技政策、设计发展规划,合力推进科技创新。从 1974 年起,以色列创立了首席科学家负责制,主要部门设有 13 个首席科学家办公室,负责制定年度科技计划、资助科技研发、协调指导相的科技活动,支持大学与企业构成研发联合体,促进产学研有机结合等。为了进一步促进创新,以色列政府在 2016 年将首席科学家办公室重新命名为创新局,负责促进以色列的工业创新,为企业与企业家打造最优成长计划,帮助他们实现创意、开发产品以及融资,并提供独特、完整、定制化的工具,这些举措使得创新局成为科技创新项目成功落地的助推器。

以色列的医疗器械创新能如此红火,得益于政府资金的引导和支持。在国家引导创新体系中,以色列政府着重推出了风险投资,其中最为重要的便是 YOZMA 计划,即设立母基金,支持外国风险资本来本国投资,同时带来了成熟的管理经验,促进了产业的良性循环。以色列的孵化器一般隶属于著名的大学、地方行政区域或者工业集团。政府不仅对孵化器数量和运营模式有严格的限制与规范,对进入和退出也设有严格的壁垒。在孵化器运营过程中,政府坚持"共担风险,但不分享收益"的原则,为进入到孵化器的企业提供为期 2 年的低息优惠贷款。创业失败的企业,无须承担偿还责任。此外,政府还为种子阶段科技创业公司提供资金支持。

以色列的医疗器械创新能如此红火,还得益于创新生态体系的建立。为了帮助企业克服早期发展的困难,提高存活率,以色列于 1991 年开始实施"技术孵化器计划"。国家通过建立不同的技术孵化器,为具有创意或技术的研究人员或企业家提供创新孵化的环境,为他们提供资金、法律、市场开发等支持条件,来培育新兴的高科技企业。其中,孵化器计划的预算中用于支持生物科技企业的占一半以上。该计划包括一套有效的原始股权分配和利益激励政策,能够鼓励创新、激发员工积极性、吸引投资,保障了创业项目、政府与孵化平台形成三方共赢局面。另外,以色列国内建立了成熟的外包服务体系,其中CMO 和 CRO 是以色列初创医械公司最核心的外包伙伴,其余如公司财务、法务,产品演示视频的制作,甚至商业计划书制作,都有成熟的第三方外包服务商。CRO 服务的场所主要是医院。这些医院除了帮助初创公司做临床外包服务外,还提供非常活跃的创业型医生,担任初创公司的首席医学官;同时,企业在与医生合作中还不断打磨实践,转化了更多的器械创新想法和产品。

总体而言,以色列的器械创新,概括起来主要是受益以下几点因素:①兵役制度;②立法制度支持;③完善的科技创新管理体制;④政府资金的引导和支持;⑤创新生态体系的建立。这些因素共同推动了医疗器械创新的繁荣。

(四) 总结及思考

以医院、专业孵化器或区域创新主导的医学成果转化模式已经过数十年的实践,催生了一系列世界知名的医疗器械创新企业。这三者虽然在体量上有差异,参与的主体不同,但核心本质都是提供要素集成性平台,高效地为创业者提供产品、技术、资本等要素,提高创新产品的研发及产业化效率,帮助企业快速成长壮大并将产品成功地应用于临床。

我国的医学创新转化起步较晚,但发展很快。除了医院、高校、企业等主体参与外,政府或国资主导的专业产业园也在发挥积极作用。这些平台都在构建连接基础研究与产业应用的桥梁,推动成果转化,帮助项目跨越转化的"死亡之谷"。

要成功跨越从基础研究到转化应用的"死亡之谷",需要理解造成这种状况的深层次原因。主要有以下几点:

1. **目标差异** 基础研究探索的对象是客观世界,而转化应用更多的是满足主观需求,这之间存在巨大差异。基础研究探索未知领域,需要发散性思维,而转化应用开发具体产品,需要收敛性思维。两者目标不同,思维方式迥异,导致在交流成果转化过程中难以合拍。以飞行为例,科学家在观察鸟类飞行的过程中,研究了鸟的体态、羽毛结构、翅膀扇动频率、食谱、代谢规律等。在具体研究某一现象,提升了人类认知的同时,也总结了不少仿生学方面的规律(专利)。但仅仅如此还远不能达到实现人类飞行的目标,还需要大量材料学、空气动力学、机械工程学等研究的进步和成果积累,这是集成创新的结果。在人类飞行史上,不少勇敢的、有创新能力的人,披着人工羽毛、驾着风筝跳下悬崖的人,都在跨越成果转化的"死亡之谷"过程中做出了巨大尝试。

2. **策略差异**　基础研究和产业应用在涉及的研究对象、手段、样本量等方面存在很大差异。基础研究是针对客观世界进行的探索性研究,受限于财力、物力、人力等因素,一般研究都集中在易获取的果蝇、小白鼠、兔子等,采用的研究手段也多是在实验室条件控制之下进行的,样本量有限,达到初步检验效果即可。由于环境、人力、实验动物因素差异,研究结论往往都不好重复,在此基础上可申请的专利成果的有效性也大打折扣。而产业应用则需要在真实世界进行大规模临床测试。患者群体的饮食习惯、基础健康数据、耐受及依从性差异都很大,要获取真正有效性的研究,往往要采用大样本量验证,这也是导致科研成果在产业化面前铩羽而归的重要原因。

3. **成效差异**　不惜代价的创新与成本控制的创新之间存在巨大差异。有些重大基础研究为了实现战略突破,往往不惜代价、不计成本地配备人力、物力和财力,从而实现了某个领域的突破。小到一个医学实验室在进行科研活动中的消耗,大到人类登月计划这种重大战略目标的实施,在不计成本的过程中获得的知识产权成果要进行产业化,就要面临工艺放大中的成本控制问题。能否理解两者差异,并实现高效连接合作,是成果转化的关键。

以上是造成基础研究与转化应用存在巨大鸿沟的客观原因。要加快成果转化,在加大资金投入的同时,还必须有针对性地实现机制创新,方能有的放矢、对症下药。加强对交叉型复合人才培养、促进多学科融合并建设合作性平台等,有利于促进基础与产业的相互理解,筑牢合作的根基。在医疗器械转化领域,高校鼓励医工交叉学科的合作,并开设专业学科以及医学转化研究院或转化平台等,培养医工复合型人才,引导医工合作并产业化。加强高校与高校之间、高校与企业之间的交流合作,通过校际优势学科的互补(如医学院与工科院所等),加强国内或国际的学术、产业、资本等通力合作,共同推进医学成果落地。在这些共识基础上,高校、医院、产业公司等主体设立医工创新孵化器和训练营等,汇聚创新元素,推动医工合作,实现系统创新,提高协作效率,促进医学成果转化(图11-5)。

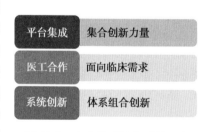

图11-5　专业化系统集成的平台

坐落在苏州的东方医疗器械创新中心,以推动国产自主创新品牌的发展为使命,建设创新创业的"快车道",集结产业内的优质资源为初创企业赋能,帮助企业快速发展壮大。在建立平台集成、医工合作以及系统创新的专业化创新平台的同时,还积极引入政策的支持和引导,为国家和政府加大对创新创业的支持力度,实行有利于技术创新的财税金融扶持政策等建言献策,不断探索开放式创新、多主体协同创新等新模式,推动建立高校、科研院所和医院等成果转化的激励机制。培养医工融合的复合型人才,加强知识产权保护力度,营造创新创业的生态链闭环。促进人才、知识、资本等要素的紧密结合,形成全社会支持创新、参与创新和共享创新的新局面,在"大众创新,万众创业"的浪潮下,加速医学成果落地,助推自主创新崛起。

(许师明)

参考文献 ···

[1] 沈宇婷. 全球 Top10 医疗中心都在如何推进创新与转化? [EB/OL].(2022-03-14)[2024-01-20]. https://www. cn-healthcare. com/articlewm/20220314/content-1325875. html.

[2] SENOR D, SINGER S. 创业的国度: 以色列经济奇迹的启示 [M]. 王跃红, 韩君宜, 译. 北京: 中信出版社, 2010.

[3] 颜璇. 以色列, 为什么成为了医疗器械的创新大国? [EB/OL].(2018-11-26)[2024-01-20]. https://zhuanlan. zhihu. com/p/50883878.

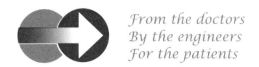

From the doctors
By the engineers
For the patients

第十二章
CCI 医生创新的探索

创新是时代永恒的主题,在创新驱动和高质量发展的背景下,一系列支持医学创新的政策相继推出,医学创新迎来最好的发展时代。作为中国医学创新的缩影,中国心血管医疗器械经过40余年的发展,也逐步从早期的学习与跟随进入到自主创新的快速发展时期,在部分领域已达到世界先进水平,为中国心血管病防治和健康中国建设提供了有力支撑。

作为临床需求的提出者、医疗创新的发明者、技术发展的协助者、临床试验的执行者和产品上市后的使用者,心血管专业医生在医疗器械创新中的作用和价值贯穿始终,伴随着心血管医疗器械产业的发展,中国心血管专业医生也在逐步成长,但与国际同行相比,中国心血管专业医生参与创新的深度和效果仍有一定差距,支持心血管专业医生创新的政策环境、生态体系和创新路径都存在一定不确定性。为深入构建心血管专业医生参与的创新生态体系,推动心血管医疗器械原始创新,葛均波院士于2015年9月与一批领域内的专家共同发起成立CCI,旨在推动中国心血管医疗器械的源头创新,促进中国心血管创新体系的发展与建设。经过9年发展,CCI逐步成为集涵盖创新培训体系、创新人才培养、创新项目孵化的创新发展生态圈,成为中国医疗器械创新的新名片。

本文将从CCI发展的历史脉络、发展现状、主要经验和发展展望四个方面出发,全面梳理CCI发展路径和经验,总结医生参与创新的路径、方式,引导心血管专业医生参与创新具有重要意义,同时,其对于心血管领域乃至中国医疗器械领域的整体创新发展提供参考。

第一节　CCI 发展历程

CCI的发展历程大致可以分为五个阶段,即早期探索阶段、人才培养阶段、项目孵化阶段、体系搭建阶段以及理论引领阶段。

1. 早期探索阶段　2015年9月,由葛均波院士牵头,心血管介入治疗技术与器械教育部工程研究中心发起的面向全国心血管专业医生及研究人员的非营利性民间学术组织——中国心血管医生创新俱乐部(Center for Cardiovascular Innovations,CCI)在上海正式成立,旨在将创新的梦想和思维传递给临床医生,搭建医生创新交流平台。

2. **人才培养阶段**　2016年6月首期创新学院起航,开始了以创新学院传播科学创新理论的人才培养模式。2017年,CCI首席创新官吴轶喆医生远赴美国,将美国斯坦福大学Biodesign的创新方法论引回,同时结合国内实际情况,打造一套围绕如何发现需求、验证需求、实现需求、打造产品等方面的CCI经典课程体系。2019年9月,随着第四期创新学院开办,CCI创新学员人才培养体系升级,开始从通识培训到分阶段培训,以知识培训为主到项目转化导向,更加聚焦项目和创新本身,为后续项目转化提供理论指导。

3. **项目孵化阶段**　2019年6月,CCI成立卓越心血管创新中心,推动心血管创新理念向外辐射,发挥临床需求的牵引作用,推动多个孵化平台合作整合转化资源,融合产学研各类要素,统筹协调创新项目从临床需求、工程技术到监管引导和产业落地的全过程,提供资源对接、专利申请、创新产品制作、动物实验验证、项目落地等创新一站式服务,推动一批前沿创新项目迅速落地,初步探索出一条中国医学原始创新融合落地路径。开始寻找适合中国心血管创新项目的孵化流程,初步搭建医工融合与对接的平台。

4. **体系搭建阶段**　随着对项目孵化理解的深入,分别在2020年9月和2021年10月建立东方医疗器械产业科技创新中心和创新工程中心/动物实验中心,以CCI动物中心/工程中心来推动创新验证,以苏州东方医疗器械产业科技创新中心来衔接产业转化落地,初步完成了CCI早期孵化体系建设。

5. **理论引领阶段**　结合心血管医疗器械创新发展现状及多年创新实践经验,2021年11月,CCI首次发布了以医学和医生视角为出发点,以心血管疾病诊疗流程为主线的《中国心血管医疗器械产业创新白皮书2021》,通过系统的行业研究作指导引导行业创新。2022年,CCI开始启动CCI创新学院教材的编写,结合CCI创新实践编写适合中国心血管专业医生的创新教科书(表12-1)。

表 12-1　CCI 发展时间表

CCI 发展史			
重要时间	发展阶段	标志事件	主要特点
2015 年 9 月	早期探索	CCI 成立	初步构建了领域的创新发展生态圈
2016 年 6 月	人才培养(通识阶段)	首批创新学院起航	开始构建 CCI 创新理论培训体系,完善心血管创新平台,奠定了后续创新发展基础
2019 年 6 月	搭建早期项目孵化体系	卓越心血管创新中心成立	开始寻找适合中国心血管创新项目的孵化流程,初步搭建医工融合与对接的平台
2019 年 9 月	人才培养体系升级	CCI 创新学院第四期开班	分阶段课程设置,更加聚焦项目和创新本身,为后续项目转化提供理论指导
2021 年 10 月	补齐创新链条,搭建转化落地平台	东方医疗器械中心成立 CCI 动物实验中心正式成立	汇聚创新要素、联动产业资源、加速成果转化,打造医疗器械产业融合平台,构建以医疗器械为主的创新生态圈
2021 年 11 月	理论构建和引领	《中国心血管医疗器械产业创新白皮书 2021》正式发布 CCI 创新学院教材启动编写	主动探索适合中国心血管医疗器械创新未来方向,研究引领行业创新发展

第二节   CCI 运营现状

九年以来,CCI 成果培育了一批创新人才,筛选出了一批创新项目,逐步完善了早期孵化体系、工程验证体系、落地转化体系,并且正在逐步探索形成中国心血管创新的理论体系,为中国心血管器械创新发展提供了理论和实践支撑。

1. **人才培养**   目前 CCI 创新学院已举办到第八期,逐步形成线上、线下两套活动体系,累计开展线下培训 41 场,线上培训 80 余场,邀请国内外政府、临床、工程、市场、知识产权等领域相关导师 200 人次,培训学员 600 余人,聚集了一批具有创新意识和了解创新路径的创新人才,为中国医学科技创新提供人才支撑(图 12-1)。

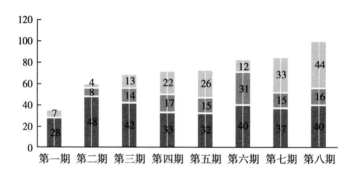

图 12-1   CCI 创新学院八期学员构成

2. **孵化体系**   目前 CCI 建立了卓越心血管创新中心,在创新学院培训的基础上,开展项目筛选,跟进项目落地,提供项目挖掘、项目评估、专利申请、样机制作、资源对接等创新一站式服务,同时搭建了 CCI 工程中心 / 动物中心为载体的工程验证和以东方医疗器械创新中心为载体的转化落地平台,逐步形成了一套可复制的项目筛选和孵化路径,目前已产生 500 余个心血管创新项目,学员相继成立 50 余家初创公司,涌现出一批造福临床的创新成果。

3. **理论构建**   随着创新理念推广,结合心血管医疗器械创新发展现状及多年创新实践经验,CCI 以案例推动到理论引领,以系统的理论体系指导引导行业创新,通过 9 年的课程实践,形成一套从项目挖掘到转化落地的创新孵化理论培训体系,并定期发布《中国心血管医疗器械产业创新白皮书》,主动探索适合中国心血管医疗器械创新未来方向,研究引领行业创新发展,推动心血管器械创新加速度。

第三节　CCI 创新经验

一、构建适合中国心血管专业医生创新转化的知识体系和培训体系

CCI 以斯坦福大学 Biodesign 的创新方法论为基础,结合国内心血管专业医生知识结构及产业创新发展阶段,构建了适合中国心血管专业医生创新发展的知识体系,同时,经过CCI 9 年来的创新实践不断完善,构建了从通识理论培训、项目筛选、精准辅导、落地孵化为主的理论与实践结合的创新培训体系。

1. 通识培训　第一阶段将以理论授课为主,主要讲授 Biodesign 的创新方法论、医工融合研发和设计、样品制作、创新法规、动物实验和临床研究设计、知识产权保护、如何利用资本市场服务创新等,为医生创新提供理论知识指引。

2. 项目筛选　CCI 会在培训过程中指导学员结合自身创新理念通过学员间团队组合形成创新项目,并在第一阶段结束后用项目路演的形式进行项目筛选,通过项目筛选的学员会带着项目进入第二阶段。

3. 精准辅导　第二阶段采取精准的项目辅导模式,创造性推出"创新门诊",对经过筛选的学员项目进行针对性辅导,围绕医学创新转化链条,对学员项目提供一对一辅导,涵盖从理念到样机(政策、专利布局、项目可行性、样机制作),从临床到市场(临床方案设计、临床统计、注册审批、市场准入甚至投融资门诊、初创企业营销布局门诊),同期会围绕国际创新前沿邀请国内外高校院所进行分享交流,并进行高校、企业实地参观交流。

二、真实临床需求是心血管创新的出发点和落脚点

对于临床需求的把握应该是心血管专业医生创新的特色和优势,CCI 构建医生深度参与的医学创新系统,首要目的就是面向临床挖掘需求和创新,经过 9 年发展,CCI 已经初步构建了临床需求挖掘的方法和是否真实临床需求的判断标准(图 12-2)。

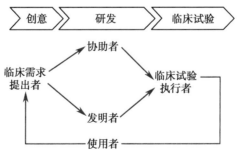

图 12-2　医生在创新转化过程中的作用

三、构建清晰和明确的创新转化路径

围绕项目挖掘、调研、筛选、孵化、退出全流程,CCI 建立了一套完整的工作方法和路径,

并提供了相应的过程文件,从而保障医生创新项目的顺利落地(图12-3)。

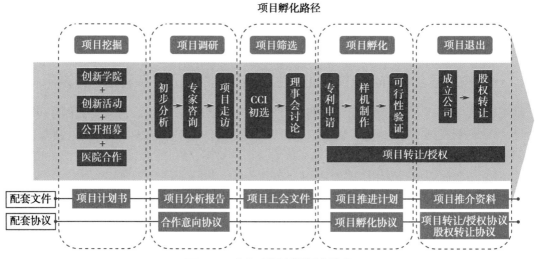

图12-3   CCI项目创新孵化路径

四、搭建服务心血管专业医生创新的早期孵化体系

CCI创新孵化的经验表明,受限于工科知识缺乏、知识产权经验缺失及早期启动资金较少等原因,加之由于缺少专业的产业对接合作平台和概念验证平台,太多处于早期阶段的医疗机构创新项目找不到工程和材料资源支持,无法制作出样机/样品进行科学性验证,导致中国心血管专业医生创新大多停留在理念阶段。推动心血管专业医生创新,必须建立支持早期项目创新孵化的系统性平台。CCI根据医疗器械的创新路径和创新实践成立了卓越创新中心,目的就是在医工融合、高质量知识产权保护和样机制作(概念验证)方面为医生提供全方位支持,帮助中国心血管专业医生迈出创新第一步(图12-4)。

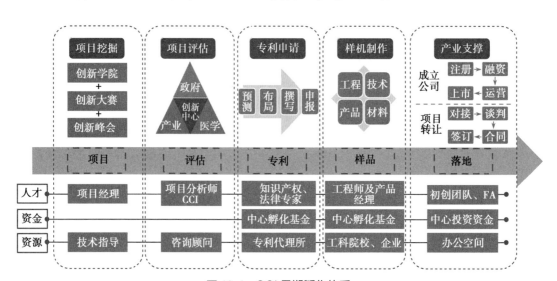

图12-4   CCI早期孵化体系

五、做好创新项目加速体系和产业转化平台

在进行初步概念验证之后,创新项目已经具备了初步的成果转化基础,如何构建项目的加速体系和后期产业落地体系至关重要。

在创新项目加速体系建设上,CCI已经构建了心血管领域产业资源库和基金资源库,能够为不同发展方向的项目提供精准的产业和资本资源匹配。

在产业转化平台建设上,CCI在苏州成立东方医疗器械创新平台,结合苏州当地产业优势,逐步建立了心血管产业创新转化基地,能够支持项目快速转化落地。

第四节　未　来　展　望

面向未来,CCI将继续围绕人才培养、理论研究、体系建设三个方面持续发力,以打造世界级心血管医疗器械创新平台为目标,构建深度服务心血管专业医生创新的创新生态体系,促进心血管专业医生创新和政策、产业及资本的良性互动,形成中国心血管创新的创新人才培养基地和创新项目策源地。同时,CCI将以心血管创新为基础,为医学领域其他专科创新提供参考和借鉴,为推动泛血管领域乃至中国医疗器械创新发展作出贡献。

(沈　雳)